刘完素

玄府学说与临床

主编 高维娟 方朝义 张再康

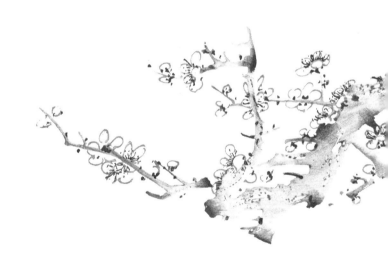

中国健康传媒集团
中国医药科技出版社

内 容 提 要

刘完素玄府学说是刘完素学术思想的重要组成部分。该学说是在《黄帝内经》狭义玄府汗孔和腠理基础上的重大完善和发展，是中医空间学和结构学认识的一次重大突破和飞跃，极具特色。本书不仅站在历史的高度对刘完素玄府学说古今源流、理法方药、防病养生、重要价值、现代实验研究、现代临床应用等进行了较为全面系统的梳理，而且力求从新的视角去审视和解读刘完素玄府学说，以期促进刘完素玄府学说广泛和深入的研究，为中医防治临床常见病、疑难杂病、急危重病和康复养生提供新的思路和方法。本书适合广大中医药专业、中西医结合专业教学、科研、临床工作者以及中医爱好者阅读和参考。

图书在版编目（CIP）数据

刘完素玄府学说与临床 / 高维娟，方朝义，张再康主编 . — 北京：中国医药科技出版社，2023.3

ISBN 978-7-5214-3474-3

Ⅰ . ①刘⋯　Ⅱ . ①高⋯ ②方⋯ ③张⋯　Ⅲ . ①中医学—研究　Ⅳ . ① R2

中国版本图书馆 CIP 数据核字（2022）第 197620 号

美术编辑　陈君杞
版式设计　也　在

出版　**中国健康传媒集团** | 中国医药科技出版社
地址　北京市海淀区文慧园北路甲 22 号
邮编　100082
电话　发行：010-62227427　邮购：010-62236938
网址　www.cmstp.com
规格　710 × 1000 mm $^1/_{16}$
印张　17 $^1/_2$
字数　330 千字
版次　2023 年 3 月第 1 版
印次　2023 年 3 月第 1 次印刷
印刷　三河市万龙印装有限公司
经销　全国各地新华书店
书号　ISBN 978-7-5214-3474-3
定价　**58.00 元**

获取新书信息、投稿、为图书纠错，请扫码联系我们。

燕赵医学研究系列

河北省心脑血管病中医药防治研究重点实验室研究项目

河北省人民政府和国家中医药管理局共建中医药重点学科

中医文献学研究项目

河北省国内中医学、中西医结合"一流学科"建设研究项目

河北中医学院校级重点建设学科中医文献学研究项目

河北中医学院科研能力提升一般项目

编 委 会

高维娟简介

高维娟，女，1966年4月生，汉族，河北唐山人，中共党员，医学博士，二级教授，博士研究生导师，河北中医学院党委副书记、院长。河北省委第十届候补委员，享受国务院政府特殊津贴专家，教育部新世纪优秀人才，河北省有突出贡献中青年专家，河北省新世纪"三三三人才工程"二层次人选，河北省第六批高校中青年骨干教师。

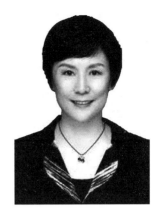

中国病理生理学会第十一届理事会常务理事、中国病理生理学会第七届中医专业委员会副主任委员，《中国病理生理杂志》编辑委员会第六、七、八届常务编委，中华中医药学会中医药防治重大疾病基础研究平台专家委员会第一届副主任委员，世界中医药学会联合会教育指导委员会第三届理事会常务理事，第一、二届全国中医、中药学专业学位研究生教育指导委员会委员，全国中医药高等教育学会第七届理事会理事，中国卒中学会中西医结合分会第一、二届委员会委员，河北省中西医结合学会第七届常务副理事长，河北省心脑血管病中医药防治研究重点实验室主任。

从事中西医结合病理学教学科研33年，主要研究方向为中医药防治缺血性脑血管病的发生机制。主持国家自然科学基金面上项目3项，国家级重点项目子课题3项，主持省部级科研项目20余项。获得河北省科技进步奖7项。担任中国中医药出版社全国中医药行业高等教育"十四五"规划教材、全国高等中医药院校规划教材《病理学》和科学出版社全国"十三五""十四五"规划教材《病理学》主编。

方朝义简介

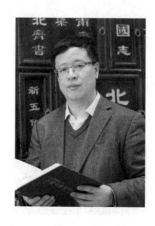

方朝义，男，汉族，1965年3月生，河北冀州人，无党派人士。教授，医学博士，博士生导师。河北中医学院副院长，河北中医学院燕赵医学研究院院长。全国中医药高等学校教学名师，全国第六批老中医药专家学术经验继承工作指导老师，国家级一流本科专业（中医学）负责人，国家级一流本科课程《中医诊断学》负责人，高等学校中医学类专业课程《中医诊断学》课程联盟副理事长，全国第二批老中医药专家学术经验继承人。河北省重点学科《中医诊断学》带头人，河北省中西医结合肺病研究重点实验室负责人，河北省优秀教学团队《中医诊断学》负责人，河北省高等学校教学名师。河北省第十二届政协委员，石家庄市桥西区第十五、十六届人大代表。

兼任世界中医药学会联合会中医诊断学专业委员会副会长，世界中医药学会联合会中医健康管理专业委员会副会长，中华中医药学会中医诊断学分会常务委员，河北省中医药学会中医诊断学专业委员会主任委员。从事中医教学、临床、科研及管理工作36年。为全国中医药行业高等教育"十四五"规划教材《中医诊断学》教材主编、普通高等教育"十三五"规划教材《中医诊断学》主编。获国家级学会科技进步一等奖1项，省部级科技进步二等奖1项，三等奖5项。

张再康简介

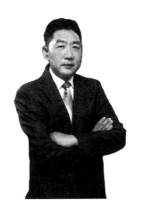

张再康，男，1967 年 2 月生，教授，博士生导师，第三批国家级名老中医和国医大师李士懋教授学术继承人。河北省高校百名优秀创新人才。河北省人民政府和国家中医药管理局共建中医药重点学科中医文献学科带头人，河北中医学院校级重点培育学科中医医史文献学科带头人，河北中医学院校级重点培育团队"河北著名医家学术思想研究团队"带头人。中华中医药学会会员，河北省中医药学会会员，河北省中西医结合学会理事，河北省中医药学会首届刘完素分会副主任委员，河北省中医药学会第二届张锡纯学术思想专业委员会委员。

1991 年 7 月河北中医学院毕业留校任教《中医诊断学》课程，2000 年 7 月调入中医医史文献教研室任教《中国医学史》《中医各家学说》等课程。长期从事燕赵著名医家学术思想研究。著有《医园锄禾记》。主编《脾胃论入门导读》《内外伤辨惑论入门导读》《医学衷中参西录临证助读系列·方论分册》。主编普通高等教育"十三五"规划教材、全国高等医学院校中医药类教材《中医各家学说》。获河北省科技进步三等奖 1 项（第一完成人）。主持省部级科研课题 5 项和其他课题 10 余项。发表学术论文 70 余篇。

前　言

刘完素（约1110—1200年），字守真，河北省沧州河间人，世称刘河间。金章宗曾三次征聘欲封刘完素为太医，但刘完素坚辞不就，章宗爱其淳素，特赐号为"高尚先生"。

刘完素从25岁开始研读《黄帝内经·素问》，直到60岁从未中断，终得要旨，成为寒凉学派之始祖。他围绕《黄帝内经·素问》病机19条，结合自己的临床经验大加发挥，倡导"六气过甚皆能化火"论，治法上善用寒凉药物，创制防风通圣散、双解散、凉膈散、天水散等许多效验颇佳的著名方剂，至今在临床上仍被广泛应用。由此，开创了金元时期"百家争鸣"的崭新局面，为金元时期易水学派、攻邪学派、丹溪学派、补土学派的创立起到了引领作用，故《四库全书总目提要》说："儒之门户分于宋，医之门户分于金元。"不仅如此，其学术思想对后世温病学派的形成也有至关重要的影响，可谓源远流长。

刘完素与张从正、李东垣、朱丹溪被后人称为"金元四大家"。他一生贡献显著，著作颇丰，主要有《素问玄机原病式》《素问病机气宜保命集》《黄帝素问宣明论方》《素问要旨论》《三消论》《伤寒标本心法类萃》《伤寒直格》《保童秘要》等。

刘完素玄府学说是刘完素学术思想的一个重要组成部分，极具特色。它是在《黄帝内经》玄府理论基础上的重大突破和创新。刘完素玄府学说形成后，后世医家对其内涵不断地丰富完善和发展。目前，刘完素玄府学说越来越受到中医和中西医结合有识之士的青睐和重视，很多学者开展了对刘完素玄府学说的理论、临床和实验研究，产生了很多新的认识，获得了很多新的成果。

刘完素生于河北，是河北中医人的骄傲。继承和发扬刘完素玄府学说，使其更好地为临床和科研服务，是河北中医工作者义不容辞的历史责任。在这种理念的指导下，我们不揣浅陋对刘完素玄府学说进行了较为全面系统的梳理，而且力求从新的视角去审视和解读其玄府学说，以期促进其深入研究和广泛应用，故将本书命名为《刘完素玄府学说与临床》。

由于我们对刘完素玄府学说的认识水平有限，所撰著作难免有疏漏和不足之处，希望广大读者多提宝贵意见，以便我们进一步修正提高。

编者
2023年2月

目　录

第一章　刘完素玄府学说的肇始研究

第一节　《黄帝内经》对刘完素玄府学说形成的作用探讨 …………………… 1

一、《黄帝内经》玄府的内涵 …………………………………………… 1

二、《黄帝内经》玄府的生理特点 ………………………………………… 3

三、《黄帝内经》玄府的生理功能 ………………………………………… 3

四、《黄帝内经》玄府疾病的病因病机 …………………………………… 4

五、《黄帝内经》玄府疾病的临床表现 …………………………………… 5

六、《黄帝内经》玄府疾病的治疗 ………………………………………… 5

七、《黄帝内经》玄府疾病的预防 ………………………………………… 6

第二节　《难经》对刘完素玄府学说形成的作用探讨 ……………………… 7

一、腠理 ………………………………………………………………… 7

二、三焦 ………………………………………………………………… 7

第三节　《伤寒杂病论》对刘完素玄府学说形成的作用探讨 ……………… 8

一、拓展了《黄帝内经》玄府的内涵 …………………………………… 9

二、创制开玄汗出法治疗表证、神昏、少阳证的著名方剂 …………… 9

第四节　《中藏经》对刘完素玄府学说形成的作用探讨 …………………… 12

一、关窍 ………………………………………………………………… 12

二、腠理 ………………………………………………………………… 13

三、三焦 ………………………………………………………………… 13

第五节　《肘后备急方》对刘完素玄府学说形成的作用探讨 ……………… 14

一、治疗急症时涌吐开玄法的应用 …………………………………… 14

二、卒心痛中温通开玄法的应用 ·············· 15

三、伤寒中发散开玄法的应用 ·············· 15

四、腹水病中利水开玄法的应用 ·············· 16

第六节 《针灸甲乙经》对刘完素玄府学说形成的作用探讨 ·············· 17

一、腠理通于内 ·············· 18

二、针刺关键在于通 ·············· 18

第七节 《刘涓子鬼遗方》对刘完素玄府学说形成的作用探讨 ·············· 19

第八节 《诸病源候论》对刘完素玄府学说形成的作用探讨 ·············· 20

一、认识到肌表腠理内通于里，扩大了邪气侵袭肌表腠理导致的疾病范围 ··· 20

二、认识到腠理在津液疏布中的重要作用，且以通为用 ·············· 20

三、认识到三焦亦是布散津液关键途径，且以通为用 ·············· 21

第九节 《备急千金要方》对刘完素玄府学说形成的作用探讨 ·············· 21

一、治疗中风时发散开玄与温通开玄并用 ·············· 22

二、治疗鼻病时发散开玄与温通开玄并用 ·············· 22

三、治疗肌痹时发散开玄和温通开玄并用 ·············· 23

四、治疗健忘豁痰开玄 ·············· 24

第十节 《本草经集注》对刘完素玄府学说形成的作用探讨 ·············· 24

一、茯苓利水开玄作用 ·············· 25

二、芒硝通下开玄作用 ·············· 25

三、半夏豁痰开玄作用 ·············· 25

第十一节 《小儿药证直诀》对刘完素玄府学说形成的作用探讨 ·············· 26

一、豁痰开玄和通下开玄并用治疗急惊风 ·············· 26

二、香窜开玄、搜剔开玄、发散开玄并用治疗慢惊风 ·············· 27

三、利水开玄与通下开玄并用治疗二便不通 ·············· 28

四、温中开玄和搜剔开玄并用治疗虚腹胀 ·············· 28

第十二节 《普济本事方》等对刘完素玄府学说形成的作用探讨 ·············· 28

第二章 刘完素玄府学说的创立和内涵研究

第一节 刘完素玄府学说形成的原因探讨 …………………………………… 31

　一、外在因素 …………………………………………………………… 31

　二、内在因素 …………………………………………………………… 33

第二节 刘完素玄府和玄府学说的内涵探讨 ……………………………… 34

　一、刘完素玄府内涵探讨 ……………………………………………… 34

　二、刘完素玄府学说内涵探讨 ………………………………………… 38

第三节 刘完素玄府的空间结构探讨 ……………………………………… 39

　一、有形可见的空间结构 ……………………………………………… 39

　二、无形的不可见的空间结构 ………………………………………… 41

　三、刘完素玄府体系与经络系统、血脉系统的鉴别 ………………… 41

第四节 刘完素玄府的生理特点探讨 ……………………………………… 42

第五节 刘完素玄府的生理功能探讨 ……………………………………… 44

　一、输布元气 …………………………………………………………… 44

　二、输布津液 …………………………………………………………… 45

　三、转运神机 …………………………………………………………… 46

　四、渗灌血液 …………………………………………………………… 47

　五、调节阴阳 …………………………………………………………… 47

第六节 刘完素玄府疾病的病因病机探讨 ………………………………… 48

　一、邪气阻滞，玄府郁闭 ……………………………………………… 48

　二、玄府失养，玄府郁闭 ……………………………………………… 50

第七节 刘完素玄府疾病常见证型及其诊断方法探讨 …………………… 52

　一、常见实证 …………………………………………………………… 53

　二、常见虚证 …………………………………………………………… 55

第八节 刘完素玄府疾病的治法探讨 ……………………………………… 58

　一、基本治则 …………………………………………………………… 58

　二、具体治法 …………………………………………………………… 58

第三章 刘完素玄府学说的继承和发展研究

第一节 宋金元时期的继承和发展研究 ·· 67

　一、易水学派 ··· 67

　　　张元素（67）

　二、攻邪学派 ··· 69

　　　张从正（69）

　三、补土学派 ··· 73

　　　李杲（73）

　四、丹溪学派 ··· 75

　　　朱丹溪（75）　　　　　　　戴思恭（76）

　　　王履（76）　　　　　　　　王纶（77）

　五、其他医家 ··· 77

　　　陈无择（77）

第二节 明清时期的继承和发展研究 ·· 78

　一、温补学派 ··· 78

　　　薛己（78）　　　　　　　　孙一奎（79）

　　　赵献可（81）　　　　　　　张介宾（83）

　二、温病学派 ··· 84

　　　吴有性（84）　　　　　　　叶天士（85）

　　　吴鞠通（87）

　三、中西医汇通学派 ··· 88

　　　唐容川（88）　　　　　　　张锡纯（90）

　四、其他医家 ··· 92

　　　楼英（92）　　　　　　　　王肯堂（93）

　　　傅仁宇（93）　　　　　　　王清任（96）

　　　费伯雄（99）　　　　　　　马培之（100）

第三节　近现代学者的继承和发展研究 ………………………………… 101

周学海（101）　　　　　　　刘耀先（102）

丁甘仁（103）　　　　　　　蒲辅周（103）

陈达夫（105）　　　　　　　朱良春（106）

路志正（107）　　　　　　　焦树德（108）

唐由之（110）　　　　　　　石仰山（111）

李士懋（112）

第四章　刘完素玄府学说的现代实验研究

第一节　炎症因子研究 ……………………………………………………… 114

第二节　微循环研究 ………………………………………………………… 115

第三节　细胞分化研究 ……………………………………………………… 117

第四节　信号通路研究 ……………………………………………………… 118

第五节　水通道蛋白研究 …………………………………………………… 120

第六节　血脑屏障研究 ……………………………………………………… 122

第七节　离子通道研究 ……………………………………………………… 124

第八节　细胞间隙研究 ……………………………………………………… 126

第九节　肝窦内皮细胞窗孔研究 …………………………………………… 128

第十节　肾足细胞裂隙隔膜 ………………………………………………… 130

第五章　刘完素开通玄府的常用药物

第一节　发散开玄药 ………………………………………………………… 134

一、辛温发散开玄药 ……………………………………………………… 134

麻黄（134）　　　　　　　桂枝（135）

细辛（136）　　　　　　　荆芥（136）

防风（137）　　　　　　　生姜（138）

葱白（139）

二、辛凉发散开玄药 ·························· 139

柴胡（139）　　　　　　葛根（140）

薄荷（141）　　　　　　淡豆豉（142）

三、祛风湿热开玄药 ·························· 142

防己（142）

第二节　清火开玄药 ···························· 143

生石膏（143）　　　　　栀子（144）

第三节　除湿开玄药 ···························· 145

滑石（145）　　　　　　茯苓（146）

猪苓（146）　　　　　　厚朴（147）

第四节　峻下逐水开玄药 ························ 148

牵牛子（148）　　　　　巴豆（148）

第五节　化痰止咳开玄药 ························ 149

一、温化寒痰开玄药 ·························· 149

半夏（149）　　　　　　皂荚（150）

苦杏仁（150）

二、清化热痰开玄药 ·························· 151

葶苈子（151）　　　　　竹茹（152）

竹沥（152）

第六节　理气药 ································ 153

枳实（153）　　　　　　枳壳（154）

第七节　活血化瘀开玄药 ························ 154

川芎（154）　　　　　　郁金（155）

第八节　息风开玄药 ···························· 156

僵蚕（156）

第九节　通腑开玄药 ···························· 156

大黄（156）

第十节　消食导滞开玄药 ························ 157

莱菔子（157）

第十一节 开窍开玄药 ………………………………………… 158

麝香（158） 冰片（158）

苏合香（159）

第十二节 温阳散寒开玄药 …………………………………… 160

附子（160） 肉桂（161）

干姜（161）

第六章 刘完素开通玄府的常用方剂

第一节 防风通圣散 …………………………………………… 163

第二节 益元散 ………………………………………………… 166

第三节 双解散 ………………………………………………… 168

第四节 神芎丸 ………………………………………………… 170

第五节 三化汤 ………………………………………………… 172

第六节 大秦艽汤 ……………………………………………… 174

第七节 三一承气汤 …………………………………………… 178

第七章 刘完素玄府学说的临床应用

第一节 呼吸系统疾病 ………………………………………… 182

第二节 消化系统疾病 ………………………………………… 186

第三节 心血管系统疾病 ……………………………………… 189

第四节 脑血管系统疾病 ……………………………………… 194

第五节 泌尿系统疾病 ………………………………………… 196

第六节 内分泌系统疾病 ……………………………………… 199

第七节 精神系统疾病 ………………………………………… 203

第八节 神经系统疾病 ………………………………………… 205

第九节 皮肤疾病 ……………………………………………… 209

第十节 耳鼻喉科疾病 ………………………………………… 213

第十一节　眼科疾病 ……………………………………………… 216

第十二节　骨科疾病 ……………………………………………… 220

第十三节　妇科疾病 ……………………………………………… 223

第八章　刘完素玄府学说在预防疾病和健康养生中的应用

第一节　刘完素预防玄府疾病的方法探讨 …………………………… 226

　　一、调畅情志 …………………………………………………… 226

　　二、合理饮食 …………………………………………………… 227

　　三、劳逸结合 …………………………………………………… 227

　　四、节制情欲 …………………………………………………… 227

　　五、规律起居 …………………………………………………… 228

　　六、养生保健 …………………………………………………… 228

第二节　刘完素玄府学说在健康养生中的应用探讨 ……………… 229

　　一、玄府通畅，精气神自旺 …………………………………… 229

　　二、玄府通畅，津液自化 ……………………………………… 230

　　三、玄府通畅，血自和 ………………………………………… 230

　　四、玄府通畅，形自充 ………………………………………… 231

　　五、玄府通畅，邪自难侵 ……………………………………… 231

第九章　对刘完素玄府学说重要价值的探讨

　　一、整体的生命观 ……………………………………………… 232

　　二、不通的疾病观 ……………………………………………… 232

　　三、由宏及微的诊断观 ………………………………………… 233

　　四、以通为用的治疗观 ………………………………………… 233

　　五、形神兼顾的养生观 ………………………………………… 233

　　六、切实的临床指导观 ………………………………………… 234

　　七、现代研究灵感的源泉 ……………………………………… 234

八、求索创新的精神价值 ·· 235

附 录

附 1 张再康运用麻黄开通玄府治疗疑难杂病验案举隅············ 236

附 2 从开通玄府谈对麻黄功效的新认识 ··························· 242

附 3 清热利湿化痰通络开玄方治疗脑梗死后遗症期的临床疗效
    及其炎性机制研究 ·· 249

附 4 试论刘完素玄府学说在肾病治疗中的应用················· 256

第一章　刘完素玄府学说的肇始研究

刘完素认为玄府是机体皮肤、毛发、肌肉、筋膜、爪甲、牙齿、骨骼、四肢、九窍、经络、脏腑等一切器官组织上的极其微小的通道和门户。只有玄府通畅，元气和津液等营养物质才能在机体内外流通宣散，全身脏腑组织器官才能得到滋养而发挥其正常生理功能。否则，人体的生理功能就会失常甚至化灭。这可以称之为刘完素的玄府学说。

刘完素玄府学说扩大了前人玄府学说的外延和内涵。从玄府部位来说，包括了《黄帝内经》的汗孔、腠理、三焦在内的全身输布运行气液的细微通道和门户，如大到脏腑、肌肉的气液通道和门户，小至筋膜、爪牙的气液通道和门户。从玄府功能来说，不仅具有排泄汗液、调和营卫、抵御外邪等作用，不仅具有输布津液和元气以维护各组织器官功能正常的作用，还具有输布升降精神以维护精神意识思维功能正常的作用。下面对刘元素玄府学说的形成基础加以研究探讨。

第一节　《黄帝内经》对刘完素玄府学说形成的作用探讨

《黄帝内经》分为《灵枢》《素问》两部分，是中国最早的医学典籍，中医学理论体系的渊薮，被称为医之始祖。该书开创了中医学独特的理论体系，奠定了中医学的发展基础。

"玄府"一词，首见于《黄帝内经》。其内容涉及内涵、生理特点、病因病机、临床表现、治法、预防等多个方面，形成了《黄帝内经》独具特色的玄府体系。下面逐一加以论述阐发。

一、《黄帝内经》玄府的内涵

（一）汗孔

《素问·水热穴论篇第六十》曰："所谓玄府者，汗空也。"

《素问·六元正纪大论篇第七十》曰："火郁之发，太虚肿翳，大明不彰，炎火行……刻终大温，汗濡玄府，其乃发也，其气四。"

《黄帝内经》一书中，明确指出了玄府即为汗孔（注：空，通"孔"）。为什么将汗孔称作玄府呢？古代研究《黄帝内经》的两大学者王冰和马莳的认识有所不同。王冰注释曰："汗液色玄，从空而出，以汗聚于里，故谓之玄府。府，聚也。"王冰认为汗孔里的汗液从五行来说属于黑色，故称为玄府。马莳注释曰："汗孔虽细微，最为玄远，故曰玄。"

对于上述两大著名学者的注释，马莳的注释较好，王冰的注释有些牵强。我们认为将汗孔称作玄府可能有两大原因：一是汗孔的结构非常细微；二是汗孔的功能极为微妙。

《黄帝内经》中汗孔又称为"气门""鬼门"。《素问·生气通天论篇第三》曰："阳气者，一日而主外。平旦人气生，日中而阳气隆，日西而阳气已虚，气门乃闭。"《灵枢·官能第七十三》曰："知解结，知补虚泻实，上下气门，明通于四海，审其所在，寒热淋露，以输异处，审于调气，明于经隧。"《素问·汤液醪醴论篇第十四》曰："其有不从毫毛而生，五脏阳以竭也……开鬼门，洁净府，精以时服，五阳已布，疏涤五脏，故精自生，形自盛，骨肉相保，巨气乃平。"马莳注释曰："开鬼门，发汗也；洁净府，利水也。"可见，玄府也即"气门""鬼门"。

（二）腠理

《素问·举痛论篇第三十九》曰："寒则腠理闭，气不行，故气收矣。炅则腠理开，荣卫通，汗大泄，故气泄。"

《素问·疟论篇第三十五》曰："夏伤于大暑，其汗大出，腠理开发。因遇夏气凄沧之水寒，藏于腠理皮肤之中，秋伤于风，则病成矣。"

在《黄帝内经》中，有大量关于体表腠理的论述。这些论述有一个共同的特点，就是腠理开和汗出常常同时出现，说明腠理也是排泄汗液的细微通道。既然汗孔和腠理都在体表，都是排泄汗液的细微通道，说明汗孔和腠理是表现形态不同的玄府。因此，我们认为《黄帝内经》隐含着体表腠理也是玄府之意，是与汗孔表现形态不同的玄府，只是没有点明罢了。我们的这种认识，在刘完素《素问玄机原病式》一书中得以明确。刘完素说："然皮肤之汗孔者，谓泄气液之孔窍也。一名气门，谓泄气之门也；一名腠理者，谓气液出行之腠道纹理也；一名鬼神门者，谓幽冥之门也；一名玄府者，谓玄微府。"

总之，《黄帝内经》中，体表汗孔和体表腠理都属于玄府，都具有排泄汗液的基本功能。因为汗孔和腠理都在体表，故可以称为外玄府。又因为其范围仅仅局限于体表，还没有达到刘完素所说玄府的无处不在，故我们将其称之为狭义玄府。尽管《黄帝内经》开创的是狭义玄府，但对刘完素创立无处不在的新玄府奠定了非常坚实的基础，起到了至关重要的启发作用。

二、《黄帝内经》玄府的生理特点

《素问·六微旨大论篇第六十八》曰："升降出入，无器不有""气之升降，天地之更用也""出入废则神机化灭，升降息则气立孤危"。

《灵枢·五癃津液别第三十六》曰："天暑衣厚则腠理开，故汗出……天寒则腠理闭，气湿不行，水下留于膀胱，则为溺与气。"

《素问·调经论篇第六十二》曰："上焦不通利，则皮肤致密，腠理闭塞，玄府不通，卫气不得泄越，故外热。"

《灵枢·贼风第五十八》曰："卒然喜怒不节，饮食不适，寒温不时，腠理闭而不通。其开而遇风寒，则血气凝结，与故邪相袭，则为寒痹。其有热则汗出，汗出则受风，虽不遇贼风邪气，必有因加而发焉。"

在《黄帝内经》中，对玄府汗孔和腠理的生理特点有了非常深刻的认识，处处体现其开合有度的生理特点。在正常生理状态下，玄府汗孔和腠理当开则开，当合则合，开合有度。既不能过分地开，也不能过分地闭。过分地开则导致汗出过多损伤正气，过分地闭则导致汗不得出，发生身热、寒痹等疾病。《黄帝内经》外玄府开合有度的生理特点，为刘完素提出玄府总的特点"贵开忌合"奠定了坚实的基础。

三、《黄帝内经》玄府的生理功能

《灵枢·决气第三十》曰："腠理发泄，汗出溱溱，是谓津。"

《素问·阴阳应象大论篇第五》曰："故清阳出上窍，浊阴出下窍，清阳发腠理，浊阴走五脏，清阳实四肢，浊阴归六腑。"

《素问·举痛论篇第三十九》曰："寒则腠理闭，气不行，故气收矣。炅则腠理开，荣卫通，汗大泄，故气泄。"

《灵枢·五癃津液别第三十六》曰："天暑衣厚则腠理开，故汗出……天寒则腠理闭，气湿不行，水下留于膀胱，则为溺与气。"

《灵枢·刺节真邪第七十》曰："卫气者，所以温分肉，充皮肤，肥腠理，司开阖者也。"

从以上相关论述，可以总结出《黄帝内经》玄府汗孔和腠理的生理功能，具有排泄汗液、运行津液、调和营卫、调节体温、流通元气、抵御外邪、排泄邪气等作用。这为刘完素提出玄府总的功能是"流通气液、运转神机"奠定了坚实的基础。

四、《黄帝内经》玄府疾病的病因病机

《灵枢·五变第四十六》曰："余闻百病之始期也，必生于风雨寒暑，循毫毛而入腠理，或复还，或留止，或为风肿汗出，或为消瘅，或为寒热，或为留痹，或为积聚，奇邪淫溢，不可胜数，愿闻其故""人之有常病也，亦因其骨节皮肤腠理之不坚固者，邪之所舍也，故常为病也……肉不坚，腠理疏，则善病风"。

《素问·疟论篇第三十五》曰："此令人汗空疏，腠理开，因得秋气，汗出遇风，及得之以浴，水气舍于皮肤之内，与卫气并居""邪气客于风府……每至于风府则腠理开，腠理开则邪气入，邪气入则病作，以此日作稍益晏也""夏伤于大暑，其汗大出，腠理开发。因遇夏气凄沧之水寒，藏于腠理皮肤之中，秋伤于风，则病成矣""因有所用力，腠理开，风寒舍于皮肤之内，分肉之间而发，发则阳气盛，阳气盛而不衰则病矣"。

《灵枢·刺节真邪第七十五》曰："人气在外，皮肤缓，腠理开，血气减，汗大泄，皮淖泽。寒则地冻水冰，人气在中，皮肤致，腠理闭，汗不出，血气强，肉坚涩。"

《灵枢·营卫生会第十八》曰："此外伤于风，内开腠理，毛蒸理泄，卫气走之，固不得循其道。"

通过以上论述，可以总结出《黄帝内经》玄府汗孔和腠理发病的原因主要有五：一是过分劳作耗伤元气，元气不能充养和固密外玄府汗孔和腠理，导致外玄府汗孔和腠理疏松不能固密；二是外感风邪，风性开泄，导致玄府汗孔和腠理疏松不能固密；三是在夏暑炎热的情况下，导致玄府汗孔和腠理疏松不能固密；四是感受了外来的寒邪和湿邪等邪气，导致玄府汗孔和腠理闭密而发病；五是在元气亏虚或者夏暑炎热玄府汗孔和腠理开放的基础上，又感受了外来的邪气。最后这种情况最容易发生，体现了《黄帝内经》"邪之所凑，其气必虚"的学术思想。《黄帝内经》玄府疾病病因说为刘完素提出外感风寒、火热内郁、阳明腑实等病因导致玄府不通奠定了坚实的基础。

《黄帝内经》玄府病机可以概括为外玄府不通和外玄府不固两类。外玄府不通包括：①风寒袭表、玄府不通；②水湿留表、玄府不通；③元气亏虚或者夏暑炎热、玄府不固、风寒外袭、玄府不通。外玄府不固包括两种：①风邪袭表、玄府不固；②元气亏虚、玄府不固。上述病机其证型为实证、虚证和虚实夹杂证。这为刘完素倡导玄府疾病的主要病机为玄府不通奠定了坚实的基础。

五、《黄帝内经》玄府疾病的临床表现

《素问·风论篇第四十二》曰："风气藏于皮肤之间，内不得通，外不得泄；风者，善行而数变，腠理开则洒然寒，闭则热而闷，其寒也则衰食饮，其热也则消肌肉，故使人怢栗而不能食，名曰寒热。"

《素问·阴阳应象大论篇第五》曰："帝曰：法阴阳奈何？岐伯曰：阳胜则身热，腠理闭，喘粗为之俯仰，汗不出而热，齿干以烦冤腹满，死，能冬不能夏。"

《素问·六元正经大论篇第七十》："火郁之发，太虚肿翳，大明不彰，炎火行……刻终大温，汗濡玄府，其乃发也，其气四。"

通过以上论述，可以总结出《黄帝内经》玄府汗孔和腠理发生疾病的临床表现有恶寒战栗、发热、无汗或有汗、心烦、眼睛红肿生翳、视物不清、咳喘、不欲饮食、腹部胀满、牙齿干燥、肌肉消瘦等。风寒侵袭外玄府汗孔和腠理，卫气不得敷布温煦故恶寒；卫气郁而化热故发热；如果玄府闭塞则无汗；如果玄府疏松而不能固密，则有汗；玄府闭塞，心中气郁化火故心烦；玄府闭塞，肝气郁而化火故眼睛红肿生翳、视物不清；玄府闭塞，肺气不得宣降，故咳喘；玄府闭塞，胃气郁结，故不欲饮食、腹部胀满；胃气郁结化火耗伤津液故牙齿干燥；胃火消耗元气导致肌肉消瘦。

《黄帝内经》玄府疾病的临床表现不但有表证，更有里证；不但有表寒证，更有里热证。这可能对刘完素在《黄帝内经》狭义玄府学说理论启发下，提出广义玄府学说和倡导"六气过极皆为热甚"说产生了极大的影响。

六、《黄帝内经》玄府疾病的治疗

《素问·阴阳应象大论篇第五》曰："其在皮者，汗而发之。"

《素问·玉机真藏论篇第十九》曰："是故风者百病之长也，今风寒客于人，使人毫毛毕直，皮肤闭而为热，当是之时，可汗而发也；或痹不仁肿痛，当是之时，可汤熨及火灸刺而去之。"

《灵枢·通天第七十二》曰："古人善用针艾者，视人五态而治之。盛者泻之，虚者补之。"

《黄帝内经》治疗外玄府汗孔和腠理疾病用补虚泻实的方法，以达到外玄府开合有度。其中，发汗开玄法是最主要的方法，具有开通玄府、逐邪外出、通行元气、敷布津液的作用，从而起到拨乱反正的目的。如何发汗开玄？《黄帝内经》中主要采用针、灸、熨等物理疗法，但是没有更为具体详细的针刺方法

和熨法。尽管如此，《黄帝内经》发汗开玄法可能对刘完素创立防风通圣散、双解散等著名方剂起到了重要的启发作用。

七、《黄帝内经》玄府疾病的预防

《素问·上古天真论篇第一》曰："夫上古圣人之教下也，皆谓之虚邪贼风，避之有时，恬淡虚无，真气从之，精神内守，病安从来。"

《素问·四气调神大论篇第二》曰："冬三月，此谓闭藏。水冰地坼，无扰乎阳。早卧晚起，必待日光，使志若伏若匿，若有私意，若已有得，去寒就温，无泄皮肤，使气亟夺。此冬气之应，养藏之道也。逆之则伤肾，春为痿厥，奉生者少。"

《素问·生气通天论篇第三》曰："苍天之气，清净则志意治，顺之则阳气固，虽有贼邪，弗能害也。此因时之序。故圣人传精神，服天气，而通神明，失之则内闭九窍，外壅肌肉，卫气散解，此谓自伤，气之削也。"

《素问·生气通天论篇第三》曰："风者，百病之始也，清静则肉腠闭拒，虽有大风苛毒，弗之能害，此因时之序也。"

《素问·阴阳应象大论篇第五》曰："故邪风之至，疾如风雨。故善治者治皮毛，其次治肌肤，其次治筋脉，其次治六腑，其次治五脏。治五脏者，半死半生也。"

《素问·六元正纪大论》曰："五之气，阳乃去，寒乃来，雨乃降，气门乃闭，刚木早凋，民避寒邪，君子周密。"

《黄帝内经》特别重视玄府疾病的预防。一是未病先防：首先，强调要顺应天时变化的自然规律，注意保暖，以免感受风寒、风寒湿等邪气，导致玄府闭塞，引起疾病；其次，强调要清静保养精神；最后，强调要规律饮食和合理饮食。以上这些方法都是尽量保证外玄府开合有度，最终达到预防疾病的目的；二是既病防变：一旦风寒邪气侵袭肌表外玄府，要及早治疗防止导致疾病传变加重恶化，体现了其治未病的重要学术思想。

综上所述，《黄帝内经》首创玄府概念。其内涵包括体表的汗孔和腠理两个部位和器官组织，可称为体表玄府或者外玄府，我们又将其称为狭义玄府。狭义玄府的创立，填补了中医空间学和结构学的一个巨大空白，是中医认识玄府的第一次飞跃。在此基础上，《黄帝内经》建立了狭义玄府体系。该体系在生理特点、病因病机、临床表现、治疗和预防等方面都相当地成熟和完备，为刘完素创立无处不在的新玄府体系奠定了非常坚实的基础，起到了至关重要的启发作用。

第二节　《难经》对刘完素玄府学说形成的作用探讨

《难经》原名《黄帝八十一难经》，又称《八十一难》，是中医现存较早的经典著作。一般认为本书成书不晚于东汉，为河北任丘秦越人（扁鹊）所著。《难经》之"难"字，有"问难"或"疑难"之义。全书共八十一难，是在《素问》《灵枢》基础上对 81 个问题进行重点讨论，内容涉及脉诊、经络、脏腑、阴阳、病因、病机、营卫、腧穴、针刺、病证等诸多方面。

《难经》中没有玄府的明确记述，也没有汗孔方面的论述，所以我们从其论述腠理和三焦条文入手探讨其对刘完素玄府学说形成的作用。

一、腠理

《难经·三十七难》曰："夫气之所行也，如水之流，不得息也。故阴脉营于五脏，阳脉营于六腑，如环无端，莫知其纪，终而复始，其不覆溢，人气内温于脏腑，外濡于腠理。"

通篇浏览阅读《难经》，涉及到腠理的条文不多，似乎只有上述一条。从上条来看，腠理的意思是指肌表的纹理，与《黄帝内经》的内涵没有区别。但是，该条特点是侧重讲气而不是津液对腠理的充养作用。这既是对《黄帝内经》狭义玄府汗孔和腠理的继承，又有可能对刘完素重视玄府中流通元气有一定的启发作用。

腠理不仅是津液运行的细微通道，也是元气运行的细微通道。《难经·三十七难》条文增强了我们对腠理中元气运行的认识。人体之中，内至脏腑外至皮肤都有腠理的存在。因此，正是由于大小不同、形式多样的腠理彼此相连，构成了元气升降出入的基本道路，发挥着维持人体生命的重要作用。清代周学海《读医随笔》说："人身肌肉筋骨，各有横直腠理，为气所出入升降之道。升降者，里气与里气相回旋之道也；出入者，里气与外气相交接之道也。里气者，身气也；外气者，空气也。鼻息一呼，而周身八万四千毛孔，皆为之一张一吸，而周身八万四千毛孔，皆为之一翕。出入如此，升降亦然，无一瞬或停者也。"

二、三焦

《难经·三十一难》曰："三焦者，水谷之道路，气之所终始也。上焦者，在心下，下膈，在胃上口，主内而不出。其治在膻中，玉堂下一寸六分，直两乳间陷者是。中焦者，在胃中脘，不上不下，主腐熟水谷，其治在脐旁。下焦者，当膀胱上口，主分别清浊，主出而不内，以传导也。其治在脐下一寸。故名曰三焦，其府在气街。"

《难经·三十八难》曰："所以腑有六者，谓三焦也。有原气之别焉，主持诸气，有名而无形，其（经）属手少阳。此外腑也，故言腑有六焉。"

《难经·三十九难》曰："五脏各一腑，三焦亦是一腑，然不属于五脏，故言腑有五焉。"

《难经·六十二难》曰："腑者，阳也。三焦行于诸阳，故置一俞，名曰原。腑有六者，亦与三焦共一气也。"

《难经·六十六难》曰："五脏俞者，三焦之所行，气之所留止也。三焦所行之俞为原者，何也？然：脐下肾间动气者，人之生命也，十二经之根本也，故名曰原。三焦者，原气之别使也，主通行三气，经历于五脏六腑。原者，三焦之尊号也，故所止辄为原。五脏六腑之有病者，皆取其原也。"

《难经》上述条文讲出了五个内容：一是将三焦归属于腑，而不是归属于脏，强调了它的从属地位；二是划分了上、中、下三焦各自的具体范围，强调了上、中、下三焦具有不同特点，同时说明了三焦分布广泛，遍布全身；三是三焦为元气和水液运行的通道，尤其强调了三焦是元气运行的通道。该元气来源于命门最初的元气（原气），故又将三焦称为原，是命门原气的分布和运行道路。该内容非常重要，建立了肾－元气－三焦体系，阐明了三焦中元气的来源；四是认为三焦有名无形，与《黄帝内经》三焦有名有形形成了鲜明的对比；五是强调了三焦通畅的重要性。三焦具有通行元气、运行水液的功能，一身之气的升降出入，津液的输布排泄，都依赖于三焦的通畅。

综上所述，《难经》论述了腠理和三焦两个部位。对于腠理的论述非常简略，重点论述了三焦。相比于《黄帝内经》来说，《难经》对二焦的论述，有二大创新点：一是三焦有名无形论；二是三焦原气别使论；三是三焦区分论。这三点创新可能对刘完素创立无处不在、至大至广、无具体形态、运行气液尤其是运行元气、以通为贵的玄府学说产生了重要的影响。

第三节　《伤寒杂病论》对刘完素玄府学说
形成的作用探讨

张仲景《伤寒杂病论》一书中没有明确地提及玄府，但其对腠理、三焦的相关论述及其发汗解表等有关方剂，与《黄帝内经》玄府之旨暗合。本节从上述角度切入，对张仲景为丰富和发展《黄帝内经》玄府学说以及对刘完素玄府学说的创立所作出的贡献作一探讨。

一、拓展了《黄帝内经》玄府的内涵

（一）由外腠理向内腠理拓展

《金匮要略·脏腑经络先后病脉证第一》曰："理者，是皮肤脏腑之纹理。"在该条文中，张仲景明确指出了腠理不仅在皮肤之表，同时也在五脏六腑之表。也就是说，张仲景拓展了《黄帝内经》玄府的范围，不仅包括体表之腠理，还包括体内脏腑之腠理。

这是对《黄帝内经》狭义玄府汗孔和体表腠理的一次认识上的突破和飞跃，可能对刘完素认识体内存在玄府起到了重要的启发作用。

（二）由内外腠理向"三焦"拓展

《金匮要略·脏腑经络先后病脉证第一》曰："腠者，是三焦通会元真之处，为血气所注；理者，是皮肤脏腑之纹理也。"根据上文语意可以阐释为：腠理是人体的一种组织，分布在机体外部的皮肤上和机体内部的脏腑上。腠理是三焦将五脏六腑元气流通灌注之处，也是血气所流注的地方。

根据上面的阐释，机体内广泛分布的三焦通道结构和体表脏腑的腠理结构是紧密联系的，构成了一个密不可分的有机整体。既然《黄帝内经》中腠理为玄府，那么与腠理成为一个有机整体的三焦自然也就归属于玄府范畴。

张仲景虽然没有明确指出三焦属于玄府，但客观上却将联系内外腠理的三焦也纳入了玄府，大大地拓展了《黄帝内经》玄府的分布范围。将三焦归属于玄府，密切联系着外玄府肌表之腠理和内玄府五脏六腑之腠理，形成了一个比较广泛的网络体系，这可能对刘完素创立无处不在的玄府学说具有重要的启发作用。

综合所述，张仲景对玄府所做出的巨大贡献是，客观上实现了由外及内、由表及里、由局限到广泛、由点线到面、由可见到不见的质的跨越。

二、创制开玄汗出法治疗表证、神昏、少阳证的著名方剂

张仲景创制了一系列治疗玄府疾病的方剂，尤其是创制了通过开玄汗出治疗表证、神昏、少阳证的诸多著名方剂，如麻黄汤、麻黄加术汤、麻黄杏仁薏苡甘草汤、麻杏甘石汤、小青龙汤、大青龙汤、桂枝汤、桂枝加葛根汤、小柴

胡汤等，使《黄帝内经》"其在皮者，汗而发之"的治疗原则有了具体的方药。下面仅就麻黄汤、桂枝汤、小柴胡汤加以说明。

（一）用麻黄汤开玄发汗解表治疗太阳表实证

麻黄汤主治外感风寒表实证。本证为风寒侵袭肌表玄府腠理，肺气失宣所致。治当开玄发汗解表、宣肺平喘。《伤寒论·辨太阳病脉证并治》曰："太阳病，头痛发热，身疼腰痛，骨节疼痛，恶风，无汗而喘者，麻黄汤主之""太阳病，脉浮紧，无汗，发热，身疼痛，八九日不解，表证仍在，此当发其汗……麻黄汤主之。"

麻黄辛温，善开肌表玄府发汗，祛肌表玄府之风寒。同时，宣肺平喘，开闭郁之肺气，为君药。桂枝擅长开玄解肌发表、温通经脉，既助麻黄开玄解表，又温通经脉而治头身疼痛，为臣药。杏仁降利肺气，与麻黄相伍，一宣一降，以恢复肺气之宣降，加强宣肺平喘之功，为佐药。炙甘草既能调和麻、杏之宣降，又能缓和麻、桂相合之峻烈，使开玄汗出不致过猛而耗伤正气，是使药而兼佐药之用。四药配伍，玄府开通，表寒得散，肺气得宣，则诸症可愈。柯琴《伤寒来苏集·伤寒附翼·卷上·太阳方总论》曰："此为开表逐邪发汗之峻剂也。古人用药用法象义。麻黄中空外直，宛如毛窍骨节，故能祛骨节之风寒，从毛窍而出，为卫分发散风寒之品。桂枝之条纵横，宛如经脉系络，能入心化液，通经络而出汗，为营分散解风寒之品。杏仁为心果，温能助心散寒，苦能清肺下气，为上焦逐邪定喘之品。甘草甘平，外拒风寒，内和气血，为中宫安内攘外之品。此汤入胃，行气于玄府，输精于皮毛，斯毛脉合精而溱溱汗出，在表之邪，其尽去而不留，痛止喘平，寒热顿解，不烦啜粥而藉汗于谷也。"

本方有较强的开玄解表发汗之功，适合于风寒外感之实证。其特点是不须啜粥助汗，仅仅盖被加衣即可开玄汗出。《伤寒论·辨太阳病脉证并治》曰："先煮麻黄，减二升，去上沫，纳诸药，煮取二升半，去滓，温服八合。覆取微似汗，不须啜粥，余如桂枝法将息。"所以，应用本方时不可过量也不可连续服用，中病即止。正如柯琴在《伤寒来苏集·伤寒附翼·卷上·太阳方总论》中说："此乃纯阳之剂，过于发散，如单刀直入之将，投之恰当，一战成功。不当则不戢而召祸。故用之发表，可一而不可再。"

（二）用麻黄汤开玄祛邪、开窍醒神治疗客忤猝死

《金匮要略·杂疗方第二十三》曰："救卒死、客忤死"，所谓"卒死""客忤死"，为突然遭受外来风寒邪气导致玄府闭塞，引起神机不灵、意识不用。方用还魂汤，由麻黄、杏仁、炙甘草三味药物组成。麻黄辛温开玄疏散风寒之邪，

杏仁苦降肺气，炙甘草调和药性。三药相配伍，玄府开通，风寒外散，神机自然恢复。这种治疗神志昏迷的方法，有别于温病学家清热化痰开窍之法，真可谓独具巧思，给人以无限启迪。

（三）用桂枝汤开玄发汗治疗太阳中风表虚证

桂枝汤治疗外感风寒表虚证。一方面是风寒侵袭肌表玄府；一方面正气不足，玄府腠理不固，汗液外泄。治疗方法是开玄解肌发表、补中益气敛阴。方中桂枝为君药，开玄解肌发表，散外感风寒。芍药为臣，益阴敛营。生姜辛温，既助桂枝开玄解肌，又能暖胃止呕。大枣甘平，既能益气补中，又能滋脾生津。并为佐药。炙甘草之用有二：一为佐药，益气和中，合桂枝以开玄解肌，合芍药以益阴；一为使药，调和诸药。本方虽只有五味药，但配伍严谨，散中有补，开玄兼以补玄。正如柯琴在《伤寒来苏集·伤寒附翼·卷上·太阳方总论》中赞桂枝汤"为仲景群方之魁，乃滋阴和阳、调和营卫、解肌发汗之总方也"。

在桂枝汤的煎服法中，张仲景孜孜以求服药后遍身汗出邪解，恰恰反映了桂枝汤的开玄解表作用。正如张仲景说："服已须臾，啜热稀粥一升余，以助药力。温覆令一时许，遍身漐漐微似有汗者益佳，不可令如水流漓，病必不除。若一服汗出病瘥，停后服，不必尽剂；若不汗，更服依前法，又不汗，后服小促其间，半日许，令三服尽。若病重者，一日一夜服，周时观之。服一剂尽，病证犹在者，更作服；若汗不出，乃服至二三剂。"

（四）用小柴胡汤开玄透邪出汗治疗半表半里证

《伤寒论·辨太阳病脉证并治》曰："血弱气尽，腠理开，邪气因入，与正气相搏，结于胁下，正邪分争，往来寒热，休作有时，默默不欲饮食。脏腑相连，其痛必下，邪高痛下，故使呕也。小柴胡汤主之。"肌表的气血虚弱，腠理疏松，邪气便会侵入人体停留于表里之间。该证称作半表半里证，也称作少阳证。小柴胡汤为和解少阳的经典处方。柴胡，气味轻清芳香疏泄，具有开通肌表玄府汗孔和腠理的功效，宣透内入半表半里的邪气，使侵入半表半里的外邪从肌表汗出而解。其性微寒，兼可清透半表半里怫郁之热邪。柴胡和黄芩相配伍，可以清透开玄和清泻开玄并举，有利于肝胆和三焦郁火从表里两途分消，正如张元素所说"柴胡泻三焦火，需用黄芩佐之"。半夏辛温，既能助柴胡开玄解表，又能燥湿化痰降气止呕；人参、炙甘草、生姜、大枣补正气而和中，使邪不得复传入里。同时，生姜也有助柴胡开玄宣透、调和营卫之功。诸药相配，宣清并举，通补兼施，肝胆三焦同治，玄府通调，诸病乃愈。

除此之外，张仲景认为物理疗法也是治疗玄府疾病的重要方法。《金匮要略·脏腑经络先后病脉证第一》中有"四肢才觉重滞，即导引、吐纳、针灸、膏摩，勿令九窍闭塞"，说明导引等物理疗法可以起到开闭通玄的良好作用。

综上所述，《伤寒杂病论》对刘完素玄府学说的突出贡献有三点：一是由体表外腠理拓展到体内五脏六腑之内腠理，实现了玄府由表到里、由外到内质的飞跃，这可能对刘完素创立内在的玄府起到了重要的启发作用；二是张仲景将三焦也拓展为玄府，这样就形成了体表之汗孔、体表之腠理、五脏六腑之腠理、三焦的玄府网络化体系，这可能对刘完素创立无处不在的广义玄府起到了重要的启发作用；三是创制了开玄汗出治疗表证、神昏、少阳证等系列著名方剂，这可能为刘完素创制新的开玄方剂如防风通圣散、双解散等起到了重要的启发作用。总之，张仲景为刘完素广义玄府学说体系的形成起到了承上启下的难以估量的重要作用。

第四节 《中藏经》对刘完素玄府学说形成的作用探讨

《中藏经》，又名《华氏中藏经》。传说为华佗所作，但有可能为后人假托。该书可能成书于北宋。全书前半部侧重于理论，后半部侧重于临床，以内科杂病为主。理论部分从脏腑的生理和病理来分析证候和脉象，并论各个脏腑的虚实寒热、生死逆顺之法，病证涉及阴厥、劳伤、中风偏枯、脚弱、水肿、痹证、痞证、癥瘕积聚等内容。理论部分对后世易水学派有较大影响。临床部分则介绍各科治疗方药及主治病证。该书方药配伍严谨，可堪效法。

《中藏经》未明确地出现有关玄府的论述，但可通过其对于关窍、腠理、三焦等论述来把握其对《黄帝内经》狭义玄府的继承和发展，以及对刘完素玄府学说的形成可能产生的作用。

一、关窍

《中藏经·论诸病治疗交错致于死候第四十七》曰："舒荣卫，开关窍。"

《中藏经·察声色形证决死法第四十九》曰："凡人五脏六腑，荣卫关窍，宜平生气血顺度，循环无终，是为不病之本。"

关窍是指人体的孔穴。其不仅包括眼、鼻、耳、口、前阴、后阴，也包括汗孔。上文特别强调汗孔要保持通畅，身体才能保持健康。否则，如果闭塞不顺畅，就会导致疾病。当汗孔闭塞不通顺的时候，宜开通汗孔。这种重视汗孔通畅的思想，是对《黄帝内经》狭义玄府汗孔"开合有度"学术思想的继承，也有可能对刘完素提出玄府"以通为贵"和治疗疾病重视"开通玄府"的思想产生了一定的影响。

不仅如此,《中藏经》在重视开玄府汗孔的同时,尤其重视舒畅营卫之气,把开玄府汗孔和舒畅营卫紧密联系,说明了该书重视玄府中营气和卫气的作用,对刘完素提出玄府中"流通元气"可能产生了一定的影响。

二、腠理

《中藏经·论肉痹第三十六》曰:"肉不荣则肌肤不滑泽,肌肉不滑泽,则腠理疏,则风寒暑湿之邪易为入。"

《中藏经》明确提出外感六淫之邪可以从肌表腠理侵入,说明该书肯定了《黄帝内经》腠理和汗孔的生理功能是一致的,都能抵御外来邪气,这就更加证实了我们认为《黄帝内经》中腠理也属于玄府的判断。同时,《中藏经》认为人体感受外来邪气,是由于腠理疏松不固,导致外来邪气乘机侵入,这与《黄帝内经》正气亏虚、玄府不固、邪气外乘的学术思想是一脉相承的。这也有可能对刘完素创立由表到里的玄府起到一定的启发作用。

三、三焦

《中藏经·卷中·论三焦虚实寒热生死逆顺脉证之法第三十二》曰:"三焦者,人之三元之气也,号曰中清之府,总领五脏六腑、荣卫、经络、内外、左右、上下之气也。三焦通,则内外左右上下皆通也,其于周身灌体,和内调外,荣左养右,导上宣下,莫过于此也。"

《中藏经·卷中·论水肿脉证生死候第四十三》曰:"三焦壅塞,荣卫闭格。"

《中藏经·卷中·论骨痹第三十八》:"中上俱乱,则三焦之气痞而不通。"

《中藏经》上述条文从三个方面论述三焦:一是强调三焦中运行元气,包括营卫之气;二是强调三焦分布非常广泛,沟通全身上下内外;三是强调三焦为中清之府,要时刻保持通畅。如果因为邪气侵袭,导致三焦闭塞,则全身元气不得正常流行,营卫之气不能正常流行,人体就会发生种种疾病。《中藏经》有关三焦流行元气、分布广泛、中清通畅的思想是对《黄帝内经》三焦学说的继承和丰富,有可能对刘完素创立流通元气、以通为贵、无处不在的新玄府学说起到重要的启发作用。

综上所述,《中藏经》对汗孔、腠理、三焦非常重视,对其功能认识明确具体。不仅如此,还赋予了汗孔为关窍、三焦为中清之府的新概念。《中藏经》在《黄帝内经》狭义玄府的基础上有所丰富完善,对刘完素创立无处不在、以通为贵、流通元气的新玄府学说可能起到了一定的启发作用。

第五节 《肘后备急方》对刘完素玄府学说
形成的作用探讨

《肘后备急方》为晋代葛洪所著，后经南北朝齐梁间道教名士陶弘景增补。葛洪，字稚川，号抱朴子，是晋代著名医药学家、道教代表人物。曾著有《葛洪玉函方》（已亡佚），该书内容宏大，达百卷之巨，但过于浩繁不宜携带，故精简其书中要方，选取常见病、急性病，编纂成《肘后备急方》，以备临证急用。"肘后"之意，意为易于携带，可置之于袖中肘后，以便救急时查阅。由此可见该书具有简、便、廉、验的特色，充分体现了实用性与临床急救性质，可以说是我国最早的临床急救手册。

《肘后备急方》书中没有明确论及玄府，但其治疗疾病的原则和方法却与刘完素玄府学说之旨暗合，那就是非常重视急急开通玄府来救治急危重症，迅速逆转危机。

一、治疗急症时涌吐开玄法的应用

《肘后备急方·卷一·救卒中恶死方第一》中写道："救卒死，或先病痛，或常居寝卧，奄忽而绝，皆是中死。"卒死类急症有时先发症状为疼痛，有时为病家长久卧床，忽然发生气厥昏倒不省人事，皆属于"中死"。如果从刘完素玄府学说角度来审视，则可能为痰邪闭阻心之玄府，导致心气闭塞、心神猝失，出现神昏、口噤。

《肘后备急方》治疗急症卒中擅长应用皂荚。该书曰："取皂荚如大豆，吹其两鼻中，嚏则气通矣。"皂荚最具特色的功效是取嚏开玄、开窍醒神。治疗急症卒中等危急病证，常常能起到急救的作用。用皂角粉吹鼻取嚏，通过喷嚏造成强烈的气流冲击，可开启人体上焦心肺鼻窍之玄府。心肺鼻窍之玄府开通，神机运转，气液流通，患者立苏。《本草纲目》称："皂荚属金，入手太阴、阳明之经。金胜木，燥胜风。故兼入足厥阴治风木之病。其味辛而性燥，气浮而散。吹之导之，则通上下诸窍。"皂荚既有涤痰开玄之力，又有涌吐开玄之功，更适合痰浊蒙蔽之急症。《药品化义》中评价皂荚为搜痰快药，为救急圣药。

《肘后备急方》治疗急症卒中擅长应用石菖蒲。该书曰："捣干菖蒲，以一枣核大，着其舌下。"前人称石菖蒲"开心孔，利九窍"。从刘完素玄府学说来看，心孔应指心玄府，九窍包括目玄府、耳玄府、鼻玄府等。石菖蒲芳香辛散，化湿祛痰，兼具香窜开玄和豁痰开玄两大功效，适用于心脑及头面诸窍之玄府闭塞。石菖蒲开窍豁痰，有利于心玄府的开通，为气液神机的正常往来提供了条件，故能促使患者迅速地苏醒。

二、卒心痛中温通开玄法的应用

《肘后备急方·卷一》第八篇论治卒心痛中有方曰："半夏五分，细辛五分，干姜二分，人参三分，附子一分，捣末，苦酒和丸如梧子大，酒服五丸，日三服。"此方用于治疗心痛日久，不能饮食，头中重痛。心痛是由胸痹进一步发展而来，病因病机为阳微阴弦，即胸阳不振，阴寒内结，乃为本虚标实之证。本证中痰饮水邪停聚于脾胃则不能饮食，上蒙头窍则头中重痛。从刘完素玄府学说来看，胸阳不振导致心玄府失养闭塞，玄府不通则阴寒水饮之邪困于玄府。治法应温阳散饮、通达阳气、开通玄府。附子禀辛烈雄壮之气，具有斩关夺将之势，善能冲开寒凝闭塞，流行气血津液。因此，附子不仅是温通阳气第一要药，而且也应该是温通开玄第一要药。其作用于心玄府，可振奋心阳，又可通畅心玄府，起到温通开玄、强心扶阳的作用。细辛味辛性温，功善散寒化饮、开玄通窍。《本草汇言》曰："细辛散风寒开关窍之药也……佐附子，能散诸疾之冷。"其芳香性烈，以气为治，兼具发散开玄、香窜开玄之功，能行上下内外、走窜全身；能无微不入，无处不到，诸寒凝、气滞、水湿、瘀血导致的玄府闭郁，均可宣畅开通。细辛与附子配伍，温通开玄之力更盛，行散之力更强。半夏辛温，善燥湿除湿而化痰饮。痰饮去，玄府可开，心阳运行畅通，心功能正常。干姜辛热，可温中散寒、回阳通脉、温肺化饮，能加强附子辛温开通玄府之力。人参味甘，甘温补气，可大补元气，复脉补玄固玄。全方共奏温阳开玄和香窜开玄之功，心阳复、水饮去、玄府通，心痛乃除。

三、伤寒中发散开玄法的应用

《肘后备急方·卷二·治伤寒时气温病方第十三》中有以下论述："又伤寒数种，人不能别，令一药尽治之者。若初觉头痛，肉热，脉洪起，一二日，便作葱豉汤，用葱白一虎口，豉一升，以水三升，煮取一升，顿服取汗。不汗复更作，加葛根二两，升麻三两，五升水，煎取二升，分再服，必得汗。若不汗，更加麻黄二两，又用葱汤研米二合，水一升，煮之，少时下盐豉，后纳葱白四物，令火煎取三升，分服取汗也。"

葛洪在论治伤寒时用了葱白、淡豆豉、升麻、葛根、麻黄等解表药，此五味药同属于开玄药物中的发散开玄药。伤寒初期时，寒邪遏于肌表，体表玄府闭塞，卫气不得出，不能外出抗邪，此时用葱白、淡豆豉解体表玄府。葱白味辛，性善走散宣通，在开通玄府的作用中最重要的特点便是通利孔窍，玄府开则风寒有外出之路。淡豆豉味辛性平，功善解表，与葱白相使为用，开玄发汗，汗出则困于肌表之寒邪可解。若不汗出，在葱豉汤中加入葛根、升麻。葛根辛甘性凉，开玄泄热功效显著，对风寒入里化热之证更为适合。《名医别录》称葛根："主治伤寒中风头痛，解肌发表出汗，开腠理，疗金疮，止痛，胁风痛。生根汁，大寒，治消渴，伤寒壮热。"葛根有甘凉辛润之力，《神农本草经》称其可以"起阴气"，既能甘润生津，也能升发清阳，还能辛散开通玄府，使气液畅通。升麻辛甘微寒，性能升散，有发表退热之功，可解表开玄，使邪有外出之路。葛根、升麻配合葱白、豆豉发散开玄，使郁结之邪从汗而出，透发于外。若再不得汗，更加入麻黄。麻黄味辛，性善走散温通，世人称其为"发表第一要药。"适用于风寒外郁，无汗之风寒表实之证。《神农本草经百种录·中品·麻黄》称麻黄："轻扬上达，无气无味，乃气味中之最清者，故能透出皮肤毛孔之外，又能深入积痰凝血之中。凡药力所不到之处，此能无微不至，较之气雄力厚者，其力更大。"麻黄彻上彻下、彻内彻外，无微不至，其开窍启闭、走窜透达之功甚伟，鲜有他药可出其右。淡豆豉与葱白后下，取之轻清走皮肤玄府之力。如此得周身内外之玄府俱开，气液流转，血脉畅通，汗出伤寒可解。

四、腹水病中利水开玄法的应用

《肘后备急方·卷四·治卒大腹水病方第二十五》论治水肿病曰："水病之初，先目上肿起如老蚕，色侠头脉动。股里冷，胫中满，按之没指。腹内转侧有节声，此其候也，不即治，须臾身体稍肿，肚尽胀，按之随手起，则病已成，犹可为治，此皆从虚损大病，或下痢后，妇人产后，饮水不即消，三焦受病，小便不利，乃相结，渐渐生聚，遂流诸经络故也"。腹水病的初期，先从上部目肿，小腿肿满按之没指，转侧时腹部有水声，这便是腹水病的先候，此时若不加治疗，肿势蔓延至腹部，按之凹陷，肿势随手起，证明腹水病已成。腹水病多为虚损之病，久利后津液已亏，气随津液而下，患者多为气虚之体，再有妇人新产后，产时耗气伤血，精气亏虚。上述原因导致体虚，三焦玄府不得濡养而闭塞。三焦为津液周行之通道，三焦玄府闭塞则水液运行不利，小便不利，水液无从以出，有形实邪相互搏结聚集，腹水病乃成。书中用"防风、甘草、葶苈各二两，捣，苦酒和丸，如梧子大三丸，日三服，常服之。取消平乃止"。葶苈子味辛，功善行水消肿，葶苈子的利水开玄作用，主要作用于肺玄府与膀胱玄府。肺主通调水道，肺玄府闭塞，水道不通；膀胱玄府闭塞，气化无力，水饮停聚，发为水证。葶苈子既可通过开通闭塞的肺玄府，也可开通膀胱玄府，通过肺的宣发肃降和膀胱的蒸腾气化，使停聚于体内的水饮排出体外。防风味辛甘性微温，解表胜湿，性善行发散，属于发散开玄药，其走散之力可遍达肢体，用于全身上下内外多种玄府郁闭证。防风一味可加强葶苈子利水开玄之功，使全身被水饮闭塞之玄府内外俱开。甘草味甘性平，调和诸药。此方中三味通过利水开玄、发散开玄的作用，使水饮去，则腹水证可消。

综上所述，葛洪治疗神志昏迷、卒心痛、伤寒发热、腹水等急危重症，都特别重视应用辛散（如淡豆豉、葱白、升麻、葛根、麻黄、防风等）、芳香（如石菖蒲等）、温通（附子、干姜、细辛等）、祛痰利水（如皂荚、半夏、葶苈子等）等药物。这些药物之所以能够救治急危重症，与其很强的开通外玄府和内玄府有直接的关系。这不仅是对《黄帝内经》外玄府学说的很好应用，也可能对刘完素创制治疗玄府疾病的方剂产生了很大的影响。刘完素治疗外寒内热证的著名方剂防风通圣散、双解散中就有防风、淡豆豉、葱白、麻黄等辛散开玄性药物。刘完素治疗下元虚衰、痰浊上泛的喑痱证，创制著名方剂地黄饮子，该方中即用石菖蒲、炮附子两药芳香开玄、化痰开玄、温通开玄。

第六节 《针灸甲乙经》对刘完素玄府学说形成的作用探讨

西晋皇甫谧对魏晋以前的针灸学成就进行了首次全面整理和总结，并最终完成《针灸甲乙经》一书，此书是以原本形式传世的现存最早的针灸学专著。皇甫谧是晋代史学家、文学家，考证有关文献并没有发现他曾从事过中医针灸学临床实践。其长于文史，短于临床，他的《针灸甲乙经》主要是对《素问》《灵枢》及《明堂孔穴针灸治要》三部古医书按照"以类相从"的原则"删其浮辞，除其重复，论其精要"进行校订、重编，此书又被称为医学类的第一部类书。

《针灸甲乙经》全书共 12 卷，包括理论和临床，前 6 卷以理论为主，后 6 卷以临床为主。虽然是关于针灸的专科著作，但是也能看到其对中医理论上的发展。

《针灸甲乙经》中有一处提及了《黄帝内经》狭义玄府汗孔，即"所谓玄府者，汗孔也"。这说明《针灸甲乙经》已经将《黄帝内经》的狭义玄府学术思想应用到了针灸理论和临床中了。书中关于津液、三焦的论述基本都是引用《黄帝内经》的原文，在此基础上结合针灸理论加以阐述。书中对腠理的认识和针刺通气血思想，可能对刘完素玄府学说的创立起到了一定的启发作用。

一、腠理通于内

《针灸甲乙经·卷二》曰："百病之始生也，必先客于皮毛，邪中之，则腠理开，开则入客于络脉，留而不去，传入于经，留而不去，传入于腑。"该条文指出邪由外玄府腠理入内，内连络脉，传于经，最后达于脏腑。虽然此时腠理所指仍局限于体表外玄府，但是已经提到其内通脏腑。这对刘完素创立内在的玄府可能起到了一定的启发作用。

二、针刺关键在于通

皇甫谧擅于运用针刺调理人体的整体机能状态，并引用《灵枢·经脉》"经脉者，所以决死生，处百病，调虚实，不可不通"，指出针刺关键在于"通"。至于如何通，他在《针灸甲乙经·卷五·针道自然顺逆六》中说"必察五脏之变化，五脉之相应，经脉之虚实，皮肤之柔粗，而后取之也"，表明针刺首先要根据机能状态然后进针。这种通过针刺局部来调整全身气血的方法，正是体现保持气血出入、流通顺畅的重要性。

用刺法调节气血，临床虚证实证皆可以使用。实证如《针灸甲乙经》中提到的几种放血刺法，以刺穴位为主的豹文刺和缪刺都广泛应用各种疾病，刺肿痒的赞刺适应于外科疮痈。虚证则可通过刺法调整人体气血，促使脏腑经络气血恢复正常，对痿证类疾病及偏枯类疾病起到显著效果。

此外，皇甫谧补充了很多特定穴，如在数量上补充了五腧穴、背俞穴、募穴等。首次提出了交会穴和郄穴，尤其是郄穴的提出。郄穴在生理上为气血深聚之处，在病理上也是脏腑经脉病证的反应点，体现了气血运行、内外交换是有屏障和门户的，通过针刺开通道路，促进气血交换。

皇甫谧针刺关键在于"通"的学术思想，对于刘完素创立"以通为贵"的玄府学说可能会起到一定的启发作用。

综上所述，刘完素玄府学说的提出非一蹴而就，先贤医家的思想、经验均可能为刘完素创立玄府学说提供借鉴和开拓思路。西晋皇甫谧《针灸甲乙经》腠理通于内和针刺关键在于通的学术思想，可能对刘完素创立内在的以通为贵的玄府学说起到了一定的启发作用。

第七节 《刘涓子鬼遗方》对刘完素玄府学说 形成的作用探讨

《刘涓子鬼遗方》由晋代刘涓子撰，南齐龚庆宣整理，是我国现存最早的中医外科学专著。此书在继承和发展《灵枢·痈疽》篇外科理论基础上，主要针对痈疽的病机、诊断和治疗进行深入论述。此外也包括对金疮、木刺伤、火伤、发背、石乳、乳结、疥疣、妇人乳肿、小儿头疮等外科疾病的记载。

《刘涓子鬼遗方》书中没有直接关于玄府的论述，但是在论述痈疽产生时强调了营卫失和。这里营卫失和不再是《黄帝内经》外玄府腠理开合失司的汗出、邪入，而是机体内在的营卫失和，阳气郁而化热，治疗上以散、通为主。关于痈疽的产生最为经典的概括出自《素问·生气通天论》中"营气不从，逆于肉理，乃生痈肿"。《刘涓子鬼遗方》据此有所发挥，并进一步区分痈和疽。《刘涓子鬼遗方·卷一·医论》曰："荣卫稽留于经脉之中，久则血涩不行，血涩不行则卫气从之不通，壅遏不得行，故热。大热不止，热胜则肉腐为脓，然不能陷肤于骨，髓不为焦枯，五脏不为伤，故曰痈""热气浮盛，下陷肌肤，筋髓枯，内连五脏，气血竭，当其痈下，筋骨良肉皆无余，故命曰疽"。他认为，痈为寒邪或热邪导致气血滞留经脉，病位尚浅，而未深入脏腑骨髓。疽的产生则是热盛日久，病位深入，内连脏腑骨髓。总之，疮疡的产生是各种原因导致经络阻塞不通，营卫气血凝滞，而后化热肉腐成脓，提示了痈疽发病机制主要为营卫不通、热毒郁滞、血壅肉腐。

治疗以通散为主，给邪以出路。从方剂来看，《刘涓子鬼遗方》载方154首，其中内服69首。用于治疗痈疽方剂84首，其中内服方37首。卷三是记载内服汤剂最多的一卷，最能体现其用药特色。如《刘涓子鬼遗方·卷三》中有："治背上初欲作疹，便服此大黄汤方。"该方使热毒由里至表祛散，另外还搭配泻下攻积药，使火热毒邪从下而解。又如黄芪膏通利下焦，使痈疽之邪有所出路。上述诸法均能起到"消"的作用，为外科内治法"消托补"奠定了基础。正如《刘涓子鬼遗方·卷四·相痈疽知是非可灸法》所言"开其口泄热气"，使营卫调和、气血通畅，热毒清解，痈疽得以自愈。

《刘涓子鬼遗方》认为体内的营卫失和、壅塞不通导致了痈疽的形成，治疗以通散为主，给邪以出路。这些学术思想对刘完素创立以通为贵的内玄府可能起到了一定的启发作用。

第八节 《诸病源候论》对刘完素玄府学说
形成的作用探讨

隋朝问世的《诸病源候论》是第一部病源证候学专著，其对疾病发生发展的认识全面而深入。其中，对于腠理和三焦在疾病发生发展中的作用有很多新认识。

一、认识到肌表腠理内通于里，扩大了邪气侵袭肌表腠理导致的疾病范围

通常情况下，邪气自外玄府腠理侵入人体，多着眼于肌表和肺部症状，称之为外感表证。《诸病源候论》已经认识到肌表腠理通于人体内部，外感邪气侵袭肌表腠理不仅仅局限于外感表证，从而扩大了疾病的范围。如《诸病源候论·卷四十八·一百一十五·中风四肢拘挛候》认为外玄府腠理可通于经络导致四肢拘挛，"风冷中于肤腠，入于经络"；《诸病源候论·卷四十九·一百一十九·中风口噤候》认为腠理可通于筋导致口噤，"肤腠虚，受风冷，客于诸阳之筋"；《诸病源候论·卷三十九·八十六·卒肿候》认为腠理可通于血脉导致肿胀，"腠理虚而风冷搏于血气"。

《诸病源候论》还突出了不同部位腠理患病的特异性，也不再受外感表证的局限。如《诸病源候论·卷三十·六·唇口面皴候》邪气侵袭面部则皴劈，"虚则腠理于面受邪"；《诸病源候论·卷三·六十七·虚劳髀枢痛候》邪气侵袭腰部则腰痛，"肾主腰脚，肾虚弱则为风邪所乘，风冷客于髀枢之间，故痛也"；《诸病源候论·卷四十四·四十四·产后阴道痛肿候》邪气侵袭阴部则产后阴道肿痛，"风邪乘于阴，邪与血气相搏，在其腠理，故令痛；血气为邪所壅痞，故肿也"。

《诸病源候论》还将腠理开合失司导致疾病分为腠理疏松和腠理固密两种，强调了卫气的固护作用。《诸病源候论·卷十一·一·疟病候》曰："腠理开则邪气入，邪气入则病作""皮肤致密，腠理闭塞，玄府不通，卫气不得泄越，故外热也""此由寒湿在表……腠理不开"。

二、认识到腠理在津液疏布中的重要作用，且以通为用

《诸病源候论》是病源证候学专书，此书有论无方，故而对于腠理在津液疏

布中的作用，分散在对各种水肿疾病阐述中。

腠理主开合，巢元方在《诸病源候论》里常提到腠理闭合而为病，尤其是在水液疏布方面。津液疏布以通为贵，通不但通道要通畅，同时在进入不同转换环节时也要通畅。如果津液流通不畅，则可产生多种疾病，涉及内外五官等各科，如五官科的耳耵聍就是耳内津液结聚所致。

巢元方非常重视腠理闭塞导致的津液疏布失常疾病。如《诸病源候论·卷三十三·痈疽病诸候》认为寒湿邪气从腠理而入则"客于皮肤，搏于津液，使血气痞涩，湿气偏多，则发水疱"。《诸病源候论·卷十三·八·上气肿候》曰："气之行，循环脏腑，流通经络，若外为邪所乘，则肤腠闭密，使气内壅，与津液相并，不得泄越，故上气身肿也。"《诸病源候论·卷三十·十四·脚破候》曰："风邪客于腠理，致使津液不荣，故坼破也。"《诸病源候论·卷四十·九十八·香港脚肿满候》曰："津液痞涩，而蓄积成水，内则浸渍脏腑，外则流溢皮肤，故令腠理胀密，水气积不散。"

三、认识到三焦亦是布散津液关键途径，且以通为用

《诸病源候论》对津液布散往往将腠理和三焦联系，尤其突出三焦是津液运输的关键。该书认为脾、肾、膀胱等脏腑和津液的生成、储存相关，而三焦和津液的流通相关，并且是疾病产生的重要环节。《诸病源候论·卷二十·痰饮病诸候》曰："诸饮者，皆由荣卫气痞涩，三焦不调，而因饮水多，停积而成痰饮。"《诸病源候论·卷二十九·耳病诸候》曰："若三焦实，则克消津液，克消津液，故膀胱虚也。"

综上所述，《诸病源候论》中关于腠理、三焦在疾病发生发展过程中的作用提出了很多新的见解，认识到肌表腠理内通于里，以及腠理和三焦在津液疏布中的重要作用，而且皆以通为用。这些见解和主张可能为刘完素最终创立无处不有、流通气液、以通为贵的新玄府学说奠定了基础。

第九节　《备急千金要方》对刘完素玄府学说
形成的作用探讨

《千金要方》由我国唐代著名医药学家孙思邈所著，因"人命至重，有贵千金，一方济之，德逾于此"而命名其书。孙思邈非常注重医德的培养，强调"凡大医治病，必当安神定志，无欲无求，先发大慈恻隐之心，誓愿普救含灵之

苦"。该书是我国现存最早的医学百科全书，共30卷，内容包括妇人方、少小婴孺方、七窍病、诸风、伤寒、脏腑诸病、外科、备急、养性、针灸等，取材广泛，内容丰富。此书至今仍具有重要的学术和实用价值，深受国内外医家的重视和推崇。

《千金要方》中没有明确地提到玄府概念和开通玄府法，但其治疗很多疾病时却喜用辛温发散、温通经脉和豁痰开窍药物，这与刘完素开通玄府之旨暗合。

一、治疗中风时发散开玄与温通开玄并用

《千金要方·治诸风卷》中有小续命汤："治猝中风欲死，身体缓急，口目不正，舌强不能语，奄奄忽忽，神情闷乱。诸风服之皆验，不虚方令人。"小续命汤治疗中风可谓经典验方，可以治疗中风急症，四肢抽搐，口眼歪斜，舌强不能言语，神志模糊。无论内风外风，服之皆验。

从刘完素玄府学说角度来看，素体阳气亏虚而失养，外玄府汗孔和腠理疏松。在此情况下，风寒湿邪气乘虚侵袭困遏肌表，导致外玄府肌表汗孔和腠理中气液流通失畅，进而影响到体内玄府气液流通失畅，郁而化热，形成了内有火热、气滞血瘀，外有风寒湿之证。小续命汤的组成为麻黄汤加防风、防己、生姜、人参、附片、赤芍、川芎、黄芩而成。方中人参甘温补虚，能补气生血，主治气血亏虚，可助体内气血生化。附子辛温，为温通开玄药，不仅有扶阳之力，更有通阳之功，可以激发阳气的运行，开启闭塞，使气血流通得宜，其"走而不守，无所不到"之力，具有很强的开通玄府的作用。桂枝温通，助附子通阳。赤芍，川芎为活血开玄药，可以促进血行，通畅血脉，通过畅通血脉通调气液玄府系统。尤其是川芎可行血中之风，虽为走窜之品，因其味甘，也可以顾护津液。黄芩清内郁之火热。麻黄、防风、防己、生姜为发散开玄药。杏仁有行肺气之功，肺朝百脉，脉道通可助气血流通。甘草调和诸药。

二、治疗鼻病时发散开玄与温通开玄并用

《千金要方·卷六上·七窍病上·鼻病第二》曰："治鼻塞，常有清涕出。配方：细辛、蜀椒、干姜、吴茱萸、附子、桂心、川芎、皂荚屑、猪膏。上九味，㕮咀，以绵裹，苦酒渍一宿，取猪膏煎，以附子色黄为度，去滓，绵裹纳鼻中，并摩鼻上。涕出不止，灸鼻两孔与柱齐七壮。"

从刘完素玄府学说来讲，此病证多由外感风寒，邪滞鼻玄府，或因脏气虚冷，气血运行不畅导致鼻玄府闭塞郁结，神机不能运转鼻窍而发病。鼻玄府郁闭，气液不通是鼻病的共有病机。开玄府、通鼻窍是治疗鼻部疾病的主要治法。

通过开通鼻玄府，重建鼻玄府正常的开阖流通功能，恢复气液流通灌注与神机运转。方中细辛味辛性温，功效解表、散寒、通窍，可用于鼻塞流涕，《本草正义卷五·草部》称"细辛，芳香最烈，其气直升，故善开结气，宣泄郁滞，而能上达巅顶，通利耳目，旁达百骸，无微不至"。细辛善走肺经，上通鼻窍，为通鼻窍之要药。开鼻窍时应用此药，可以开壅散结、利窍通玄。以细辛从鼻膏摩以治鼻塞，直达鼻窍玄府，药专力宏，玄府开通，闭郁之邪得以宣散，则鼻窍畅达。蜀椒、干姜、吴茱萸、附子，同属温通开玄药，上四味大辛大热之品，具有强力宣通的性能，兼具扶阳之力与通阳之功，开启玄府闭塞，作用迅速。温通之力盛，可开解寒邪之闭，通阳之力效，助气液之流通。桂心通阳，助温通开玄。川芎为活血开玄药，具有消散瘀滞、通畅血脉的作用。川芎味薄气雄，性最疏通，在诸风药中以活血著称，在诸血药中以祛风见长。实则祛风活血，两善其长。鼻塞多由外感侵袭，鼻玄府中气血壅滞于鼻玄府中，方用川芎可开达风与血之闭塞，为开此类玄府闭塞之良药，活血开玄与发散开玄并用，开玄之力更效。皂荚为祛痰开窍药，鼻塞多伴有痰邪困阻，《长沙药解·卷三》称本品"辛烈开冲，通关透窍……化其黏联，胶热之性，失其根据攀附之援"。痰邪闭阻鼻玄府，气液不能正常流通，出现鼻塞。皂荚为涤痰开玄之要药。

三、治疗肌痹时发散开玄和温通开玄并用

《千金要方·卷十五·脾脏方》有解风痹汤，治肉热极，肌痹，淫淫如鼠走，身上津液脱，腠理开，汗大泄，为脾风。风气藏于皮肤，肉色败，鼻见黄色，用麻黄止汗通肉方。该方由麻黄、防风、枳实、细辛、白术、生姜、附子、桂心、甘草、生石膏组成。

脾应肉，肉与脾合。肌肉之病变，脾主之。此病为素体阳气亏虚，体表外玄府汗孔和腠理疏松不固，外来风邪乘虚侵袭。外玄府肌表汗孔和腠理开泄，导致汗液出。风邪郁结在外玄府汗孔和腠理，导致外玄府肌表汗孔和腠理气液不得宣通，郁而化热。热极则逼迫津液外泄而汗出。两汗叠加，故大汗出。方用麻黄、防风、生姜、细辛四味发散开玄药，解散肌表玄府之风邪，风邪去则肌表玄府汗孔和腠理恢复正常，开合有度，则汗出可止。附子、桂心二味温阳兼有辛散之性，可以温阳通阳固玄止汗。白术可以健脾益气固玄止汗。枳实破气，气能载津，气机通畅则津液运行正常。生石膏辛寒，可以清解透散外玄府肌表汗孔和腠理之郁热，解玄透热止汗。甘草调和诸药。诸药合用，发散开玄和温通开玄并用，腠理开阖有度，则汗大泄反而得到治疗，可谓是善用开玄药者。

四、治疗健忘豁痰开玄

《千金要方》有开心散用于治好忘证，由石菖蒲、远志、人参、茯苓组成。

心主神志。老年人因年老体虚，运化津液能力降低，体内易生痰湿，痰湿蒙蔽心玄府，心主神志功能失常，神机运转不利，发为好忘证。方中石菖蒲为豁痰开玄药，辛苦温，芳香而散，开心窍，利九窍，逐痰消积。开心窍，利九窍者，亦以痰浊壅塞而言。荡涤邪秽，则心窍开，九窍通灵。石菖蒲芳香辛散，化湿豁痰，兼具香窜开玄与涤痰开玄之功。远志涤痰开玄，又可安神益智，针对此证尤效。人参补益五脏，也有安神益智的功效。茯苓健脾宁心，有利水渗湿的作用，可以使湿无所聚，痰无所生，与远志合用可以益心宁心。石菖蒲携人参之力，进入心玄府，补心气，益神智。携远志与茯苓，使利心窍之痰的作用更强。痰去则心玄府开明，神机运转正常，健忘得治。

综上所述，孙思邈治疗很多疾病时擅长发散开玄和温通开玄并用，并且重视豁痰开玄，说明孙思邈非常重视应用开通玄府法来治疗疑难杂病，这可能为刘完素创制治疗玄府郁闭疾病的有效处方奠定了坚实的基础，发挥了重要的启发作用。

第十节 《本草经集注》对刘完素玄府学说形成的作用探讨

《本草经集注》由梁代陶弘景著，该书对《神农本草经》所载 365 种药物进行了勘误整理，又增补新药 365 种，增补的新药列为《名医别录》，有"朱书神农，墨书别录"之说。两部分合称为《本草经集注》，共计药物 730 种。首创药物自然属性分类法，将书中所载中药分为玉石、草木、虫兽、果、菜、米食、有名未用等七类。这种分类方式，沿用至千年，成为我国古代药物分类的标准。另外，陶弘景基于药物的功效首创"诸病通用药"，分别列举了 80 余种治疗诸病的通用药物，如治风通用药防风、防己、秦艽、川芎等；治黄疸通用药有茵陈、栀子等。本书还重视药物的炮制，详论了药物加工修治诸法。

《本草经集注》是一部承前启后的本草学著作，不但历史意义非凡，而且还具有现代实用价值。书中没有明确提及玄府概念，但在描述很多药物的功效时，与刘完素开通玄府之旨暗合，这可能对刘完素遣药制方开通玄府起到一定的启发作用。下面举例说明来加以探讨。

一、茯苓利水开玄作用

茯苓属本书卷第三，草木上品。书中记载茯苓味甘平，主治胸胁逆气、心下结痛、寒热、咳逆、口焦舌干，可以开胸腹、伐肾邪、长阴、益气力。

从刘完素玄府学说角度去重新审视的话，湿邪和痰邪阻遏上焦心肺玄府，发为胸胁逆气、咳逆等。茯苓可以开心肺玄府，渗利郁于心肺玄府之水湿，使湿无所聚，痰无由生，胸胁逆气、咳逆自除。湿邪困阻中焦脾胃玄府，升清降浊受阻，水饮之邪结于脾胃，发为心下结痛、寒热、逆气、呕恶、口焦舌干等。茯苓可以开脾胃玄府，健脾利湿，则心下结痛、寒热、逆气、呕恶、口焦舌干自除。茯苓味甘，又可以入心脾玄府，补益心脾，心脾之阳充足，心脾玄府得利，神机自调，气力自足，可以治疗心脾不足所致的惊悸失眠、气短乏力等症。水饮阻于下焦，郁于肾玄府。肾主水，肾玄府被阻，调节水液能力下降，发为水肿。茯苓性平利水而不伤正气，可以开肾玄府，使湿邪从小便而出，具有伐肾邪、滋养阴精之作用。

茯苓渗利水湿，利水而不伤正气，可开心肺、脾胃、肝肾上中下三焦之玄府，实为利水消肿开玄之要药。

二、芒硝通下开玄作用

芒硝属本书卷二，玉石中品。《神农本草经》原无芒硝，只有硝石，后《名医别录》载录此药。芒硝，味辛苦，大寒。主治五脏积聚、久热、胃闭、除邪气、破留血、腹中痰湿结搏，通经脉，利大小便及月水，破五淋，推陈致新。

从刘完素玄府学说角度去重新审视的话，芒硝味辛，能行能散，可通行全身，开五脏六腑和全身经脉之玄府，除体内有形之痰饮瘀血、无形之寒热邪气，推陈致新，故能主治五脏积聚、久热、胃闭，除邪气、破留血、腹中痰湿结搏，通经脉。芒硝可以开前后二阴及胞宫玄府，荡涤前后二阴及胞宫中燥屎、湿热、火热等邪气，故可以利大小便、通月经、破五淋。

芒硝既可通气下行，又可通热下行，推陈致新，为通下开玄之要药。

三、半夏豁痰开玄作用

半夏属本书卷五，草木下品。味辛，性微寒，制熟性温，有毒。主治伤寒寒热、心下坚、咽喉肿痛、头眩、胸胀、咳逆、肠鸣，消心胸腹中膈痰湿满结、消痈肿，治萎黄，悦泽面目。

从刘完素玄府学说角度去重新审视的话，半夏味辛，善除痰燥湿，为豁痰燥湿开玄之良药。人身之各处都需气液之周行贯通。痰邪阻遏头、咽喉、胸、心、肺、胃肠、肌肤等全身各处，玄府不通，气液周转失畅，则可见头眩、咽喉肿痛、胸胀、咳嗽上气、胃部痞满坚硬、呕吐、呃逆、肠鸣、痈肿等。半夏味辛主散，其开通玄府之力甚强，不可小觑，故能治疗上述种种疾病。萎黄，为寒湿痰邪阻遏脾胃玄府所致。半夏除痰燥湿开玄，其熟用之温性又可散寒，寒湿去，痰邪除，气液生，精血足，面目自有神采，故半夏能治疗萎黄，能悦泽面目。可见，半夏是一味值得重视的美容药物。尽管半夏为豁痰燥湿开玄之良药，但因其开通玄府之力甚强，故能导致坠胎流产，体弱无痰湿阻滞者慎用。

综上所述，茯苓的利水作用、芒硝的通下作用、半夏的豁痰作用等，这些都有可能对刘完素从开通玄府角度把握和研究药物功效主治等起到一定的影响和启发作用。

第十一节 《小儿药证直诀》对刘完素玄府学说形成的作用探讨

《小儿药证直诀》是我国现存最早的儿科专著，为宋代医家钱乙所著。钱乙，字仲阳，为宋代太医丞，此书中对小儿"五脏六腑，成而未全，全而未壮"的生理认识与"脏腑柔弱，易虚易实，易寒易热"的病理描述，构建了儿科学作为一门独立学科的理论基础。小儿为纯阳之体，感邪或生邪后，易化为里热，故组方遣药多从热治；又因为小儿脏腑柔弱的特点，在对小儿的治疗上应遵循柔润不能猛攻损伤正气的原则。钱乙认为"脾胃虚衰，四肢不举，诸邪遂生"。他重视脾胃的医学观点，影响了后世医家，可以说是易水学派的学术源头。另外，钱乙方剂主治明确、药味少的特点，使其在临床的实用性远远超过儿科学的适用范围，显示了钱乙在组方上的科学性。

《小儿药证直诀》中没有明确地论及玄府一词，但是其治疗疾病时重视豁痰、散寒、利水、通下、温中等学术思想，对刘完素创立重视开通的玄府学说可能起到了一定的启发作用。

一、豁痰开玄和通下开玄并用治疗急惊风

《小儿药证直诀·卷上·脉证治法·急惊》论述急惊风："小儿热痰客于心胃，

因闻声非常，则动而惊""热内盛，虽不因闻异声，亦自发搐""盖热盛则风生，风属肝，此阳盛阴虚也。故利惊丸主之，以除其痰热"。利惊丸，青黛、轻粉各一钱，牵牛末五钱，天竺黄二钱，上为末，白面糊丸，如小豆大，二十丸，薄荷汤下。一法炼蜜丸，如芡实大一粒，化下。

如果从刘完素玄府学说角度来重新审视，小儿为纯阳之体，感邪后邪气入里化热，热与痰互结郁于玄府；或者因偏嗜肥甘厚味，痰热之毒生于脾胃结于胃肠，内陷心肝玄府。心玄府不开，神明不清；肝玄府不通，发为惊厥。病位以心肝二脏为中心，病性以实为主。故该急惊风以豁痰开玄为主要治法。钱乙创利惊丸给予治疗。方中天竺黄味甘性寒，善清热豁痰、清心定惊。痰为津液所化，既可以作为玄府郁闭的病因，又可以是玄府郁闭的病理产物，进一步加重玄府郁闭。天竺黄性寒可针对热郁玄府之因，以寒制热，使郁于玄府之热解，则玄府可开。天竺黄走心肝二经，其豁痰开玄之力作用于心玄府，则神明自达；作用于肝玄府，肝气条达，厥证自平。青黛味咸性寒，清热凉血，泻火定惊。青黛与天竺黄合用，可加强天竺黄清心肝玄府之热。轻粉味辛性寒，内服祛痰消积、逐水通便。牵牛子味苦性寒，功效泻水通便、消痰涤饮。轻粉与牵牛子涤痰逐水通便开玄，助天竺黄豁痰开玄之效。四药同用，共奏豁痰开玄、通下开玄、清热定惊之功，心肝之玄府开，则神昏惊厥自愈。

二、香窜开玄、搜剔开玄、发散开玄并用治疗慢惊风

钱乙认为慢惊风因久病不愈，复吐泻，致脾胃虚损，或者小儿伤于寒邪，复以寒凉之药治之，致脾虚生风，方用钩藤饮子。

如果从刘完素玄府学说角度重新审视，由于疾病后期脾胃已经虚弱又经过医生误吐误泻，或因感受风寒损伤脾胃又经过医生误用寒凉药物，导致脾胃虚弱。脾胃虚弱，玄府闭塞，气血津液不得输布运行，进而不能充养肝脏。气血津液不能濡养肝脏，则不能濡养筋脉，从而出现时时抽动之慢惊风证。该病的病位以脾为中心，涉及肝和筋脉。病性以虚为主，但虚中兼实，非纯实证。钩藤饮子方有麝香、白僵蚕、蝉蜕、麻黄、防风、川芎、天麻、钩藤、蝎尾、人参、甘草。方中麝香为香窜开玄药，擅长迅即开通玄府之闭。白僵蚕、蝉蜕、蝎尾为搜剔开玄药，可搜剔玄府之风，通玄府之郁闭；麻黄、防风与川芎三味为发散开玄药，助麝香、白僵蚕、蝉蜕、蝎尾开通玄府。最后，加入补养脾胃之气的人参和息风止痉的天麻、钩藤。以上诸药合用，脾胃之气得补，玄府之郁得开，肝之筋脉得养，慢惊风自除。

三、利水开玄与通下开玄并用治疗二便不通

"郁李仁丸，治襁褓小儿，大小便不通，惊热痰实，欲得溏动者"。方用郁李仁、川大黄、滑石。上先将郁李仁研成膏，和大黄、滑石，丸如黍米大，量大小与之，以乳汁或薄荷汤下，食前服用。此方主治婴幼儿大小便不下，证属实证。小儿因喂养顾护失当，纯阳之体易内生火邪，火邪阻于膀胱，气化功能失利，小便不出；热邪客于胃肠，传化物功能不能正常发挥，故大便不通。

如果从刘完素玄府学说角度重新审视，滑石味甘淡性寒，功效利尿通淋，为利小便之要药。淡能渗泄利窍，甘寒能滑利，使膀胱玄府开通，则小便可出。大黄味苦性寒，功善泻下攻积、逐瘀通经。《日华子本草》称大黄"宣通一切气，通血脉，利关节，泄壅滞、水气，四肢冷热不调，温瘴热疟，利大小便，并敷一切疮疖痈毒"。《医学衷中参西录》认为大黄可以"开心下热痰以愈疯狂，降肠胃热实以通燥结，其香窜透窍之力又兼利小便"。大黄善于开通胃肠玄府。胃肠玄府开通，可以传化物，流畅气机，则大便通。郁李仁为润肠通便之药，其润肠作用可以助大黄开通胃肠玄府。三药合用，宣通胃肠和膀胱玄府，使气液流转，病自可愈。

四、温中开玄和搜剔开玄并用治疗虚腹胀

钱乙论治小儿虚腹胀，服塌气丸。小儿脾胃阳虚，虚寒内生，寒凝气滞，易发生腹胀不适。这种腹胀，需要辨明虚实，不可妄用攻下。

如果从刘完素玄府学说角度重新审视，脾胃阳虚，虚寒内生，寒凝气滞，则脾胃玄府不通，气机不畅，导致腹胀，当采用温中通玄方法治疗。

塌气丸由胡椒和蝎尾组成。胡椒味辛气大温。其气温，不仅可温补脾胃之阳，还可温通脾胃玄府。其味辛，善散善行，可开脾胃玄府。胡椒既可温通玄府又可辛散通玄，一药两擅其能，气机周转腹胀可消。蝎尾性平，有祛风通络之功，可搜剔闭塞于玄府之寒邪。胡椒与蝎尾配伍，温通开玄、搜剔开玄共用，腹胀自消。

第十二节 《普济本事方》等对刘完素玄府学说形成的作用探讨

许叔微（1079—1154？），南宋淮南东路真州（今江苏仪征市）白沙人。有

志于医学，苦研方书，于《伤寒论》尤为精研，著有《伤寒百证歌》《伤寒发微论》《伤寒九十论》等。晚年退隐行医，荟萃平生所得，撰成《普济本事方》。其著作中未明确提到玄府概念，但其学术思想可能对刘完素玄府学说的形成起到一定的作用。

许叔微在《内经》"邪之所凑，其气必虚"的基础上，进一步补充了"留而不去，其病则实"的观点。如外感伤寒初起，发热、头痛、身痛、无汗等症属表实，系外感邪气留滞于人体"留而不去"所致。怫郁生热，见壮热、烦渴、腹痛、便秘等症。玄府是全身气液运行的通道，表之玄府郁闭则可见外感诸症，进一步影响体内玄府，则可见里实诸症。同样，内伤杂病也多为"邪留为实"所致，诸如宿食不化、腹胁疼痛、痰饮水气、肿满鼓胀、肠风脏毒、痢疾泄泻、癥瘕积聚等。气滞、血瘀、水停、食积等与玄府郁闭互为因果，互相影响。

在治疗上，许叔微多以驱邪为先。其诸般治法，可与刘完素开通玄府相较。如治外感伤寒"拟欲攻之，当先解表，方可下之"（《伤寒九十论·先汗后下证第四十九》）。治遗精"导肾气使通"（《普济本事方·卷第三·膀胱疝气小肠精漏》）。治泄泻，其痼冷在肠胃间，连年腹痛泄泻，休作无时者"宜先取去，然后调治易瘥，不可畏虚以养病也"（《普济本事方·卷第四·脏腑滑泄及诸痢》）[1, 2]。具体如《普济本事方·卷第三·膀胱疝气小肠精漏·茴香散》中宋荀甫"膀胱气作，疼不可忍，医者以刚剂与之，病愈甚，小便不通三日矣，脐下虚胀，心闷"，许叔微候其"面赤黑，脉洪大"，主张"热药太过，阴阳痞塞，气不得通"，即气机阻滞，玄府郁闭。虽因虚而得，但"不可以虚而骤用补药……故必先涤所蓄之邪，然后补之。"先投以五苓散加茴香、连须葱通阳利水以通玄府，继以硇砂丸攻积逐水以通玄府。

在具体用药上，许叔微亦多运用奇方猛剂、剧毒金石、通利犷悍、虫蚁搜剔之药，以求攻逐祛邪，速开玄府。可总结为："硇砂、水银治肉积；神曲、麦蘖治酒积；水蛭、虻虫治血积；木香、槟榔治气积；牵牛、甘遂治水积；雄黄、腻粉治涎积；礞石、巴豆治食积，各从其类也"[3]（《普济本事方·卷第五·积聚凝滞五噎膈气》）。如星附散治中风虽能言，口不歪斜，而手足軃曳，脉虚浮而数，风中腑也。重用辛热温燥之天南星、半夏、黑附子、白附子、川乌等以逐痰开玄（《普济本事方·卷第一·中风肝胆筋骨诸风》）。如蝎梢丸治小儿胎虚气弱，吐利生风，昏困嗜卧，或时潮搐，全蝎、白附子、硫黄、半夏，集虫药、石药、毒药于一方（《普济本事方·卷第十·小儿病》）。其中，许氏尤善使用虫类药以搜剔开玄[4]，对后世叶天士络病说有重要影响[5]。

以上可知，许叔微分析病机，主张邪留成实。从其具体疾病方药分析来看，虽然未有"玄府"之名，却有"玄府郁闭"之实，可能对刘完素的玄府学说的形成产生了一定的影响。

参考文献

［1］茅晓．论许叔微祛邪治病学术思想［J］．山西中医，1998，14（4）：3-5．

［2］李翠娟．许叔微扶正祛邪思想研究［J］．现代中医药，2012，32（6）：57-58．

［3］刘景超，李具双．许叔微医学全书［M］．北京：中国中医药出版社，2006．

［4］王家平，安莉萍，彭艳霞．许叔微对虫类药的运用［J］．河南中医，2009，29（2）：133-135．

［5］茅晓．略论许叔微遣方用药的特点［J］．南京中医药大学学报，1997，13（5）：264-266，319．

第二章　刘完素玄府学说的创立和内涵研究

第一节　刘完素玄府学说形成的原因探讨

　　一个学说的形成和完善必然要经过一个长期的历史阶段。一些学说在中医发展的漫漫长河中逐渐淡出人们的视线，而有的学说则经受住了历史的考验，在后世医家的临床实践中不断完善发展，并在临床实践中发挥着不可替代的作用。刘完素玄府学说便是这样的学说。刘完素在《黄帝内经》等医籍有关玄府内容的基础之上，根据自己的临床实践经验，对其加以总结升华，提出自己独特的玄府学说，正如他所说："玄府者，无物不有，人之脏腑、皮毛、肌肉、筋膜、骨髓、爪牙，至于世之万物，尽皆有之，乃气出入升降之道路门户也。"刘完素玄府学说的形成并非偶然，而是由外在因素和内在因素共同作用的结果。以下从内外两个方面加以探讨。

一、外在因素

（一）注重医理研究的需要

　　在宋金元时期，大多数医家开始将张仲景奉为"医圣"，将《伤寒杂病论》奉为经典，因此出现了"所述者众，所习者多"的局面。但是却有不少医家们只注重仲景方药的整理，不注重仲景医理的研究，乱用仲景方药的现象严重，故而出现滥用辛温治病的不良风气。正如刘完素在《素问要旨论·卷第七·法明标本篇第八》中所说："人皆不达《素问》五运六气造化之理，皆检寻方论，妄为调治，全不论五运六气造化之理、标本顺逆，与三阴三阳虚实邪正者也"。这种不探究医理的局面，激发刘完素对《黄帝内经》有关内容进行深入研究、系统总结和继承创新，在经典中探究新的物质结构，探讨疾病产生的病理基础，以期更好地指导临床实践。这样，一种更为广泛、更为普遍、更为系统的新的玄府学说就逐渐产生了。

（二）纠正滥用《太平惠民和剂局方》温燥方药

　　宋代，由官府组织编写了著名的《太平惠民和剂局方》（简称《局方》），书中记载了十四门七百八十余方，并在医学界广泛推行，一度成为医家们的行医指导性书籍。所以出现很多医家凡诊病不离《局方》，直接按病索方，甚至出现了不辨寒热虚实的乱象。而《局方》中的药物偏于温燥，不完全适用于治疗火热类疾病。但刘完素所处的时期正值宋金交战之际，疫病流行，百姓流离失所，诸多疾病偏于热性，用温燥的药物去治疗热性疾病，不但疗效不佳，往往还会导致病情的恶化。这种滥用温燥治疗火热疾病的时弊，给刘完素很多反思，促使刘完素去探究形成火热的人体内在物质结构基础、机制变化及其治疗方法。这样，一种新的能够很好阐释火热形成的内在物质结构、火热形成机制，并能很好指导火热疾病治疗的玄府学说，就逐渐产生了。

（三）理学革新思想的影响

宋金元时期，儒学进入了大变革时代，张载、朱熹等理学家们在原有儒学的基础上阐发新说，这种革新思想给刘完素很大的影响。刘完素也正是在理学家革新思想的影响下，看到了当时医学理论和实践僵化的弊端，决心摆脱固有医学思想的束缚，形成新的理论体系，以有效指导临床实践。可见，理学的革新思想促进了刘完素玄府学说的形成。正如刘完素所说："今见世医多赖祖方，倚约旧方，耻问不学，特无更新之法，纵闻善说。""若专执旧本，以谓往古圣贤之书而不可改易者，信则信矣，终未免泥于一隅。"

（四）道家认识自然思想的影响

刘完素的著作中曾多次引用《清静经》《道德经》《仙经》等道家经典著作的有关内容，反映出刘完素很推崇道家思想，深受道家思想的影响。因此，刘完素玄府学说的形成也与道家思想的影响有关。下面通过其道法自然和神明论两个方面加以说明。

1.道法自然

道家认为，自然界有其自身的运行规律，这种运行有其自身的固有轨迹，人亦如此。刘完素在道家思想的影响下，探究人体气液运行固有通道，结合《黄帝内经》中狭义玄府汗孔和腠理的有关内容，他认为气液应该在更为广泛的玄府中运行，于是形成了新的玄府学说。玄府通则身安，玄府塞则身病。例如刘完素在阐释耳聋发生机制时，就结合了道家思想，并运用玄府学说加以说明。他在《素问玄机原病式》中说："所谓聋者，由水衰火实，热郁于上，而使听户玄府壅塞，神气不得通泄也，其所验者，《仙经》言双手闭耳如鼓音，是谓鸣天鼓也。由脉气流行，而闭之于耳，气不得泄，冲鼓耳中，故闻之也。或有壅滞，则天鼓微闻。天鼓无闻，则听户玄府闭绝，而耳聋无所闻也。"

2.神明论

道家认为神在生命中具有主宰作用，正如道家经典《淮南子·精神训》中曾提到："精神盛而气不散则理，理则均，均则通，通则神，神则以视无不见，以听无不闻也，以为无不成也。"神明虽然变化莫测，但是仍有其自身的规律可以把握，因为神明运行的规律有其自身固有的轨迹。同样人的神明也有其固有的通道，结合《黄帝内经》中有关狭义玄府汗孔和腠理的有关内容，刘完素认为神明是在玄府中运行，新的玄府学说就逐渐形成了。玄府通畅则神明，玄府闭塞则神暗甚至失用，如刘完素在《素问玄机原病式》中提到："若病热极甚则郁结，而气血不能宣通，神无所用，而不遂其机，随其郁结之微甚，有不用之大小焉。"

二、内在因素

（一）善于继承创新

刘完素一生习医非常勤奋刻苦，从 25 岁开始研习《素问》，一直到 60 岁，朝夕研读，从未中辍，正如《素问病机气宜保命集》自序中所说："余二十有五，志在《内经》，日夜不辍，殆至六旬。"正因为如此，他不但能够继承《黄帝内经》的学术思想，而且能够结合自己的认识对其加以完善，其新的玄府学说就是在《黄帝内经》中玄府的基础之上加以丰富、完善、发展、创新而来。《黄帝内经》中的玄府是指汗孔而言，正如《素问·水热穴论篇》说："所谓玄府者，汗空也。"刘完素认识到了《黄帝内经》玄府的不足，仅局限于肌肤外部，既然肌肤外在汗孔可以被称之为玄府，那么与之相通的机体内部的幽微难见的细小结构也应该是玄府，这样刘完素在继承《内经》外玄府的基础之上，大胆创新出内玄府，形成了自己的无处不在的广义玄府学说。可见正是刘完素继承创新的精神使得《内经》中的外在玄府得到补充、完善和发展。

（二）勤于临床实践

刘完素一生勤于临床实践，一生在民间行医，为百姓解除疾苦。金代章宗皇帝曾三次征召他去朝廷做官，但他每次都恳切地推辞了，甘愿在民间为百姓解除疾苦。他的新玄府学说的形成与其长期临床实践密不可分。下面通过三个具体方面加以探讨。

1.治疗外感邪气闭郁肌肤疾病的启发

六气即为风、寒、湿、暑、燥、火。刘完素在临床注意到，六气侵袭肌表，引起外玄府汗孔和腠理闭塞的同时，也会引起身体内部发生闭塞。正如刘完素在《伤寒直格·卷中·伤寒总论·伤寒六经任受》中所说："寒主闭藏而腠理闭密，阳气怫郁，不能通畅，怫郁内作，故身热燥而无汗。"这种外玄府汗孔、腠理的闭塞，却导致了机体内部也发生闭塞，说明外在玄府和机体内部有着某种密切的联系。这种联系机体外玄府的内部微细的通道也应归属于玄府。这样，新的玄府概念和玄府学说就可能产生了。

2. 治疗五志化火外传肌表疾病的启发

五志即为喜、怒、忧、思、恐五种情志。刘完素在长期的临床实践中注意到，五志过极皆可化火，例如情志的刺激可以引起心火的亢盛，心火亢盛不但可以引起心脏本身发生疾病，还会导致外玄府汗孔和腠理的闭塞。正如刘完素所说："诸痛痒疮，皆属于心……其病也，甚则疮疡……痒疹、身热……恶寒、战栗……"。内在脏腑组织发生疾病，却导致外在玄府也发生并病变，说明它们之间有着某种密切的联系。这种和外玄府密切联系的广泛的细微通道也应该属于玄府。这样，新的玄府概念和玄府学说就可能产生了。

3. 治疗膏粱厚味化火疾病的启发

北方气候干燥，百姓又喜食膏粱厚味和醇酒，正如《中国医籍考·卷五十·方治（二十八）》中提到："完素生于北地，其人禀赋多强，兼以饮食醇酿，久而蕴热，与南方风土原殊。"北方的这种饮食习惯，使得疾病更容易"从阳化热"，从而产生疮疡等热性疾病，故《黄帝内经》有"膏粱之变，足生大丁"之说。可见，内在的胃肠和外在玄府有着某种密切的联系，这种联系的细微通道也应该属于玄府。这样，新的玄府概念和玄府学说就可能产生了。

综上所述，刘完素玄府学说形成的原因有其外在因素和内在因素。在内外因素的共同作用下，一个沟通内外、贯穿表里、广泛存在、幽微难见、运行气液精神的玄府便逐渐形成，一个具有重大原始理论创新的玄府学说便逐渐形成。

第二节 刘完素玄府和玄府学说的内涵探讨

一、刘完素玄府内涵探讨

刘完素在《黄帝内经》《难经》《金匮要略》等经典的基础上，结合自己的临证经验和理论认识，对玄府大加发挥，创造性地提出了一种广义玄府概念。我们认为，刘完素广义玄府内涵，包括汗孔、毛孔、肌表腠理、三焦、器官组织上的孔道门户和纹理等。其中，汗孔、毛孔、肌表腠理等，可称为外玄府；三焦以及器官组织上的孔道门户和纹理等，可称作内玄府。

1. 汗孔和毛孔

汗孔是指汗腺在皮肤表面的开口，具有排泄汗液的功能。毛孔指毛囊口，它是毛囊和皮脂腺的共同开口，具有生长毛发和排泄皮脂腺分泌物的功能。现代解剖学认为汗孔和毛孔是有区别的，但古人汗孔和毛孔常常混称。

《黄帝内经》最早将汗孔称作玄府，如《黄帝内经·素问·水热穴论》曰："所谓玄府者，汗空也"。在古汉语里"空"和"孔"通用，汗空即汗孔。张介宾《类经·针刺三十八》对玄府注曰："汗属水，水色玄，汗之所居，故曰玄府。从孔而出，故曰汗空。然汗由气化，出乎玄微，是亦玄府之义"。可见，《黄帝内经》将汗孔称作玄府，有两层精义：一是汗孔排泄汗液，汗液在五行属于水之玄色，故名；二是汗液的形成是全身气化的结果，极其复杂，非常玄妙，故名。另外，我们认为，《黄帝内经》将汗孔称作玄府，也与汗孔细微难见有关。

《黄帝内经》又将汗孔称作"气门""鬼门"，这恰恰是因为汗孔为气化之地、玄妙之处。如《黄帝内经·素问·生气通天论篇》曰："阳气者，一日而主外。平旦阳气生，日中而阳气隆，日西而阳气已虚，气门乃闭"。《黄帝内经·素问·汤液醪醴论篇》曰："其有不从毫毛而生，五脏阳以竭也……开鬼门，洁净府，精以时服，五阳已布，疏涤五脏，故精自生，形自盛，骨肉相保，巨气乃平"。

2. 体表腠理

腠理常常合称。但腠和理含义不同。腠，指间隙；理，指纹理。对于人体而言，有纹理的地方往往也是缝隙所在，故腠理常常合称。皮肤上腠理，我们常常能够看到，可以称之为体表腠理。内在的脏腑组织上也有腠理，但在没有解剖的情况下我们的肉眼是看不到的，可以称之为体内腠理。正如《医宗金鉴·订正仲景全书金匮要略注》所说："腠者，一身空隙，血气往来之处，三焦通会真元之道路也。理者，皮肤藏府，内外井然，不乱之条理也。"

在《黄帝内经》中，有大量关于体表腠理的论述，如《黄帝内经素问·阴阳应象大论篇第五》曰："帝曰：法阴阳奈何？岐伯曰：阳胜则身热，腠理闭，喘粗为之俯仰，汗不出而热，齿干以烦冤腹满，死，能冬不能夏"。《黄帝内经素问·举痛论篇第三十九》曰："寒则腠理闭，气不行，故气收矣。炅则腠理开，荣卫通，汗大泄，故气泄。"《黄帝内经素问·风论篇第四十二》曰："风者，善行而数变，腠理开则洒然寒，闭则热而闷，其寒也则衰食饮，其热也则消肌肉，故使人怢栗而不能食，名曰寒热"。《黄帝内经·素问·调经论篇第六十二》曰："上焦不通利，则皮肤致密，腠理闭塞，玄府不通，卫气不得泄越，故外热"。这些条文中的体表腠理，均具有调和营卫、排泄汗液、抵御外邪等作用，与汗孔功能没有什么差别，都属于外玄府。正如刘完素在《素问玄机原病式·六气为病》中说："然皮肤之汗孔者，谓泄气液之孔窍也。一名气门，谓泄气之门也；一名腠理者，谓气液出行之腠道纹理也；一名鬼神门者，谓幽冥之门也；一名玄府者，谓玄微府。"

体表腠理需要体内气液的滋养。体表腠理与体内三焦相通，三焦内流行的元气和津液，向外注入腠理，以濡养肌肤，并保持人体内外气液的不断交流。《素问·阴阳应象大论篇第五》曰："清阳发腠理。"《灵枢·脉度第十七》曰："其流溢之气，内溉脏腑，外濡腠理。"

体表腠理的开合与卫气、内外环境、心境密切相关。《灵枢·本藏篇第四十七》曰："卫气者，所以温分肉，充皮肤，肥腠理，司开合""卫气和，则分肉解利，皮肤调柔，腠理致密矣"。《灵枢·五癃津液别第三十六》曰："天暑衣厚则腠理开，故汗出，寒留于分肉之间，聚沫则为痛。天寒则腠理闭，气湿不行，水下流于膀胱，则为溺与气。"《素问·生气通天论篇第三》曰："故风者，百病之始也。清静则肉腠闭拒，虽有大风苛毒，弗之能害，此因时之序也。"在病理情况下，若腠理过开汗出无度，则可导致伤津耗气。《灵枢·决气第三十》曰："津脱者，腠理开，汗大泄。"《素问·举痛论篇三十九》曰："寒则腠理闭，气不行，故气收。炅则腠理开，荣卫通，汗大泄，故气泄。"

体表腠理能反映体内三焦膀胱和元气的功能。体表腠理致密，间隙小，则三焦膀胱功能和元气充盛通畅。相反，腠理疏松，间隙大，则三焦膀胱功能和元气衰弱闭塞。《灵枢·本藏第四十七》曰："三焦、膀胱者，腠理毫毛其应""密理厚皮者，三焦膀胱厚。粗理薄皮者，三焦膀胱薄。疏腠理者，三焦膀胱缓。皮急而无毫毛者，三焦膀胱急。毫毛美而粗者，三焦膀胱直。稀毫毛者，三焦膀胱结也。"《灵枢·天年第五十四》曰："四十岁，五脏六府十二经脉，皆大盛以平定，腠理始疏，荣华颓落，发颇斑白，平盛不摇，故好坐。"

体表腠理既是体内气液外散滋养之处，也是外邪入侵之门户。若腠理致密，则外邪不易入侵。若腠理疏松或不固，则外邪易于侵袭人体肌表，甚至入侵内脏。《素问·皮部论篇第五十六》曰："邪客于皮则腠理开，开则邪入客于络脉，络脉满则注于经脉，经脉满则入舍于腑脏也。"《灵枢·百病始生第六十六》曰："是故虚邪之中人也，始于皮肤，皮肤缓则腠理开，开则邪从毛发入，入则抵深。"

体表腠理是防病治病的重要场所。就防病而言，腠理致密，开合自如至关重要。就治病而言，疾在腠理，早期治疗至关重要。《素问·阴阳应象大论篇第五》曰："故邪风之至，疾如风雨；故善治者治皮毛，其次治肌肤，其次治筋脉，其次治六府，其次治五藏；治五藏者，半死半生也。"《素问·疟论篇第三十五》曰："卫气之所在，与邪气相合，则病作。故风无常府，卫气之所发，必开其腠理，邪气之所合，则其府也。"

3. 三焦

三焦，为六腑之一，是上、中、下三焦的合称。对三焦解剖形态的认识，历史上有"有名无形"和"有名有形"之争。即使是有形论者，对三焦实质的争论，至今尚无统一看法。

无论是从三焦结构方面，还是从其联系和功能方面，都能为其属于玄府提供可信的依据。从结构方面来说，三焦是一个通道系统，与玄府一致；从联系方面来说，三焦外联系体表玄府腠理，内联系脏腑表面的玄府纹理，构成了一个密不可分的有机整体。因而，可以认为三焦仅仅是整个玄府系统的一部分。正如《金匮要略·脏腑经络先后病脉证第一》所说："腠者，是三焦通会元真之处，为血气所注；理者，是皮肤脏腑之文理也。"从功能方面来说，历代医家的认识基本一致，三焦主要是输布全身气液的通道，这与玄府的主要功能也是一致的。因此，三焦归属于玄府，属于玄府体系的一部分。

三焦通行元气之说，首见于《难经》。《难经·三十一难》曰："三焦者，水谷之道路，气之所终始也。"《难经·三十八难》曰："所以腑有六者，谓三焦也，有原气之别使焉，主持诸气。"《难经·六十六难》曰："三焦者，原气之别使也，主通行三气，经历五脏六腑"。上述条文明确地说明三焦是人体元气升降出入的道路，人体元气是通过三焦而到达五脏六腑和全身各处的。《中藏经·卷中·论三焦虚实寒热生死逆顺脉证之法》对三焦通行元气的生理作用作了更为具体地描述："三焦者，人之三元之气也，号曰中清之府，总领五脏六腑、荣卫、经络、内外、左右、上下之气也。三焦通，则内外左右上下皆通也，其于周身灌体，和内调外，荣左养右，导上宣下，莫大于此者也。"

三焦运行水液之说，首见于《黄帝内经》。《素问·灵兰秘典论篇第八》曰："三焦者，决渎之官，水道出焉。"《灵枢·本输第二》曰："三焦者，中渎之腑也，水道出焉，属膀胱，是孤之腑也。"上述条文说明，三焦为人体水液运行的主要通道。三焦水道通利，水液运行正常，则脏腑经络功能正常。相反，三焦水道不利，水液输布与排泄障碍，产生痰饮、水肿等病变，甚则脏腑经络功能失常。正如《类经·藏象类》所说："上焦不治，则水泛高原；中焦不治，则水留中脘；下焦不治，则水乱二便。"

4. 器官组织上的孔道门户和纹理

器官和组织主要包括五脏六腑、奇恒之腑、经络、五官九窍、爪甲、牙齿、筋等。五脏包括心、肝、脾、肺、肾五个器官。六腑包括胆、胃、大肠、小肠、膀胱、三焦六个器官。奇恒之腑，包括脑、髓、骨、脉、胆、女子胞。经络包括经脉和络脉，具体分为十二经脉、十二经别、奇经八脉、十五络脉、十二经筋、十二皮部等。五官包括目、鼻、耳、舌、口。九窍包括两目、两耳、两鼻、一口、前后二阴。爪甲包括手指甲或足趾甲。牙齿，是人类身体最坚硬的器官，具有咀嚼饮食、配合发声说话等功能。筋指肌腱或骨头上的韧带，有收缩肌肉、活动关节和固定等功能。

这些器官和组织上皆有元气和津液升降出入的孔道门户或者纹理，形成了其自身的玄府。这些玄府通道和门户正常，器官和组织功能才能正常，否则，百病丛生。《素问玄机原病式·六气为病·火类》曰："人之眼、耳、鼻、舌、身、意、神识，能为用者，皆由升降出入之通利也。有所闭塞者，不能为用也。若目无所见、耳无所闻、鼻不闻臭、舌不知味、筋痿骨痹、齿腐、毛发堕落、皮肤不仁、肠不能渗泄者，悉由热气怫郁，玄府闭密而致""故知热郁于目，目无所见也。故目微昏者，至近则转难辨物，由目之玄府闭小也，如隔帘视物之象也。或视如蝇翼者，玄府有所闭合者也""所谓聋者，由水衰火实，热郁于上，而使听户玄府壅塞，神气不能通泄也。"《三消论》曰："消渴小便多者……盖燥热太甚，而三焦肠胃之腠理怫郁结滞，致密壅塞，而水液不能渗泄浸润于外，荣养百骸，故肠胃之外燥热太甚，虽复多饮于中，终不能浸润于外，故渴不止。小便多出者，为其多饮，不能渗泄于肠胃之外，故数溲也"。

综上所述，《黄帝内经》首创了狭义玄府概念和理论，刘完素首创了广义玄府概念和理论，是中医认识玄府的第二次飞跃，标志着玄府体系真正地达到了非常完善的地步。刘完素广义玄府体系的形成，是刘完素以更加深邃的智慧善于继承和勇于创新的具体体现。刘完素广义玄府概念和理论，完善了中医学对人体组织结构的认识，是中医独具特色空间学和结构学的重要组成部分，是中医认识人体生理和病理的重要基石。

刘完素的广义玄府内涵，包括《黄帝内经》所说的外玄府汗孔、腠理，包括《金匮要略》所说的体表腠理、脏腑纹理、三焦，包括五脏六腑、肌肉筋骨、四肢百骸等上面一切用以流转元气、津液、精气、神机的微小通道和门户，形成了一个至广至大的网络结构体系。正如《素问玄机原病式·六气为病·火类》中说："皮肤之汗孔者，谓泄气液之孔窍也。一名气门，谓泄气之门也；一名腠理者，谓气液出行之腠道纹理也；一名鬼神门者，谓幽冥之门也；一名玄府者，谓玄微府也。然玄府者，无物不有，人之脏腑、皮毛、肌肉、筋膜、骨髓、爪牙，至于世之万物，尽皆有之，乃气出入升降之道路门户也"。

二、刘完素玄府学说内涵探讨

刘完素在其玄府网络结构体系的基础上，创立了广义玄府学说。他认为，人之脏腑、皮毛、肌肉、筋膜、骨骼、爪牙等器官组织上都广泛存在着幽微难见的微小通道和门户——玄府。玄府内可流行输布转运元气、津液、精气、神机等重要作用，从而具有排泄汗液、调和营卫、抵御外邪、输布气液、输布精气、滋养百骸、维系正常的精神意识思维及情志等重要功能。

玄府具有以开为顺、以通为用的生理特性。因此，玄府贵在开张通顺，最忌郁结闭塞。玄府开通畅达，则气液流布，精气滋养，神机活泼，人即安和，诸病不生。反之，一旦玄府闭塞，则百病丛生。正如《素问玄机原病式·六气为病·火类》曰："故诸所运用，时习之则气血通利，而能为用。闭壅之则气血行微，而其道不得通利，故劣弱也。若病热极甚则郁结，而气血不能宣通，神无所用，而不遂其机，随其郁结之微甚，有不用之大小焉。是故目郁则不能视色，耳郁则不能听声，鼻郁则不能闻香臭，舌郁则不能知味，至如筋痿骨痹，诸所出不能为用，皆热甚郁结之所致也。"

第三节　刘完素玄府的空间结构探讨

刘完素玄府的空间结构是以什么形式存在着呢？刘完素本身没有明确地说明。我们对刘完素玄府的空间结构给予了探讨。我们认为，刘完素玄府可能以两种空间结构存在：一是有形可见的空间结构；二是无形不可见的空间结构。有形可见的空间结构包括孔道型、纹理型两种。此外，还有可能包括膜型等类型。在此基础上，进而探讨玄府系统和经络系统、血脉系统的异同。

一、有形可见的空间结构

（一）孔道型

孔道型，又可称为孔洞型。也就是说，刘完素玄府中有一部分玄府以孔道型有形结构存在，它可以在表，也可以在里。孔道型有形结构玄府的代表是汗孔。

汗孔在体表分布最为广泛。皮肤是人体面积最大的器官，汗孔满布于皮肤，数量不可计数。因此，汗孔是体表最具有代表性的玄府，是刘完素玄府体系的重要组成部分。其结构表现为孔道状。

另外，我们认为孔道型玄府的另一个代表是五官九窍。五官九窍和汗孔有类似之处，都开窍于皮肤，都能向外分泌津液，都具有孔道性，所以可以把九窍看作是形态庞大的特殊汗孔，特殊的玄府。刘完素在《素问玄机原病式·六气为病·火类》中说："人之眼耳鼻舌身意神识，能为用者，皆由升降出入之通利也。有所闭塞者，不能为用也。"五官九窍疾病多与玄府发生病变密切相关。例如，玄府体系理论非常广泛地应用于眼科疾病中，明代傅仁宇眼科专著《审视瑶幽》，即极力推崇河间玄府学说，强调因玄府失和或郁遏所致的眼病有"云雾移眼""神光自现""视正反斜""视赤如白"以及"青盲""目花"等。可见，五官九窍在生理与病理上均与玄府关系密切，是玄府的重要组成部分。

（二）纹理型

刘完素玄府中有一部分玄府以纹理型有形结构存在，它可在表也可以在里。玄府纹理型有形结构的代表是腠理。

腠理是皮肤、肌肉、脏腑表面的纹理，既分布于皮肤的表面，又分布于体内的肌肉和脏腑的表面。其结构表现为纹理状。如果把汗孔作为点状玄府的话，那么腠理就是线状的玄府。

体表的腠理和体表的汗孔同为体表玄府。尽管两者形态结构不同，但两者相互协同，发挥着基本相同的作用。例如《灵枢·百病始生》说："是故虚邪之中人也，始于皮肤，皮肤缓则腠理开，开则邪从皮毛入，入则抵深。"

（三）膜型

三焦属于六腑之一，是体表腠理和内在脏腑腠理的桥梁和纽带，具有流通元气和津液的功能，所以三焦自然就归属于刘完素玄府体系。三焦是有形结构还是无形结构，众说纷纭，其中很多学者倾向于三焦有名有形。

三焦的概念首先是由《黄帝内经》创立的，《黄帝内经》称三焦是有形的。《灵枢·论勇》说："勇士者……三焦理横；怯士者……其焦理纵。"《灵枢·本脏》说："密理厚皮者，三焦膀胱厚；粗理薄皮者，三焦膀胱薄"。在《黄帝内经》论述三焦的基础上，后世很多医家认为三焦应该是有名有形的。明·虞抟在《医学正传·医学或问》中说："三焦者，指腔子而言，包涵乎肠胃之总司也。胸中肓膜之上曰上焦，肓膜之下脐之上曰中焦，脐之下曰下焦，总名曰三焦。"明代张介宾《类经·藏象类》说："然于十二脏之中，唯三焦独大，诸脏无与匹者，故名曰是孤腑也……盖即脏腑之外，躯体之内，包罗诸脏，一腔之大腑也。"清代唐宗海《血证论·脏腑病机论》说："三焦，古作膲，即人身上下内外，相联之油膜也。"

综合上述医家对三焦的认识，三焦当为胸腹腔内的胸膜和腹膜以及脏腑外的大网膜、油膜和油脂等。这些物质其结构总的来说呈膜型，广泛地分布于全身之内，沟通着上下内外，是刘完素玄府的重要组成部分。

二、无形的不可见的空间结构

刘完素玄府一部分由有形可见的结构组成，更多的可能还是无形不可见的空间结构。比如三焦有些学者认为其有名无形。

《难经》创三焦有名无形说。《难经·二十五难》曰："心主与三焦为表里，俱有名而无形。"《难经·三十八难》亦曰："主持诸气，有名而无形，其经属手少阳。此外府也。"自此以后，不少医家遵而从之。华佗《中藏经·论三焦虚实寒热生死逆顺之法》说："三焦者，人之三元之气也……其有名而无形者也。"唐代孙思邈《备急千金要方·三焦脉论》说："夫三焦者，一名三关也。上焦名三管反射，中焦名霍乱，下焦名走哺。合而为一，有名无形，主五脏六腑，往还神道，周身贯体，可闻不可见。"元代滑寿《难经本义》说："盖三焦则外有经而内无形。"明·李梴的《医学入门·卷之一·脏腑条分》说："三焦，如雾、如沤、如渎，虽有名而无形；主气、主食、主便，虽无形而有用。"近代张山雷《难经汇注笺正》称三焦"有名无形"。

三、刘完素玄府体系与经络系统、血脉系统的鉴别

我们认为，刘完素玄府体系是相对独立于经络系统和血脉系统之外的一个体系，不可混同。他们之间有不同点，也有相同点。既相互独立，又相互联系。

（一）与经络系统的鉴别

刘完素玄府体系与经络系统的不同点在于：①刘完素玄府体系是个开放系统，它向自然界开放，与自然界直接沟通，把人体与自然界联系成了一个有机的整体，实现了人与自然宇宙的融合。经络系统是个相对密闭的循环体系，不与自然界直接沟通；②刘完素玄府体系可能以流通津液为主，经络系统可能以流通元气为主。

刘完素玄府体系与经络系统的相同点在于：都流通元气、津液、精气、神机，都是一个遍布全身上下内外的网络结构，都是维持人体生命活动的重要组成部分。

刘完素玄府体系与经络系统的联系在于：虽然两者相对独立，但两者之间的物质能够通过某些环节相互渗灌转化。

（二）与血脉系统的鉴别

刘完素玄府体系与血脉系统的不同点基本类似于与经络系统的区别：①刘

完素玄府体系是个开放系统，它向自然界开放，与自然界直接沟通，把人体与自然界联系成了一个有机的整体，实现了人与自然宇宙的融合。血脉系统是个相对密闭的循环体系，不与自然界直接沟通；②刘完素玄府体系可能以流通津液为主，血脉系统可能以流通血液为主。

刘完素玄府体系与血脉系统的相同点在于：都流通元气、津液、精气、神机，都是一个遍布全身上下内外的网络结构，都是维持人体生命活动的重要组成部分。

刘完素玄府体系与血脉系统的联系在于：虽然两者相对独立，但两者之间的物质能够通过某些环节相互渗灌转化。

综上所述，刘完素玄府体系可能以有形可见的空间结构和无形不可见的空间结构两种形式存在。有形的可见空间结构包括孔道型、纹理型两种结构，还可能包括膜型等类型。刘完素玄府体系是一个开放的系统，是相对独立于经络、血脉系统之外的一个系统，不可混同。刘完素玄府理论的创立，标志着中医学的触角开始向更加微观的层次深入，意义甚为深远。

第四节 刘完素玄府的生理特点探讨

《黄帝内经》《金匮要略》等典籍为刘完素玄府体系奠定了坚实的基础。刘完素在汗孔、腠理、三焦的基础上拓展深化了狭义玄府概念和内涵，形成了新的广义玄府体系。通过研究汗孔、腠理、三焦等器官组织，我们大致可以归纳出玄府的七大生理特点。把握好刘完素玄府的生理特点，对于深入研究刘完素玄府学说和应用该学说指导临床实践具有重要意义。

（一）广泛性

《素问玄机原病式·六气为病·火类》曰："然玄府者，无物不有，人之脏腑、皮毛、肌肉、筋膜、骨髓、爪牙，至于世间万物，尽皆有之。"可见，玄府具有广泛性。广泛性体现在无物不有，广泛存在于自然界的万物之中。就人这个生命而言，玄府分布遍及全身各处，包括五脏六腑、经络血脉、皮肤肌腠、五官九窍等。体表玄府，主要有汗孔、腠理等；体内玄府，主要有五脏玄府、六腑玄府、奇恒玄府、五官九窍玄府等。五脏玄府包括心玄府、肝玄府、脾玄府、肺玄府、肾玄府；六腑玄府包括胆玄府、胃玄府、大肠玄府、小肠玄府、膀胱玄府、三焦玄府；奇恒玄府包括脑玄府、髓玄府、骨玄府、脉玄府、胆玄府、女子胞玄府；五官九窍玄府包括目玄府、耳玄府、鼻玄府、口玄府、舌玄府、前阴尿道玄府、后阴肛门玄府。玄府这一遍布全身的结构，使机体脏腑组织之间相互贯通，形成了一个连接人体内外上下的网状通道结构，为气津等物质，环流输布，充分发挥营养滋润、温煦推动等作用提供了空间结构学基础，保证了人体生命活动的正常进行。

（二）微观性

《素问玄机原病式·六气为病·火类》曰："一名鬼神门者；谓幽冥之门也；一名玄府者，谓玄微府也。"可见，玄府具有微观性。玄府者，玄冥细微，幽远深奥难见，是一种至微至小的微观结构，是中医学中迄今为止的有关人体结构层次上最为细小的单位。刘完素有关玄府的微观性认识，标志着中医学微观层次的认识达到了一个新的高度。玄府的微观性，为进一步深入理解人体生命活动和把握生命规律，奠定了新的物质结构和空间学结构基础。

（三）网络性

刘完素广义玄府这一遍布全身的结构，使机体脏腑组织器官之间相互联系贯通，形成了一个遍布全身内外上下的网络结构，元气、津液、精气、神机等在其中流通输布转运，充分发挥着营养滋润、温煦推动作用，保证了人体生命活动的正常进行。

（四）孔隙性

刘完素在中医经典著作《黄帝内经》《金匮要略》等典籍论述的基础上，整合了汗孔、腠理、三焦等相关空间结构，创造性地提出了新的广义玄府概念。

肉眼可见，体表的汗孔具有孔门结构。刘完素创造性地推演出体内乃至全身各脏腑组织器官也存在着细小难见的孔门结构的玄府。

肉眼可见，体表的腠理具有纹理缝隙结构。刘完素创造性地推演出体内乃至全身各脏腑组织器官也存在着细小难见的缝隙结构的玄府。

刘完素运用中国古代儒家"格物致知"的思想和智慧，推演出了玄府具有孔道性和缝隙性，我们将其简称为孔隙性。

（五）开阖性

由于玄府具有孔道性或缝隙性的结构，也就具备了孔道和缝隙相应的开放与关闭的特点，能调节并控制着元气、津液、精气等的运行，表现出开阖的特性。

玄府的开阖性主要体现在对孔道和缝隙开与阖的调节作用。例如位于体表肌肤的汗孔，通过开阖协调，调和营卫之气的敷布，调节人体的汗液排泄，调节着人体的体温相对恒定，抵御外邪的侵入，排出体内的邪气和代谢产物。

（六）开放性

玄府通过汗孔、腠理、九窍向自然界开放，而不是闭合循环无端。正是通过这种开放性，人体吸纳自然界的清气，排出自身的浊气和代谢产物，排出体内的邪气，使人体和自然界联系成了一个有机的整体，实现了人与自然宇宙的融合。

（七）通利性

玄府是遍布人体各处的微细结构，是连接人体内外上下的微小通道。元气的流通升降、津液的运输敷布、神机的运转聪慧等，均依赖于玄府的通利。玄府通利，则一身功能正常；玄府闭塞，则一身功能失常。所以，玄府之性，开为顺，闭为逆，塞则病，通则安。玄府闭塞，则百病由生。正如刘完素在《素问玄机原病式·六气为病·火类》中曰："人之眼、耳、鼻、舌、身、意、神识，能为用者，皆由升降出入之通利也，有所闭塞者，不能为用也。若目无所见，耳无所闻，鼻不闻臭，舌不知味，筋痿骨痹、齿腐、毛发堕落、皮肤不仁、肠不能渗泄者，悉由热气怫郁、玄府闭密而致，气液、血脉、荣卫、精神，不能升降出入故也。各随郁结微甚，而察病之轻重也。"

综上所述，刘完素玄府体系具有广泛性、微观性、网络性、孔隙性、开阖性、开放性、通利性等7个特点。其中，开放性是其唯一独具的特点，是其区别于经络和血脉等其他系统的根本所在。

第五节　刘完素玄府的生理功能探讨

事物的结构特性决定其功能，对于玄府亦然。通过研究刘完素玄府学说，我们归纳出了玄府的五大生理功能。

一、输布元气

（一）气是构成人体的基本物质

气一元论，又称元气论，认为气是天地万物统一的基础，是世界的本原。中国古代哲学的气一元论应用于中医学领域，形成了中医学的气一元论，成为中医学认识世界和生命运动的世界观和方法论。在中医学中，气是构成人体和维持人体生命活动的最基本的物质。故《庄子·知北游》曰："人之生，气之聚也。聚则为生，散则为死……故万物一也。气聚则生，气散则死。"

（二）运动是气的根本属性

运动是气的根本属性，《黄帝内经》以"升降出入"四字概括之。《素问·六微旨大论篇》曰："出入废，则神机化灭；升降息，则气立孤危。故非出入，则无以生、长、壮、老、已；非升降，则无以生、长、化、收、藏。是以升降出入，无器不有。"

（三）玄府是气运行的微小通道

承认气的物质属性和运动属性，就必然探讨其运动道路或轨迹。古往今来，就气运行道路的认识有着大量的论述，诸如血脉、经络等。刘河间在总结前人理论的基础上提出遍布机体的玄府，是气运行的道路。刘河间在《素问玄机原病式·六气为病·火类》中说："然玄府者，无物不有，人之脏腑、皮毛、肌肉、筋膜、骨髓、爪牙，至于世之万物，尽皆有之，乃气出入升降之道路门户也。"

（四）玄府是气化的场所

玄府为气的运行提供道路，同时也为发挥气的生理功能提供场所。例如元气发于肾间（命门），通过分布广泛的玄府而作用于内在的脏腑。在玄府的运行过程中，元气也在发生着各种变化。例如宗气由肺吸入之清气和脾运化之水谷精气结合而成，积聚胸中。通过玄府灌注心肺之脉，之后向他处布散，发挥宗气出喉咙而行呼吸，贯注心脉而行气血的作用。

总之，元气借助玄府这一网络实现了气运和气化，发挥其推动、温煦、固摄、防御、营养等作用。同时沟通内外，实现人体之气与天之气的相互通应，天人合一。

二、输布津液

（一）津液是构成人体和维持人体生命活动的基本物质

津液是人体一切正常水液的总称，包括各脏腑组织的正常体液和分泌物，如胃液、肠液、唾液、关节液等。津液中含有大量营养物质，是构成人体和维持人体生命活动的物质基础。

（二）玄府是津液运行之微小通道

《医略十三篇》云："玄府者，所以出津液也。"气沿玄府运行之时，津液也随行其间，升降出入，环流输布，发挥其滋润濡养的功能。所以，玄府为津液运行之道路，有流通津液之功。正是这些分布密集而又广泛的玄府的存在，才为津液渗灌濡润脏腑提供了可能。

（三）玄府是津液代谢的微小通道

津液代谢是个复杂的过程，依赖于肺、脾、肾等多个脏腑共同完成。《素问·经脉别论》曰："饮入于胃，游溢精气，上输于脾，脾气散精，上归于肺，通调水道。下输膀胱，水精四布，五经并行"。但从微观上讲，遍布机体各处的玄府为津液代谢提供了生成、输布、排泄的道路。

脾气转输布散津液。在脾运送津液的过程中，脾玄府的作用是非常重要的。脾玄府开阖有度，不断将脾胃运化的津液向上传送，到达于水之上源——肺，并由肺的宣发和肃降，使上源高处之水输布于全身。

肺气宣降以行水。肺为华盖之脏，位居最高，玄府密布。肺主宣发，肺玄府将津液输布到体表玄府中，通过体表玄府的开阖作用以汗液的形式排出体外。肺主肃降，将脾脏转输之津液经玄府，输布于全身脏腑，并下达于肾。

肾气蒸腾气化水液。《素问·逆调论》曰："肾者水脏，主津液"。肾蒸腾气化水液的具体作用也是通过肾玄府的开阖通利作用来实现的。肾玄府承接肺下输之津液，通过肾阳的蒸腾气化作用，泌别清浊，清者被重新吸收，浊者通过肾玄府和膀胱玄府运输储存于膀胱，以尿液的形式排出体外。

肝气疏泄促水行。肝对于津液运输排泄的作用是通过调节气机实现的。肝主疏泄，调畅气机，推动津液运行。具体作用是通过肝玄府内的气机运动，推动津液的运行。

综上所述，玄府相互贯通，共同组成了遍布机体内外、全身上下的微小水道，为津液运行编织了一张巨大的网络，为津液的正常生成、运输、排泄以及发挥濡养全身的生理功能提供强有力的支撑。

三、转运神机

（一）神机为人体生命活动的总称

神机，即是神志、神明或精神，统称为神。神泛指自然界的普遍规律，包括人体生命活动规律，是人体生命活动的总称。狭义的神是指人的精神、意识、思维、情志等生理活动，为人类生命活动的最高级形式。

（二）玄府为神机运转的通道门户

气液不仅是人体脏腑功能活动的物质基础，也是神机运转的物质基础。神借气液以行，借气液以养。刘完素《素问宣明论方·卷七·积聚门·积聚总论》曰："谓人形精神，与营卫血气津液，出入流通。"周学海《读医随笔·卷一·证治总论·气血精神论》曰："是又因气之盈亏，而神为之累矣。"玄府具有流通气液的功能，玄府畅达，则气液宣行，神自清利；玄府为病，则气液不通，神机失明。

四、渗灌血液

（一）血液是构成人体和维持人体生命活动的基本物质

血液，是运行于脉络中的由营气和津液组成的富有营养和滋润作用的红色液体。它是构成人体和维持人体生命活动的基本物质之一。

（二）玄府为血液的生成和运输提供津液支撑

《素问·经脉别论》曰："食入于胃，浊气归心，淫精于脉，脉气流经，经气归于肺，肺朝百脉。输精于皮毛，毛脉合精，行气于府，府精神明，留于四脏，气归于权衡。"饮食经过胃以后，经过脾胃的作用化生为水谷精微，进入心，化赤而为血，然后到肺，然后到达全身，为各个脏腑提供生理活动的营养物质。

刘完素在《素问玄机原病式·六气为病》中提出把玄府与血液运行的通道联系起来，"精神荣卫，血气津液出入流行之纹理"。我们认为，玄府体系和血脉系统是两个相对独立的不同系统，不能混淆。但两个系统之间有着某种千丝万缕的横向联系通道，这种横向联系通道其实也是细微的玄府，它们开合有度。当血脉系统中的血液不足时，玄府系统通过这种横向的细微玄府开放把津液提供给血液，维持血液的正常生理功能。反之，当玄府系统中的津液亏虚不足时，血脉系统中的津液也会通过这种横向联系向玄府系统中补充渗灌。可见，玄府为血液的生成和运输提供津液支撑。

五、调节阴阳

阴阳可以概括人体内物质和功能等诸多关系，阴阳双方协调平衡，则人体生命活动正常，正所谓"阴平阳秘，精神乃治；阴阳离决，精气乃绝"（《素问·生气通天论》)。

玄府为气液运行之通道。而气属阳，液属阴，故刘完素以"气液"总括机体内具有阴阳属性的物质运动，足见玄府具有调和阴阳的作用。玄府因其具有孔门似的结构，能根据人体的具体情况，启闭开阖，调控着气液的运行。气津和匀，体用如一，维持着机体内部的阴阳平衡。同时，玄府也是机体与外界连接的通道，通过调节开阖，维持着机体内部与外界的阴阳和平，实现调和阴阳的作用，达到天人合一的状态。如体表之玄府汗孔和腠理，能调节卫气的出入，发挥防御功能；调节汗液的排泄，维持津液的平衡及正常的体温。

综上所述，玄府是中医理论的基本内容之一，是中医学中迄今为止有关人体结构层次中最为细小的单位，具有广泛性、微观性、通利性的生理特性，发挥着输布元气、输布津液、渗灌血液、转运神机、调节阴阳等诸多功能。

第六节　刘完素玄府疾病的病因病机探讨

玄府的生理特性具有贵开忌阖的特点。玄府之性，开为顺，闭为逆；塞则病，通则安。因此，不论何种原因，只要忤逆其贵开忌阖的特性，导致玄府郁闭阻塞，就会影响其作为通道和门户的通畅性，进而影响气液精神的输布和流转，导致相应组织功能失调而引发病变。掌握玄府病变的病因病机，有利于深刻认识玄府疾病，有利于更好地治疗玄府疾病。

一、邪气阻滞，玄府郁闭

（一）寒凝玄府

外感风寒侵袭是导致玄府郁闭的常见原因。既包括侵袭肌表汗孔和腠理导致的风寒表证，也包括侵袭内在筋脉骨骼和五脏六腑导致的里实寒证。外感风寒、玄府郁闭之表证可见恶寒发热、无汗、头痛、身痛、流清涕、打喷嚏、咳嗽、舌淡润苔薄白、脉浮紧有力等。里实寒证因玄府郁闭所在的部位不同，临床表现也不同，但其共同特点是所在部位的剧烈疼痛或者冷痛、舌淡苔薄白、脉沉紧有力。

（二）火郁玄府

火热邪气也是导致玄府郁闭的主要原因。所谓"热甚则腠理闭塞而郁结"。外感火热邪气入里，或者过食辛辣，或者情志郁结，都可以导致火热内生。火热怫郁，则可导致玄府郁闭。火热内蕴、玄府郁闭可见面红、目赤、咽喉红肿疼痛甚至喉闭、耳鸣耳聋、目昏目盲、结核、中风、消渴等，伴有舌红苔薄黄干燥、脉数有力。例如，肝火亢盛、肾水亏虚，热郁于上而使听玄府闭塞，神气不得通泄，可致耳聋；"热郁于目，无所见也，故目微昏者，至近则转难辨物，由目之玄府闭小"（《素问玄机原病式·火类》）致目盲；心火暴甚，肾水虚衰，热气怫郁，心神昏冒，则筋骨不用，猝倒而发为中风；肝火亢盛、肝阴不足，液衰燥涩，气行壅滞，不得滑泽通利为麻木；肝火郁结，怫热壅滞，坚硬不消而成结核癥瘕。

另外，也有先因感寒，后郁而化热导致热邪郁闭、玄府闭塞者。例如转筋系"外冒于寒而腠理闭密，阳气郁结，怫热内作，热燥于筋则转筋也"（《素问玄机原病式·六气为病·热类》）。

（三）湿阻玄府

外感湿邪侵袭肌表腠理和汗孔，可以导致玄府郁闭。临床可表现为头身困重、肌肉酸痛、关节肿胀疼痛伴有晨僵、舌淡红苔白厚润、脉濡缓。此为寒湿侵袭。如果寒湿化热，则舌红苔黄厚腻、脉濡数。

内伤湿邪也可以导致玄府郁闭。有寒湿和湿热之分。寒湿多因过食生冷所致。临床可见胃脘痞满、头身困重、口黏口腻、大便黏腻排泄不爽、舌淡红苔白厚腻、脉濡缓。湿热多因过食肥甘厚腻所致。临床可见胃脘痞满、头身困重、口黏口腻、大便黏腻排泄不爽、舌红苔黄厚腻、脉濡数有力。临床常见疾病有痞满、泻痢、带下、淋闭、遗尿等。

（四）气郁玄府

七情内伤引发气上、气下、气缓、气消、气结、气乱等气机的失调，影响气正常的升降出入，引起气机的紊乱，从而导致玄府的郁闭。因此，七情内伤、气机失调是引发玄府疾病常见和重要的致病因素。

气郁玄府可见胁肋胀满疼痛、善太息、脘腹胀满、嗳气、头胀头晕、舌淡红苔薄白、脉弦有力等。妇女可见经前乳房胀痛、乳房中有结节、经期少腹胀痛、经期情绪急躁易怒等。

（五）水停玄府

水停玄府常常由于过喝冷饮，导致水饮内停于胃肠；或者各种原因影响到肺、脾、肾三脏和膀胱的正常气化功能，导致玄府郁闭，津液运行不畅，出现水液停滞。

水停玄府可见水肿、胁肋或胃脘胀满、水声辘辘、呕吐清水、水样大便、舌淡苔白润、脉沉弦有力等。

（六）痰阻玄府

由于过食肥甘厚腻，或者肝气郁结日久，导致水液停滞酿液成痰。痰性黏稠，影响玄府的通畅，导致玄府郁闭。

痰阻玄府可见咳吐黏痰、头晕目眩、胸闷、胃脘痞满、舌淡红苔白腻、脉滑有力等。

（七）血阻玄府

我们认为，尽管血脉系统和玄府系统是相对独立的两个不同的系统，但是它们之间仍然有更加细微的玄府密切联系。这些大量的细微玄府开合有度，能够及时地不断地进行着津液的输布交换，从而维持着血液和津液的代谢平衡。如果由于种种原因如寒邪侵袭、肝气郁结、过食生冷、外伤等，导致血液流行缓慢发生瘀滞，日久就会影响到这些细微玄府的通利，进而影响到整个玄府系统的通畅，发生玄府郁闭。

血阻玄府可见水肿、咳吐黏痰、面色晦暗、口唇紫暗、胸前刺痛、胃脘刺痛、局部硬块、舌淡暗苔白、脉弦或涩有力等。

二、玄府失养，玄府郁闭

玄府作为气液神机流通运转的通道及场所，与气液神机是相辅相成的。玄府维持其生理功能的发挥，有赖于气液精神的充养。因先天不足、大病久病、劳倦内伤等原因，导致气液不足，玄府失养，玄府的结构、功能均会受到影响，引起玄府闭塞。玄府闭塞，无以出入升降，势必影响气液正常运行，不仅脏腑经络功能减退，甚则产生痰饮乃至瘀血等病理产物，加剧病情，形成愈虚愈郁、愈郁愈虚的恶性循环。

玄府失养总的包括气虚、津虚、血虚、精虚、阴虚、阳虚六类。

（一）气虚玄府失养

气虚多因先天不足、营养不良、年老虚弱、久病未愈、大手术后及疲劳过度等原因导致。气虚玄府失养，进而玄府郁闭，临床可见面色苍白、呼吸短促、四肢乏力、头晕、动则汗出、语声低微、咳嗽气喘、胸闷，易于感冒，甚至水肿、小便不利，舌淡，脉沉弱无力。

（二）津虚玄府失养

机体内到脏腑，外至肌肤，均有赖于津液的濡养。如感受燥热之邪；或情志过极，气郁化火；或脾胃功能虚弱不能生津；或过食辛辣食物耗损津液；或高热、多汗、吐泻、多尿、失血等原因，均可引起津液生成不足或丧失太过，形成津液亏虚。津液亏虚不能充养玄府，进而导致玄府郁闭，临床可见咽干唇焦而口渴、皮肤干燥、毛发枯槁、汗少或无汗、小便短少、转筋挛急、大便秘结、目陷螺瘪、水肿、舌红少苔无苔、脉细数无力。

（三）血虚玄府失养

常因饮食不调、劳倦过度、失血过多、久病不愈所致。血液亏虚，可以引起津液亏虚，进而导致玄府郁闭。临床可见面色淡白或萎黄、唇舌爪甲色淡、头晕眼花、心悸多梦、手足发麻、舌淡白、脉沉细无力。妇女可见月经量少、色淡，后期或经闭。

（四）精虚玄府失养

精虚是指肾精亏虚。主要由于禀赋薄弱、先天不足、早婚多育、房室不节、劳欲伤肾或年高体弱、久病失养等致肾精亏损。精虚可以导致血虚，也可以导致津液亏虚，进而导致玄府失养、玄府郁闭。临床可见早衰、耳鸣、发脱、牙齿松动、健忘等。婴幼儿常见解颅、五迟、五软；青年常出现眩晕、虚劳、耳鸣耳聋、不孕、不育、滑泄、阳痿等；老年人可见齿摇松动、健忘痴呆、骨质疏松等。

（五）阴虚玄府失养

阴虚多因久病伤身、内事频繁、过多食用温热香燥之物等造成。阴液亏虚，津液自然也严重亏虚，导致玄府失养、玄府郁闭。其临床可见眼干、鼻干、口干、皮肤粗糙、头发干枯、性情急躁、心烦易怒、情绪易波动、容易失眠多梦、头晕眼花、腰膝酸软、小便频数量少、心悸、夜间盗汗、手足心发热、耳鸣、白发、舌红少苔或无苔、脉细数无力等。

（六）阳虚玄府失养

阳虚多因先天不足、禀赋虚弱、房室不节、肾气亏损、劳倦过度、七情过极、饮食不节、起居失常、劳逸失度、外感六淫迁延失治久而不复、大病之后失于调养所致。阳虚不能温煦水液，导致水液停滞、玄府郁结。临床可见水肿、咳吐清稀痰、畏寒怕冷、四肢不温、完谷不化、精神不振、舌淡胖或有齿痕、脉象沉细无力等。

综上所述，引起玄府病变的原因很多，包括外感六淫、情志失调、饮食内伤、劳力劳倦等。上述病因，总体来说包括邪气盛和正气虚两个方面。邪气直接阻滞玄府，妨碍开阖通利，如寒凝玄府、火郁玄府、气郁玄府、湿阻玄府、水停玄府、痰阻玄府、血阻玄府等。此类因为邪气导致的玄府郁闭，可以简称为实玄郁闭。其病机特点为邪气阻滞、玄府郁闭。正气虚包括气虚、津虚、血虚、精虚、阴虚、阳虚等。正气亏虚导致玄府失养无力开阖，最终形成气虚玄府郁闭、血虚玄府郁闭、津虚玄府郁闭、精虚玄府郁闭、阴虚玄府郁闭、阳虚玄府郁闭等。此类因虚导致的玄府郁闭，可以简称为虚玄郁闭。其病机特点为玄府失养、玄府郁闭。

第七节　刘完素玄府疾病常见证型及其诊断方法探讨

所谓刘完素玄府疾病，是由于玄府开阖通利障碍，导致升降出入失常而引起的，是气液运行失调，神机运转不灵，导致脏腑组织器官功能活动失常，产生相应病理变化的疾病总称。以上病变，可以发生于机体的任何部位、不同结构层次或功能层面。发生于脏腑者，即为脏腑玄府疾病；发生于奇恒之府者，即为奇恒之府玄府疾病；发生于肢体者，即为五体玄府疾病；发生于五官者，即为五官玄府疾病；发生于九窍者，即为九窍玄府疾病等。

引起刘完素玄府病变的原因很多，既可以因实而致，实邪直接阻滞玄府，妨碍开阖通利；亦可以因虚而为，导致开阖衰惫、通利涩滞。

我们把刘完素玄府疾病证型分成虚实两类。实证常见类型包括风寒袭表、玄府郁闭；火热内郁、玄府郁闭；湿热蕴结、玄府郁闭；阳明腑实、玄府郁闭；瘀血阻络、玄府郁闭；痰热阻络、玄府郁闭；食积阻滞、玄府郁闭等7个；虚证常见类型包括元气亏虚、玄府虚闭；血液亏虚、玄府虚闭；津液亏虚、玄府虚闭；脾气亏虚、玄府虚闭；肾水亏虚、玄府虚闭；肾阳不足、玄府虚闭；肾精亏虚、玄府虚闭等7个虚证证型。本节对这些常见证型的诊断方法加以探讨。

一、常见实证

（一）风寒袭表，玄府郁闭

风寒虽然为冬主气，但其他季节并不少见。如春季气候乍暖乍寒，秋天气温骤降，夏季涉水淋雨、贪凉饮冷等都可以导致风寒侵袭。随着现代科技的发展，夏天感受风寒的患者日益增多，如用电扇导致汗出当风、用空调导致室内过凉等，更容易发生风寒袭表。

风为百病之长，风邪引领寒邪侵袭机体。寒为阴邪，其性凝滞。凝滞就是经脉气液运行不畅，甚或凝结阻滞不通，可见头身肌肉关节筋脉疼痛。寒性收引，可使毛窍腠理闭塞，可使肌肉收缩板滞，可使经络收缩拘紧，可使关节挛急僵硬，可使四肢冷厥麻木，可使筋脉屈伸不利。《素问·举痛论》说："寒气客于脉外则脉寒，脉寒则缩蜷，缩蜷则脉绌急，绌急则外引小络，故卒然而痛。"寒性凝滞和收引，风寒侵袭机体可导致刘完素所说的玄府闭塞不通。

临床症状：恶寒与发热并见，无汗，头痛，肢节疼痛，打喷嚏，鼻塞流清涕，咽痒咳嗽，咳痰清稀色白，舌淡红苔薄白而润，脉紧有力。

（二）火热内郁，玄府郁闭

《素问玄机原病式·六气为病·火类》曰："人之眼、耳、鼻、舌、身、意、神识，能为用者，皆由升降出入之通利也。有所闭塞者，不能为用也。若目无所见、耳无所闻、鼻不闻臭、舌不知味、筋痿骨痹、齿腐、毛发堕落、皮肤不仁、肠不能渗泄者，悉由热气怫郁，玄府闭密而致，气液、血脉、荣卫、精神，不能升降出入故也，各随郁结微甚，而察病之轻重也，热甚则腠理闭密而郁结也。"可见，热气怫郁、火热郁结是导致玄府闭塞的重要原因。

热气怫郁、火热郁结多与心脏关系密切。刘完素强调五志过极化火，其中特别强调五志化火生热最易影响到心，导致心火亢盛。反之，心火亢盛又能伤及五脏，导致五志化火，最终形成了以心火亢盛为核心的五脏情志病证。张从正在《儒门事亲·卷三·九气感疾更相为治衍二十六》中曾评价说："今代刘河间治五志，独得言外之意。谓五志所发，皆从心造，故凡见喜、怒、悲、惊、思之证，皆以平心火为主。"从临床实践来看，不仅五志过极化火容易导致心火热甚，而且外感风寒入里化热或过食辛辣肥腻，其热也容易走窜于心脏，导致心火亢盛。如果心火亢盛、火热怫郁，必然阻滞气机，导致玄府闭塞。

临床症状：心中烦热，焦躁失眠，口舌糜烂疼痛，口渴，咯血，衄血，舌红脉数有力等。

（三）湿热蕴结，玄府郁闭

现代社会湿热致病较为多见，究其成因不外内外两方面。内因为饮食不节、起居无常、嗜好烟酒、辛辣无度、过食油腻煎炸炙烤等，导致湿热内生。外因为气候潮湿、淋雨涉水、居处潮湿、冒受雾露、大汗后沐浴、水中作业等，导致湿热内生。湿热以脾胃为中心，湿热蕴结脾胃导致脾胃气机升降失常、脾胃玄府闭塞。脾胃为全身气机升降之枢纽，脾胃气机失常则全身气机失常，全身玄府闭塞。同时，湿热胶着难去，日久就会流注于其他脏腑经络，导致其他脏腑玄府闭塞，诸病由生。

临床症状：热势缠绵不退，午后热甚，身体沉重，头重如裹，头脑昏蒙，头目眩晕，口干苦，胸脘痞满，胃纳不香，身发黄疸，大便黏腻不爽，小便不利或黄赤或浑浊，妇女带下稠浊，舌红苔黄厚腻，脉濡数等。

（四）阳明腑实，玄府郁闭

《素问·五脏别论》曰："六腑者，传化物而不藏，故实而不能满也。"《临证指南医案·脾胃》曰："脏宜藏，腑宜通，脏腑之体用各殊也。"可见，六腑宜通，以通为用，不可闭塞。六腑为病，以通为补，以闭为患。胃肠属于六腑，主受纳和传导饮食物。如果有形糟粕闭阻胃肠、玄府闭塞，则导致阳明腑实证而见便秘。

临床症状：日晡潮热，但头汗出，手足心汗出，呕逆，头晕头痛，脘腹胀痛，大便秘结，腹中转矢气，不得眠，心烦甚至神昏谵语，狂乱，舌苔多黄厚干燥边尖起芒刺甚至焦黑燥裂，脉滑数或沉迟有力。

（五）瘀血阻络，玄府郁闭

王清任在《医林改错·上卷·气血和脉说》中指出："治病之要诀，在明白气血，无论外感内伤……所伤者无非气血。"在《医林改错·下卷·黄芪赤风汤》中指出："能使周身之气通而不滞，血活而不瘀，气通血活，何患疾病之不除。"唐容川《血证论·男女异同论》曰："瘀血不行，则新血断无生理……盖瘀血去则新血易生，新血生而瘀血自去。"可见瘀血致病广泛，为临床重要的病因病机之一。

我们认为，虽然血脉系统和玄府系统相对独立，但其之间有着诸多微小玄府密切联系。瘀血阻滞日久，就会导致这些微小玄府郁结闭塞。活血化瘀可开通这些微小玄府，使气液流通无碍，则身体安和。

临床症状：刺痛（痛处固定不移、拒按、夜间痛势尤甚、日久不愈），癥瘕包块（按之有形、质硬、固定不移、拒按触痛，外伤见局部青紫肿痛），出血（通常血量少而不畅、血色紫暗夹有血块、大便黑色、出血淋漓反复不止），毛发枯黄脱落，面色黧黑，皮肤粗糙不润或肌肤甲错及手足干燥皲裂、眼睑下发青发暗，白睛布有紫色血丝，牙龈发暗，红缕赤痕，青筋暴露，自觉腹部胀满（但无腹部膨隆之征象），傍晚自觉身热（但体温不高或低热），关节变形肿痛，口唇爪甲青紫发绀、下肢脉络怒张、舌暗青紫、舌有瘀点瘀斑及舌下脉络怒张，脉弦、涩或结。

（六）痰热阻络，玄府郁闭

肺主宣发，肺脏将卫气和津液等通过玄府宣发于体表，起到抵御外邪、温养肌肤、润泽皮毛、调节汗孔开合等作用。肺主肃降，肺脏将水谷精微、津液等向下输送，滋养五脏六腑。如果肺失宣肃，肺中津液停聚凝结为痰，则导致痰邪阻肺、玄府闭塞。其中，痰热阻肺证临床较为常见。痰热阻肺证多因外邪犯肺，郁而化热，热伤肺津，炼液成痰，或素有宿痰，内蕴日久化热，痰与热结，壅阻于肺所致。

临床症状：咳嗽，咯痰黄稠而量多，胸痛胸闷，气喘息粗甚则鼻翼扇动，喉中痰鸣，咳吐脓血腥臭痰，小便短赤，大便秘结，舌红苔黄腻，脉滑数。

（七）食积阻滞，玄府郁闭

引起食积的原因是过食油腻肥厚之物，壅滞脾胃之气所致。食积停滞、脾胃升降失常、玄府闭塞，则变证丛生。

临床症状：厌食，脘腹胀满，嗳腐吞酸，不欲饮食，大便酸臭或便秘，苔厚腻，脉弦滑有力。

二、常见虚证

（一）元气亏虚，玄府虚闭

元气，是人体最根本之气，是人体生命活动的原动力。元气来源于先天之精气与后天之水谷精微。元气推动和调节人体的生长发育和生殖机能，推动和调控各脏腑、经络、形体、官窍的生理活动。如果劳役过度、房劳过度、饮食失节等，就会导致元气亏虚。元气亏虚，气行无力，则导致气机不畅，玄府闭塞。

临床症状：面色苍白，呼吸短促，语声低微，神疲乏力，头晕，动则汗出，自汗，脱肛，子宫下垂，舌淡胖，舌边有齿痕，脉细弱等。

（二）血液亏虚，玄府虚闭

血液是人体生命活动的重要物质基础，对全身各脏腑组织起着营养作用。如果饮食不调、劳倦过度、思虑过度、失血过多、久病不愈或素体虚弱、瘀血阻滞等，则可以导致血液亏虚。血液亏虚，不能充盈血脉，玄府失却充养，玄府闭塞。

临床症状：面色淡白或萎黄，唇舌爪甲色淡，头晕眼花，心悸多梦，手足发麻，筋脉拘挛，皮肤干燥，头发枯焦，大便燥结，小便不利，妇女月经量少、色淡、后期或经闭，脉细等。

（三）津液亏虚，玄府虚闭

津液，是机体一切正常水液的总称，包括各脏腑形体官窍的内在液体及其正常的分泌物。津液是构成人体和维持生命活动的基本物质之一。津液具有滋润濡养作用。津液布散于体表可滋润皮毛肌肉，渗入体内可濡养脏腑，输注于孔窍可滋润鼻、目、口、耳等官窍，渗注骨、脊、脑可充养骨髓、脊髓、脑髓，流入骨节可滋润骨节等。津液还具有充养血脉作用。津液入脉，成为血液的重要组成部分，故有"津血同源"之说。燥热之邪、情志化火、脾胃虚弱、过食辛辣、高热多汗、吐泻多尿、失血等原因，均可导致津液亏损。如果津液不足，失去滋润与充养作用，则皮毛、肌肉、孔窍、关节、血液、经络、脏腑、骨髓、脊髓及脑髓等失去充养、玄府闭塞。

临床症状：咽干唇焦，口渴，皮肤干燥，毛发枯槁，汗少或无汗，小便短少、大便秘结，甚则转筋挛急，目陷，螺瘪，舌干红，脉细。

（四）脾气亏虚、玄府虚闭

脾气主升，胃气主降，二者互为表里，升降相因，为全身气机升降之枢纽。脾主运化，胃主受纳，二者纳运相成，为全身气血生化之源泉。如果饮食失节、劳役过度、情志失常、年老体衰、大病久病等，就会损伤脾胃，导致脾胃虚弱。脾胃虚弱，清阳不升、浊阴不降，玄府闭塞，则百病丛生。正如李东垣所说："内伤脾胃，百病由生"。

临床症状：脘腹胀满，不思饮食，大便溏薄，精神不振，形体消瘦，肢体倦怠，少气懒言，面色萎黄，肢体浮肿，便血，尿血，月经过多，崩漏，胃下垂，肾下垂，子宫下垂，脱肛，舌淡苔白，脉缓弱无力等。

（五）肾水亏虚，玄府虚闭

肾阴以肾中精气为物质基础，对各脏腑组织起着滋养和濡润的作用。肾阴充足，则全身之阴皆充盈。如果久病耗伤、禀赋不足、房劳过度、过服温燥劫阴之品、急性热病后、情志内伤等，则可导致肾阴亏虚、玄府不通。肾阴衰，则全身之阴皆衰；肾阴亡，则全身之阴皆亡，人的生命就会终止。

临床症状：头晕耳鸣，腰膝酸痛，失眠多梦，潮热盗汗，五心烦热，咽干颧红，齿松发脱，形体消瘦，小便短黄，大便干结，舌红少津，脉细数。男子兼见阳强易举，遗精，早泄，女子可兼见经少或经闭，崩漏等。

（六）肾阳不足，玄府虚闭

肾阳，又称元阳、真阳、真火、命门之火，为人体阳气之根本，对全身各脏腑组织起着推动和温煦作用。《素问·生气通天论》曰："阳气者，若天与日，失其所，则折寿而不彰。"《类经图翼·大宝论》曰"神由气化，而气本乎天，所以发生吾身者，即真阳之气也。"可见人以阳气为本，其各种功能活动均依赖阳气的推动、激发和鼓舞，阳气充盛则神旺目明。如果素体阳虚、年老肾亏、久病伤肾、房劳过度等皆可导致肾阳亏虚。

临床症状：面色青白无光或黧黑，畏寒怕冷，四肢发凉，腰膝冷痛，筋骨萎软，小便清长，余沥不尽，尿少或夜尿频多，五更腹泻或者便秘，阳痿，早泄，身浮肿腰以下尤甚，舌淡苔白润，脉沉迟无力等。

（七）肾精亏虚，玄府虚闭

肾精的主要功能是主人体的生长繁殖，是生命活动的基础物质。肾精能调节脏腑之精、能生髓、养骨、补脑，并参与血液的生成。老年体衰、先天禀赋不足、久病耗损、后天失养等都可导致肾精亏虚、玄府不通。

临床症状：眩晕耳鸣，腰膝酸软，神疲健忘，齿摇松动，耳鸣耳聋，骨质疏松，男子精少不育，女子不孕，小儿大脑发育不良，智力低下，五迟五软，老年人痴呆，舌淡苔少，脉沉细等。

第八节　刘完素玄府疾病的治法探讨

一、基本治则

玄府病变引发疾病的基本病机是通利障碍，开阖失常，因实阻玄府而郁闭或因玄府亏虚而萎闭，相应的治则应当是开通玄府，以顺应玄府"贵于通利"之性，重建正常的开阖流通功能，恢复气液的正常流通渗灌和神志的正常运转。由于引起玄府病变的病因不同，具体病机各异，开通玄府的具体治疗方法自然有别。但是开通玄府，是玄府发生病变后的一个总的治疗原则。

二、具体治法

刘完素玄府学说的核心是，以宣通为用、以闭塞为病。玄府闭塞有虚实两个方面。我们认为，实证常见风寒袭表、玄府郁闭，火热内郁、玄府郁闭，湿热蕴结、玄府郁闭，阳明腑实、玄府郁闭，瘀血阻络、玄府郁闭，痰热阻络、玄府郁闭，食积阻滞、玄府郁闭7个证型。虚证常见元气亏虚、玄府虚闭，血液亏虚、玄府虚闭，津液亏虚、玄府虚闭，脾气亏虚、玄府虚闭，肾水亏虚、玄府虚闭，肾阳不足、玄府虚闭，肾精亏虚、玄府虚闭7个证型。实证分别采用解表散寒开玄法、清透火热开玄法、清利湿热开玄法、泻下通腑开玄法、活血化瘀开玄法、清肺化痰开玄法；虚证分别采用补气通玄法、养血通玄法、养津通玄法、健脾通玄法、滋肾阴通玄法、温肾阳通玄法、补肾精通玄法。

（一）实证通玄法

1. 解表散寒开玄法

辨证分型：风寒袭表、玄府郁闭。

治疗方法：解表散寒，开通玄府。

选用方剂：麻黄汤、桂枝汤、荆防败毒散等。

选用药物：生麻黄、桂枝、荆芥、防风、白芷、葛根、苏叶、淡豆豉、柴胡、前胡、桔梗、枳壳、苦杏仁、橘红、生姜、炙甘草、大枣等。

随症加减：若伴有头痛剧烈者，为风寒袭头、玄府闭塞，可选配川芎、藁本、蔓荆子、细辛等祛风散寒、开通玄府；若伴有全身酸痛、关节酸痛者，为风寒夹有湿邪、玄府不通，可选配羌活、独活、秦艽、威灵仙、防己、海风藤、络石藤等散寒除湿、开通玄府；若伴有脘腹冷痛、呕吐、腹泻者，为脾阳虚损、阴寒凝滞、玄府不通，可选配人参、白术、干姜、桂枝等健脾益气、温中散寒、开通玄府；若伴有精神萎靡、恶寒蜷卧、手足厥冷、下利清谷、心悸、唇甲青紫、腰酸腿软、舌淡紫苔白滑、脉微细等症，为心肾阳虚、阴寒凝滞、玄府不通，可选配人参、炮附子、肉桂、吴茱萸、淫羊藿、巴戟天、补骨脂等温补心肾、开通玄府；若伴有清稀痰、咳嗽者，为寒痰阻肺、玄府不通，可选配干姜、清半夏、细辛、五味子、紫菀、百部等温化寒痰、开通玄府；若伴有口干、口渴、咽喉痛、舌红苔黄、脉数者，为寒邪入里化热或素有蕴热，可选配连翘、生栀子、蒲公英、薄荷、竹叶、芦根、牛蒡子等清透火热、开通玄府；若伴有白黏痰或黄黏痰、咳嗽者，为痰热蕴肺、玄府不通，可选配瓜蒌、浙贝母、白前、桑白皮、黄芩、鱼腥草、金荞麦等清热化痰、开通玄府。

在辛味开通玄府药中，应重视生麻黄的应用。生麻黄气温味辛，中空体轻，善于走窜开通玄府，凡其他药物药力不及之处，其皆可至。既能轻扬发散透发肌肤腠理经络中的风寒邪气，又能深入脏腑开通寒凝痰停瘀血，更能发散肌肤腠理、经络脏腑中的水气。《本草经疏》称"麻黄，轻可去实，故疗伤寒，为解肌第一"。《本草通玄》称麻黄"轻可去实，为发表第一药"。《神农本草经·卷二·中经·麻黄》称麻黄"主中风伤寒头痛，温疟，发表出汗，去邪热气，止咳逆上气，除寒热，破癥坚积聚"。《名医别录·中品卷第二·麻黄》称麻黄"主治五脏邪气缓急，风胁痛，字乳余疾。止好唾，通腠理，疏伤寒头痛，解肌，泄邪恶气，消赤黑斑毒"。张锡纯《医学衷中参西录·药物·麻黄解》说："麻黄味微苦，性温，为发汗之主药。于全身之脏腑经络，莫不透达，而又以逐发太阳风寒为其主治之大纲……为逐寒搜风之要药"。使用生麻黄的应用指征关键在于"疼痛"。因为寒为阴邪，其性凝滞，最容易导致气血凝滞、玄府闭塞而表现为疼痛。因此，古人有"寒性凝滞而主痛"的说法。这种疼痛的特点是：一是有明显的受寒病史；二是其疼痛多表现冷痛；三是该疼痛多怕风怕冷，遇寒增剧或阴雨天加重，得温则减。《素问·痹论》说："痛者，寒气多也，有寒故痛也。"《伤寒论》曰："太阳病，头痛，发热，身疼，腰痛，骨节疼痛，恶风，无汗而喘者，麻黄汤主之。"成无己注曰："此太阳伤寒也，寒则伤荣，头痛，身疼，腰痛，以至牵连骨节疼痛者，太阳荣血不利也。"西医学的风湿性关节炎、类风湿关节炎、痛风、颈腰椎增生和椎间盘膨出或脱出等疾病所导致的疼痛，如果具备上述特点可考虑选用生麻黄。

2.清透火热开玄法

辨证分型：火热内郁、玄府郁闭。

治疗方法：清透火热、开通玄府。

选用方剂：栀子豉汤、犀角地黄汤、清宫汤、六一散等。

选用药物：淡豆豉、生栀子、连翘、莲子心、竹叶、水牛角丝、生地黄、玄参、麦冬、赤芍、牡丹皮、金银花、薄荷、升麻、葛根、滑石、通草、生甘草、僵蚕、蝉蜕、荆芥、防风等。

随症加减：若伴有肝火亢盛见头晕目眩、口干口苦、舌红苔薄黄者，可选配柴胡、蒲公英、菊花、桑叶等清透肝火、开通玄府；若伴有肺火见咳嗽、痰黄、咯血者，可选配桑白皮、地骨皮等清泻肺火、开通玄府；若伴有胃火见胃脘灼痛、牙痛者，可选配黄连、生石膏、知母等清透胃火、开通玄府；若伴有肝胆湿热见头晕目眩、口干苦、舌红苔黄厚腻者，可选配黄芩、龙胆草等清利肝胆湿热、开通玄府；若伴有下焦湿热见阴囊潮湿、带下黄稠者，可选配黄柏、苦参、地榆、虎杖、萆薢、土茯苓等清利下焦湿热、开通玄府。

3. 清利湿热开玄法

辨证分型：湿热蕴结、玄府郁闭。

治疗方法：清利湿热、开通玄府。

选用方剂：黄连解毒汤、龙胆泻肝汤、茵陈蒿汤、连朴饮、甘露消毒丹、三仁汤、八正散、六一散等。

选用药物：黄连、黄芩、黄柏、生栀子、龙胆草、茵陈、苦参、地榆、萆薢、虎杖、萹蓄、瞿麦、滑石、生甘草、木通、通草、竹叶、茯苓、猪苓、泽泻、车前子、冬葵子、苦杏仁、白蔻仁、薏苡仁等。

随症加减：若伴有玄府闭塞、清阳不升见困倦嗜睡者，选配石菖蒲、郁金、升麻、川芎等升发清阳、开通玄府；若伴有玄府闭塞、经络不通见头重而痛、关节酸痛者，可选配川芎、葛根、威灵仙、海风藤、络石藤、鸡血藤、忍冬藤、红藤、木瓜、薏苡仁、蚕沙等开通玄府、活络止痛；若伴有玄府闭塞、脾胃纳运失常见脘痞、口腻不渴、纳呆、恶心欲呕、大便稀溏者，可选配清半夏、黄连、生山楂、鸡内金、生麦芽、神曲等辛开苦降、消导食积、开通玄府；若玄府闭塞、湿热下注见小便混浊、妇女带下量多质稠者，选配鱼腥草、败酱草、白花蛇舌草、土茯苓等清利湿热、开通玄府。

4. 泻下通腑开玄法

辨证分型：阳明腑实、玄府郁闭。

治疗方法：泻下通腑、开通玄府。

选用方剂：大承气汤、小承气汤、调胃承气汤等。

选用药物：大黄、厚朴、枳实、芒硝、牛蒡子、决明子、牵牛子、葶苈子等。

随症加减：若伴有阴津亏虚、玄府闭塞见大便干燥难解、口干口渴、舌红苔黄厚、脉数者，可选配生地黄、玄参、麦冬、女贞子、白芍、葛根、知母、天花粉、芦根养阴生津润肠、开通玄府；若伴有血液亏虚见大便干燥难解、头晕眼花、爪甲色淡、舌淡苔白、脉弦细者，可选配熟地黄、何首乌、女贞子、枸杞子、当归、白芍、桃仁、苦杏仁、火麻仁、郁李仁、松子仁等养血润肠、开通玄府；若伴有元气亏虚见大便干燥难解、气短乏力者，可选配人参、党参、生黄芪、沙参等；若伴有湿热内蕴见头面油垢、舌苔厚腻、脉濡数者，可选配黄连、黄芩、黄柏、龙胆草、生栀子等清利湿热、开通玄府；若伴有痰饮蕴肺、肺失宣肃见胸闷、咳吐黄痰、舌红苔黄、脉弦滑数者，可选配瓜蒌、薤白、紫菀、苦杏仁、牛蒡子、葶苈子、冬瓜子、浙贝母、桑白皮、黄芩等清热化痰、开通玄府。

　　阳明腑实证，肠腑不通，闭塞其中的不仅为有形之糟粕，后期还会因肠腑闭塞不通而导致水饮内停，故我们常加牵牛子、葶苈子等泻下逐水、开通玄府。牵牛子苦寒，归肺、肾、大肠经。《本草正义》曰："牵牛，善泄湿热，通利水道，亦走大便"；《名医别录》曰："主下气，治脚满水肿，除风毒，利小便"；《本草纲目》曰："逐痰消饮，通大肠气秘风秘，杀虫"。葶苈子辛苦大寒，归肺、膀胱经，专泻肺中痰火水饮而平喘咳，泻肺气之壅闭而通调水道。《神农本草经·卷三·下经·葶历》称其"主癥瘕积聚结气，饮食寒热，破坚逐邪，通利水道"。《神农本草经百种录》曰："葶历滑润而香，专泻肺气，肺为水源，故能泻肺，即能泻水。凡积聚寒热从水气来者，此药主之。大黄之泻从中焦始，葶历之泻从上焦始"。《本草正义》曰："葶苈子苦降辛散，而性寒凉，故能破滞开结，定逆止喘，利水消肿。"肺和大肠相表里，大肠闭塞不通则肺气不能正常肃降，而导致水饮及痰火郁闭于肺，肺玄府不通，又进一步加重大肠玄府闭塞，二者相互影响，互为因果，故用葶苈子泻肺气之壅闭，逐水饮，祛痰火，以开通肺之玄府，则肺气肃降如常，从而有助于腑气通降下行，糟粕得下，水饮得除。

　　5. 活血化瘀开玄法

　　辨证分型：瘀血阻络、玄府郁闭。

　　治疗方法：活血化瘀、开通玄府。

　　选用方剂：血府逐瘀汤、膈下逐瘀汤、少腹逐瘀汤、通窍活血汤、身痛逐瘀汤、抵当汤、桂枝茯苓丸等。

　　选用药物：三棱、莪术、五灵脂、丹参、郁金、当归、川芎、桃仁、红花、赤芍、牡丹皮、姜黄、刘寄奴、苏木、益母草、泽兰等。

　　随症加减：若因瘀血导致出血者，可选配三七、蒲黄、茜草、乌贼骨、血余炭、花蕊石、紫草等活血止血、开通玄府；若因肝郁气滞致瘀见胸闷、太息者，可选配柴胡、枳壳、川楝子、佛手、延胡索、乌药、香附等疏肝理气、开通玄府；若伴有火热见心烦、口舌生疮、舌红、脉数者，可选配柴胡、连翘、生栀子、蒲公英、竹叶、滑石、生甘草等清泻火热、开通玄府；若伴有阴寒见冷痛、舌淡暗、脉紧者，可选配生麻黄、桂枝、细辛、制川乌、制草乌、威灵仙、海风藤、络石藤、鸡血藤等温通血脉、开通玄府；若血瘀日久，久病入络见疼痛反复不已、癥瘕积聚者，选配僵蚕、地龙、土鳖虫、蝉蜕、蜈蚣、全蝎、水蛭等活血通络、开通玄府；若伴有气虚见疲倦乏力、气短懒言者，可选配生黄芪、党参、沙参等滋养元气、开通玄府；若伴有阳虚见畏寒肢冷、舌淡润苔水滑者，可选配炮附子、桂枝、淫羊藿、仙茅、肉苁蓉、补骨脂、益智仁等温补阳气、开通玄府；若伴有阴津亏虚见口干口渴、舌红少苔、脉细数者，可选配葛根、知母、天花粉、玄参、北沙参、麦冬、女贞子、旱莲草、败龟甲、炙鳖甲等滋养阴津、开通玄府。

6. 清肺化痰开玄法

辨证分型：痰热阻络、玄府郁闭。

治疗方法：清热化痰、开通玄府。

选用方剂：清气化痰丸、止嗽散、桑菊饮、千金苇茎汤等。

选用药物：陈皮、半夏、茯苓、枳实、竹茹、胆南星、瓜蒌、浙贝母、远志、石菖蒲、苦杏仁、芦根、薏苡仁、冬瓜子、黄芩、桑白皮、桑叶、菊花、桔梗、连翘、薄荷、鱼腥草、金荞麦、紫菀、百部、白前、前胡等。

随症加减：若伴有风寒表证见恶寒发热、鼻流清涕、头痛、全身酸痛者，可选配生麻黄、荆芥、防风、苏叶、白芷、淡豆豉、羌活、独活、蔓荆子、川芎、威灵仙、防己等疏散风寒、开通玄府；若伴有燥气伤肺见干咳无痰者，可选配葛根、天花粉、知母、沙参、生石膏、阿胶、麦冬、黑芝麻、柏子仁等养阴润肺、开通玄府；若伴有心火见心烦失眠、舌红脉数者，可选配淡豆豉、生栀子、水牛角丝、琥珀等清心泻火、开通玄府；若伴有水饮停聚见水肿者，可选配茯苓、泽泻、葶苈子、牵牛子等利水逐饮、开通玄府。

7. 消导食积开玄法

辨证分型：食积阻滞、玄府郁闭。

治疗方法：消食导滞、开通玄府。

选用方剂：越鞠保和丸、枳实导滞丸等。

选用药物：陈皮、清半夏、茯苓、枳实、厚朴、山楂、麦芽、神曲、莱菔子等。

随症加减：若大便干结者，可选配大黄、枳实等泻热通便、开通玄府；若腹胀甚者，可选配木香、砂仁、香附、槟榔等理气除胀、开通玄府；若腹胀青筋、腹中痞块者，可选配三棱、莪术、五灵脂、炙鳖甲等活血化瘀、软坚散结、开通玄府；若气虚者，可选配黄芪、人参等补益中气、开通玄府；若脾虚见大便溏泄者，可选配生山药、生白术、茯苓、泽泻、薏苡仁、木瓜等健脾利湿止泻、开通玄府；若伴有口臭、口舌生疮者，加黄连、连翘清透火热、开通玄府；若伴有胃脘冷痛、大便清稀者，可选配白豆蔻、肉豆蔻、益智仁、干姜、高良姜等温胃散寒、开通玄府。

（二）虚证通玄法

1. 益气通玄法

辨证分型：元气亏虚、玄府虚闭。

治疗方法：补益元气、开通玄府。

选用方剂：四君子汤、补中益气汤等。

选用药物：人参、党参、白术、茯苓、黄芪、北沙参、山茱萸、红景天、绞股蓝、仙鹤草等。

随症加减：若伴有阳气亏虚见畏寒、身凉、冷汗多者，可选配炮附子、肉桂、干姜、补骨脂、五味子等温补阳气、开通玄府；如果伴有肾精亏虚见腰膝酸软者，可选配杜仲、续断、骨碎补等滋养肾精、开通玄府；如果阴血亏虚见面色萎黄、爪甲色淡、心悸失眠、舌淡苔白、脉细者，可选配阿胶、鹿角胶、当归、白芍、何首乌、黄精、枸杞子、大枣等滋养阴血、开通玄府；若伴有脾气亏虚见腹胀、纳呆、便溏者，可选配生山药、白术、鸡内金等健脾助运；若伴有瘀血见口唇色暗、舌暗等，可选配桃仁、红花、当归、川芎、鸡血藤、三棱、莪术、五灵脂等活血化瘀、开通玄府。

2. 养血通玄法

辨证分型：血液亏虚、玄府虚闭。

治疗方法：养血润燥、开通玄府。

选用方剂：四物汤、归脾汤等。

选用药物：生地黄、当归、白芍、龙眼肉、何首乌、枸杞子、黄精、玉竹、阿胶、鹿角胶、大枣等。

随症加减：若因心血亏虚见心悸失眠者，可选配酸枣仁、柏子仁、五味子、首乌藤、生龙骨、生牡蛎等养血安神、开通玄府；若因脾胃虚弱见纳少便溏者，加白术、山药、鸡内金、陈皮等补益脾胃、开通玄府；若伴有肾阴亏虚、阴虚火旺见腰膝酸软、手脚心热者，可选配麦门冬、麻子仁、败龟甲、生鳖甲、青蒿、白薇、知母、地骨皮、牡丹皮等养阴清虚热、开通玄府；若伴有心火亢盛见心烦失眠多梦者，可选配淡豆豉、生栀子、黄连、竹叶、莲子心等清透火热、开通玄府；若伴有瘀血见舌淡暗、口唇色暗者，可选配桃仁、红花、川芎、鸡血藤、三棱、莪术、五灵脂等活血化瘀、开通玄府。

3. 养津通玄法

辨证分型：津液亏虚、玄府虚闭。

治疗方法：滋养津液、开通玄府。

选用方剂：增液汤、生脉饮、麦门冬汤、桑杏汤、清燥救肺汤、益胃汤、五汁饮等。

选用药物：生地黄、玄参、麦冬、天冬、石斛、葛根、知母、天花粉、玉竹、芦根、五味子、乌梅、白芍、藕汁、梨汁、荸荠汁、甘蔗汁等。

随症加减：若伴有元气亏虚见气短懒言者，可选配沙参、西洋参、人参、党参等补养元气、开通玄府；若伴有肝肾阴亏虚见腰膝酸软者，可选配杜仲、桑寄生、续断、怀牛膝等滋补肝肾、开通玄府；若伴有血虚者，可选配何首乌、黄精、枸杞子、大枣、阿胶等滋养血液、开通玄府；若伴有瘀血见舌红绛者，可选配桃仁、红花、丹参、郁金、川芎、鸡血藤、三棱、莪术、五灵脂、益母草、泽兰等活血化瘀、开通玄府。

4. 健脾通玄法

辨证分型：脾气亏虚、玄府虚闭。

治疗方法：健脾益气、开通玄府。

选用方剂：四君子汤、补中益气汤、参苓白术散、张锡纯先生资生汤等。

选用药物：党参、生山药、生白术、鸡内金、茯苓、莲子肉、白扁豆、生黄芪、当归、柴胡、升麻等。

随症加减：若脾阳虚见脘腹冷痛者，选配桂枝、干姜、补骨脂等温补脾阳、开通玄府；若伴有胃阴虚见胃脘烧灼隐痛者，选配沙参、麦冬、石斛、玉竹、葛根、知母、天花粉、玄参等滋养胃阴、开通玄府；若伴有肝肾阴虚见腰膝酸软者，选加生地黄、杜仲、桑寄生、续断、怀牛膝、女贞子、墨旱莲等滋补肝肾、开通玄府；若伴有肾阳虚见腰膝酸软冷痛者，可选配淫羊藿、巴戟天、仙茅、肉苁蓉、补骨脂、益智仁、菟丝子等温补肾阳、开通玄府；若伴有心血不足见失眠、多梦易醒者，可选配远志、石菖蒲、首乌藤、酸枣仁、柏子仁等养心安神、开通玄府；若伴有湿热蕴结，可选配黄连、黄芩、黄柏、龙胆草、薏苡仁、木瓜等清热利湿、开通玄府；若伴有寒湿内蕴者，可选配高良姜、干姜、荜茇、丁香等温散寒湿、开通玄府；若伴有瘀血者，选配三棱、莪术、五灵脂、益母草、苏木、刘寄奴、丹参、郁金等活血化瘀、开通玄府；若伴有痰阻见咳吐痰涎者，选配陈皮、清半夏、紫菀、百部、白前、前胡等燥湿化痰、开通玄府；若伴有食积见嗳腐吞酸者，可选配生山楂、生麦芽、焦神曲等消导食积、开通玄府；若伴风寒侵袭见恶寒、鼻流清涕者，可选配生麻黄、桂枝、荆芥、防风等祛风散寒、开通玄府。

5. 补肾阴通玄法

辨证分型：肾水亏虚、玄府虚闭。

治疗方法：滋阴降火、开通玄府。

选用方剂：六味地黄丸、大补阴丸等。

选用药物：生地黄、山药、山茱萸、天冬、麦冬、女贞子、败龟甲、炙鳖甲、青蒿、地骨皮、牡丹皮、白薇、银柴胡、胡黄连、秦艽、十大功劳叶等。

随症加减：若伴有湿热蕴脾见纳呆、腹胀、舌苔黄厚腻者，可选配黄连、木香、清半夏、败酱草、红藤等清热除湿、开通玄府；若伴有肝胆湿热见口苦、胁痛、舌苔黄厚腻者，可选配黄芩、龙胆草、白芍、川楝子、延胡索、夏枯草等清热除湿、开通玄府；若伴有湿热下注见阴囊潮湿或带下黄稠、下肢痿软或沉重、舌根苔黄厚腻者，可选配黄柏、白花蛇舌草、苦参、生地榆、虎杖、萆薢、土茯苓、怀牛膝、木瓜、薏苡仁、蚕沙等清热除湿、开通玄府；若伴有瘀血见舌红绛、肢体疼痛、月经量少者，可选配三棱、莪术、丹参、郁金、赤芍、牡丹皮、姜黄、苏木、刘寄奴、益母草、泽兰等；若热入血分见舌红绛、斑疹、咳血、崩漏等，可选配水牛角丝、生地黄、赤芍、牡丹皮、小蓟、大蓟、侧柏叶、茜草、白茅根、荷叶、棕榈炭、升麻炭、桑白皮、地骨皮等清热凉血、开通玄府；若伴有痰热蕴肺见咳嗽、痰黄者，可选配桑白皮、地骨皮、黄芩、瓜蒌、浙贝母、紫菀、百部、白前、前胡、鲜竹沥等清热化痰、开通玄府。

6. 温肾阳通玄法

辨证分型：肾阳不足、玄府虚闭。

治疗方法：温补肾阳、开通玄府。

选用方剂：金匮肾气丸、真武汤、四神丸、右归丸等。

选用药物：炮附子、肉桂、生山药、山茱萸、熟地黄、淫羊藿、仙茅、巴戟天、补骨脂、狗脊、益智仁、鹿角胶等。

随症加减：若伴有水饮停滞见水肿者，可选配茯苓、猪苓、泽泻、车前子等利水消肿、开通玄府；若伴有痰饮蕴肺见咳嗽、哮喘、吐白痰者，可选配紫菀、百部、白前、前胡、葶苈子、冬瓜子、苏子等止咳化痰、平喘降逆、开通玄府；若伴有瘀血见口唇紫暗、舌暗、面色黧黑等，可选配三棱、莪术、丹参、郁金、姜黄、苏木、刘寄奴、益母草、泽兰等活血化瘀、开通玄府；若伴有阳痿、早泄者，可选配蛇床子、韭菜子、阳起石、锁阳、露蜂房等助阳兴阳、开通玄府；若伴有肾气不固见白带清稀、小便清长、夜尿频多者，可选配乌梅、乌药、五味子、白果、露蜂房等固摄肾气、开通玄府。

7. 补肾精通玄法

辨证分型：肾精亏虚、玄府虚闭。

治疗方法：滋补肾精、开通玄府。

选用方剂：五子衍宗丸、左归丸等。

选用药物：熟地黄、生山药、山茱萸、杜仲、肉苁蓉、骨碎补、怀牛膝、当归、鹿角胶、龟甲胶、枸杞子、菟丝子、车前子、五味子、覆盆子、紫河车粉等。

随症加减：若肾精亏虚见耳鸣耳聋者，可选配磁石、石菖蒲等开窍通玄；若肾精亏虚见眩晕者，可选配生龙骨、生牡蛎、珍珠母、磁石等重镇潜阳、开通玄府；若伴有痰邪内蕴见老年痴呆、成人早衰者，可选配石菖蒲、郁金、远志等化痰宣窍；若伴有瘀血见口唇紫暗、舌紫暗者，选配三棱、莪术、丹参、郁金、姜黄、苏木、刘寄奴、益母草、泽兰等活血化瘀、开通玄府。

综上所述，无论是实证还是虚证，都着眼于一个"通"字。对于实证，通过解表散寒、清透火热、清热利湿、泻下通腑、活血化瘀、清肺化痰、消导食积等 7 种方法达到开通玄府的目的；对于虚证，通过补益元气、滋养阴血、滋养津液、补养脾胃、滋养肾阴、温补肾阳、补养肾精等 7 种方法达到开通玄府的目的。不仅如此，虚证中易兼有实证，如伴有外感风寒、火热内郁、瘀血阻络、湿热阻滞、痰热阻滞、食积内停等证，更需要在补益的基础上祛除邪气、开通玄府。可见，开通玄府贯穿治疗疾病的始终。上述 14 种证型既可单独出现，也可两种合并出现，更可多种证型合并出现。如果多种证型兼夹互见，则要多法联用，最终都是为了达到开通玄府、元真通畅、身心安和的目的。

第三章　刘完素玄府学说的继承和发展研究

第一节　宋金元时期的继承和发展研究

一、易水学派

张元素

张元素（1131—1234 年），字洁古，金代易水（今河北易县）人，易水学派创始人。张元素在《内经》《伤寒杂病论》等脏腑理论的基础上，结合自己的临床经验，提出了脏腑辨证理论，系统地论述了各个脏腑的生理、病理、辨证、治疗、预后等，并提出"脏腑标本虚实寒热用药式"，将脏腑理论和药物联系起来，为临床辨证施治奠定了基础。张元素除了对脏腑辨证有突出贡献外，在制方遣药方面也有新的建树，奠定了中药学的药理基础。张元素未明确地论及玄府概念，但其很多学术思想可能是对刘完素玄府学说的继承与发展。

气机的升降理论是中医理论的重要组成部分，最早见于《黄帝内经》。《素问·六微旨大论》曰："出入废则神机化灭，升降息则气立孤危。故非出入，则无以生长壮老已，非升降，则无以生长化收藏，是以升降出入，无器不有"，即阐明了气机的重要性。张元素在《黄帝内经》理论的基础上，认为"升降者，天地之气交也"（《医学启源·用药备旨》），这与刘完素的观点"玄府者，无物不有……乃气出入升降之道路门户也"有相通性。张元素认为气机升降出入的协调平衡是保证生命活动正常进行的一个重要环节，气机失调则会变生疾病。张元素注重气机通畅的思想和刘完素的玄府贵开忌阖理论相通。

张元素对药物的气味厚薄、升降浮沉、引经报使、药类法象等有独到的认识和造诣。张元素根据中药的质地、性状、颜色、功效、入药部位、四气五味等，分析药物的气味厚薄、升降浮沉的特性。如《医学启源·用药备旨》曰："味为阴，味厚为纯阴，味薄为阴中之阳；气为阳，气厚为纯阳，气薄为阳中之阴。又曰：味厚则泄，味薄则通；气厚则发热，气薄则发泄。又曰：辛甘发散为阳，酸苦涌泄为阴；咸味通泄为阴，淡味渗泄为阳。"并认为"药有气味厚薄、升降浮沉、补泻主治之法，各各不同"（《医学启源·药类法象》）。正是药物的气味厚薄、升降浮沉特性决定了药物的发散、通泄等气机升降的功效，也才能使刘完素开通玄府的学术思想得以很好地实现。例如辛甘类药物，气味俱轻，具有发散解表、通达玄府的功效；咸味类药物，气厚质重，具有下行沉降、开通玄府的作用。张元素在中药气味厚薄、升降浮沉理论的指导下，将105种临床常用药分为五类，其中"风生升"20种，"热浮长"20种，"湿化成"21种，"燥降收"21种，"寒沉藏"23种，归纳总结了具有相同升降浮沉特性的药物。可见，张元素丰富和完善了刘完素治疗玄府疾病的药物学，发展了刘完素玄府理论的临床用药方法。

在三焦的认识问题上，张元素认为三焦为"玉海水道"，强化了三焦输布水液的功能，更有利于将三焦纳入刘完素玄府体系。《医学启源·卷上·五脏六腑证·三焦》曰："三焦者，人之三元之气也，号曰中清之腑，总领五脏六腑，荣卫经络，内外左右上下之气也。三焦通，则上下内外左右皆通也。其于灌体周身，和内调外，荣养左右，宣通上下，莫大于此也。又名玉海水道。上则曰三管，中则曰霍乱，下则曰走泄，名虽三而归其一，有其名而无其形，亦号孤独之府。而卫出于上，荣出于中，上者络脉之系也，中者经脉之系也，下者水道之系也，亦又属膀胱之宗始，主通阴阳，调虚实，呼吸。"张元素认识到三焦既能运行元气，又能通调水道，非常重视三焦通达对身体健康的重要性。这与刘完素的观点"然皮肤之汗孔者，谓泄气液之孔窍也""一名玄府者，谓玄微府也；然玄府者，无物不有……乃气出入升降之道路门户也"等思想是一致的。

在治疗上，张元素主张根据疾病病位不同采用不同的治疗方药，如"上焦热，凉膈散、泻心汤"，可理解为上焦热，多为火热郁结、玄府闭郁所致，宜选用凉膈散、泻心汤等清透火热、开通玄府；"中焦热，调胃承气汤、泻脾散"，可理解为中焦热，多为脾胃湿热蕴结胃肠玄府、玄府闭塞所致，治疗上选用调胃承气汤、泻脾散等清利湿热、开通玄府；"下焦热，大承气汤、三才封髓丹"，可理解为下焦热多为腑气不通或阴虚火旺，导致玄府不通，治疗上宜选用大承气汤、三才封髓丹等通腑泻下和滋阴降火、开通玄府。张元素对三焦疾病采用不同的方药进行治疗，丰富和发展了刘完素玄府理论的治疗方法，为后世医家辨证施治玄府疾病提供了参考。

张元素和刘完素为同一时代的医家，两人居住地相距不是很远，相传也有过来往，学术上也相互景仰，所以张元素学术思想应该深受刘完素玄府学说的影响。其注重气机通畅的思想和刘完素的玄府贵开忌阖理论相通；其用升降浮沉、气味厚薄、药类法象阐释药物的作用机制，是对刘完素玄府学说药物学的发展；其认为三焦为"三元之气""玉海水道"，强化了三焦运行元气、输布水液的功能，更有利于将三焦纳入刘完素玄府体系；其对三焦疾病采用不同的方药进行治疗，丰富了刘完素玄府理论的治疗方法，为后世医家辨证施治玄府疾病提供了参考。

二、攻邪学派

张从正

张从正（1156—1228 年），字子和，号戴人，金代睢州考城（今河南兰考县）人，金元四大家之一，著有《儒门事亲》。其学术渊源来自于《黄帝内经》和张仲景的《伤寒杂病论》，推崇刘完素的火热论，是刘完素的私淑弟子。《金史·本传》称张从正"精于医，贯穿《素》《难》之学，其法宗刘守真，用药多寒凉，然起疾救死多取效"。张从正认为邪气是使人致病的主要原因，《儒门事亲·卷二·汗吐下三法该尽治病诠十三》中曰："夫病之一物，非人身素有之也。或自外而入，或由内而生，皆邪气也。"在治疗上主张因势利导，驱邪外出，认为"先论攻其邪，邪去而元气自复也"。他善用汗吐下三法，"所谓三法可以兼众法者"，为攻邪学派的代表人物。张从正不仅在用药上继承了刘完素寒凉用药的特点，并且他主张的汗吐下攻邪三法学术思想和刘完素开通玄府的学术思想一脉相承，继承并发展了刘完素的玄府学说。

（一）应用汗法，开玄解表

"汗法"最早见于《黄帝内经》，《素问·阴阳应象大论》曰："其在皮者，汗而发之"。"汗法"又称"解表法"，是指通过开泄腠理、调和营卫、发汗祛邪的一种治法。刘完素应用麻黄汤、桂枝汤、葱豉汤、防风通圣散、双解散等方剂给予治疗。刘完素对于单纯火热怫郁于里而闭塞玄府的病证，采取清透火热、开通玄府以达到宣通气液的目的，常用的方剂有白虎汤、栀子豉汤、六一散等，常用药物有生栀子、生石膏、知母、犀角、薄荷、连翘等。他在《素问玄机原病式·六气为病·热类》中曰："且如一切怫热郁结者，不必止以辛甘热药能开发也，如石膏、滑石、甘草、葱、豉之类寒药，皆能开发郁结。以其本热，故得寒则散也"。张从正可能受到刘完素开玄发汗解表思想的影响，进一步扩大了汗法的应用范围，认为灸、蒸、熏、洗、烙、针刺、砭射、导引、按摩，都能发挥开玄解表作用，都属于汗法。这丰富了刘完素开玄发汗的临床治疗方法，对刘完素玄府理论的发展作出了重要贡献。

1. 辛药发汗、开通玄府

《儒门事亲·卷二·凡在表者皆可汗式十五》曰："风寒暑湿之气，入于皮肤之间而未深，欲速去之，莫如发汗。圣人之刺热五十九刺，为无药而设也，皆所以开玄府而逐邪气，与汗同。然不若以药发之，使一毛一窍，无不启发之为速也。"张从正认为，由风寒暑湿外邪侵袭所导致的病证，治疗时应用开通玄府、发汗解表的治法。但对于发汗药物的选择，张从正认为要根据具体病机给予不同性味的药物治疗。如《儒门事亲·卷二·凡在表者皆可汗式十五》曰："然发汗亦有数种，世俗止知唯温热者为汗药，岂知寒凉亦能汗也……如桂枝汤、桂枝麻黄各半汤、五积散、败毒散，皆发汗甚热之药也；如升麻汤、葛根汤、解肌汤、逼毒散，皆辛温之药也；如大柴胡汤、小柴胡汤、柴胡饮子，苦寒之药也；如通圣散、双解散、当归散子，皆辛凉之药也。故外热内寒宜辛温，外寒内热宜辛凉。"指出了开通玄府的方法既有辛温发汗解表，亦有辛凉发汗。

另外，防风通圣散和双解散是刘完素的代表方剂，防风通圣散为表里双解方剂，具有解表攻里、发汗达表、畅达玄府、疏风退热之功效，为解表、清热、攻下三者并用之方，主治外感风邪、内有蕴热、表里皆实之证。在《儒门事亲》中，张从正也喜用表里双解方剂防风通圣散。

除了应用开玄解表药物发汗解表外，张从正还应用冷水淋浴的方法，起到发汗开玄的作用。如《儒门事亲·卷六·热形·恶寒实热六十一》记载："一妇身冷脉微，食沸热粥饭，六月重衣，以狐帽蒙其首，犹觉寒，泄注不止。常服姜、附、硫黄燥热之剂，仅得平和。稍用寒凉，其病转增，三年不愈。戴人诊其两手脉，皆如缄绳有力，一息六七至"，治疗方法"以凉布搭心，次以新汲水淋其病处，妇乃叫杀人。不由病者，令人持住，复以冷水淋其三四十桶，大战汗出，昏困一二日，而向之所恶皆除"。本例病案中，对于内热外寒甚者，张从正采取了冷水淋浴，使病人寒战汗出，亦是对用药物开玄之法治疗阳热怫郁类疾病的一种补充。

2. 针刺发汗、开通玄府

张从正认为针刺法亦可作为发汗解表、开通玄府的一种方法。《儒门事亲·卷三·喉舌缓急砭药不同解二十一》云："故出血者，乃发汗之一端也。"在《儒门事亲·卷六·风形·面肿风十》中记载一病例："南乡陈君俞，将赴秋试，头项遍肿连一目，状若半壶，其脉洪大。戴人出视《内经》：面肿者风。此风乘阳明经也，阳明气血俱多。风肿宜汗，乃与通圣散入生姜、葱根、豆豉同煎一大盏，服之，微汗；次日，以草茎鼻中，大出血，立消。"本病例张从正采用了刘完素的防风通圣散使病人微汗，发挥辛凉发汗的作用。另外，他认为"出血之与发汗，名虽异而实同"，放血疗法可以达到同发汗相同的效果——开玄泻火，故临床疗效显著。

3. 导引发汗、开通玄府

《儒门事亲·卷二·凡在表者皆可汗式十五》曰："亦有导引而为汗者。"导引法也可以起到开通玄府的作用。如"平准所谓导引而汗者，华元化之虎、鹿、熊、猴、鸟五禽之戏，使汗出如傅粉，百疾皆愈"。张从正借鉴华佗导引发汗的方法，使病人达到汗出的目的，也是开通玄府的一种独特方式。又如《儒门事亲·卷四·解利伤寒七》记载："又有导引一法，可于一闲处用之。先教病人盘脚而坐，次用双手交十指，攀脑后风池、风府，二穴乃是风门也。向前叩首，几至于地，如此连点一百二十数。急以葱醋粥辛辣汤投之，汗出立解。"此例中，张从正通过使患者活动，再辅以温热发散性质的饮食，达到开玄发汗的目的，方法简便易行，颇具特色。

4. 熏渍发汗、开通玄府

《儒门事亲·卷二·凡在表者皆可汗式十五》曰："亦有熏渍而为汗者。"张从正认为熏蒸、沐浴亦可作为发汗解表、开通玄府的方法。如《儒门事亲·卷二·凡在表者皆可汗式十五》曰："所谓熏渍而汗者，如张苗治陈廪丘，烧地布桃叶蒸之，大汗立愈。又如许胤宗治许太后感风不能言，作防风汤数斛，置于床下，气如烟雾。如其言，遂愈能言。"两则病例均采用了熏蒸方法达到开玄发汗的目的。张从正还借助热水洗浴的方式促进汗出、通玄解表，如《儒门事亲·卷六·风形·小儿风水十四》中记载："郾之营兵秋家小儿，病风水。诸医用银粉、粉霜之药，小溲反涩，饮食不进，头肿如腹，四肢皆满，状若水晶……此小儿才七岁，乃风水证也，宜出汗。乃置燠室，以屏帐遍遮之，不令见火。若内火见外火，必昏愦也。使大服胃风汤而浴之。浴讫，以布单重覆之，凡三五重，其汗如水，肿乃减五分。隔一二日，乃依前法治之。汗出，肿减七分，乃二汗而全减。"对于小儿风水肿胀，张从正采用口服汤剂胃风汤结合热浴的方式，共同起到开玄发汗的作用，此法操作简便易行，适合儿科疾病。

张从正灵活多样应用汗法是其治病的一大特色。他能够根据病人的病因病机，采取针刺、导引及熏渍等多种方式促进发汗，丰富了药物发汗的治疗方法，丰富完善了刘完素开通玄府的方法。

（二）应用吐法，开玄解郁

吐法是使用药物或其他方法进行催吐，使停留在咽喉、胸膈、胃脘等部位的痰涎、宿食从口中排出的一种治法。《医学心悟》曰："吐者，治上焦也，胸次之间，咽喉之地，或有痰、食、痈脓，法当吐之。"张从正在《黄帝内经》《伤寒论》《千金要方》《普济本事方》等学术思想的基础上，进一步扩大了吐法的范畴，认为"凡在上者，皆宜吐之"。《儒门事亲·卷二·凡在上者皆可吐式十四》曰："故凡可吐令条达者，非徒木郁然。凡在上者，皆宜吐之。"《儒门事亲·卷二·汗下吐三法治病诠十三》曰："风痰宿食，在膈或上脘，可涌而出之。"

张从正扩大了吐法的应用范围，认为引涎、漉涎、嚏气、追泪等，凡能使邪气涌而出之的方法，均属于吐法。

在涌吐药物方面，张从正归纳了具有涌吐作用的方剂和药物，《儒门事亲》中记载了9首吐剂，分别是三圣散、瓜蒂散、稀涎散、郁金散、茶调散（亦名二仙散）、独圣散、碧云散、常山散、青黛散，并详细记载了方剂的药物组成、修制方法、服用注意事项等。另外，详细记载了常见的具有涌吐作用的药物36味，如《儒门事亲·卷二·凡在上者皆可吐式十四》曰："以《本草》考之，吐药之苦寒者，有豆豉、瓜蒂、茶末、栀子、黄连、苦参、大黄、黄芩；辛苦而寒者，有郁金、常山、藜芦；甘苦而寒者，有地黄汁；苦而温者，有木香、远志、厚朴。"丰富了应用吐法的方药，为吐法的临床应用提供了参考。

《儒门事亲》中除药物涌吐外，还借助外治法达到催吐的目的，例如《儒门事亲·卷二·凡在上者皆可吐式十四》曰："余之撩痰者，以钗股、鸡羽探引不出，以菡投之，投之不吐，再投之；且投且探，无不出者。吐至昏眩，慎勿惊疑。"书中还记载了用引涎法治疗鼻窦炎、漉涎法治疗痰证、嚏气法治疗伤寒证等病例，均效果显著。

张从正临床应用吐法，体现了其辨证施治、因势利导的治病特点。他认为吐法可以条达气机，通畅一身气血，如《儒门事亲·卷十一·湿门》曰："凡上喘中满，酸心腹胀，时时作声，痞气上下不能宣畅，叔和云：气壅三焦不得昌是也。可用独圣散吐之，次用导水、禹功散轻泻三四行，使上下无碍，气血宣通，并无壅滞。"

张从正吐法能条达气机"使上下无碍，气血宣通，并无壅滞"等功能与刘完素开通玄府的学术思想是一致的。可见，张从正的吐法亦是刘完素玄府学说开通玄府法的进一步发展。

（三）应用下法，开玄攻邪

《素问·六元正纪大论篇第七十》曰："土郁夺之。"张从正在《内经》理论的基础上，重视下法的应用，提出不论风、寒、暑、湿、内外诸邪所伤，有汗无汗，只要有可下之证，均可使用下法。对于热邪亢甚，郁结在里，有可下之证者，用大承气汤或三一承气汤泻其里热。若下后微热不除者，可应用小剂量黄连解毒汤或凉膈散治疗。

张从正作为攻邪派代表医家，认为邪气郁阻则百病生，治疗大法以攻邪为主。《儒门事亲·卷二·凡在下者皆可下式十六》曰："下之攻病，人亦所恶闻也。然积聚陈莝于中，留结寒热于内，留之则是耶？逐之则是耶？《内经》一书，唯以气血通流为贵。世俗庸工，唯以闭塞为贵……陈莝去而肠胃洁，癥瘕尽而荣卫昌。不补之中，有真补存焉。"《儒门事亲·卷二·汗下吐三法该尽治病诠十三》曰："寒湿固冷，热客下焦，在下之病，可泄而出之""催生、下乳、磨积、逐水、破经、泄气，凡下行者，皆下法也"。

在方药治疗上，张从正重在疏通。《儒门事亲·卷二·凡在下者皆可下式十六》曰："所以谓寒药下者，调胃承气汤泄热之上药也；大、小桃仁承气，次也；陷胸汤，又其次也；大柴胡又其次也。以凉药下者，八正散泄热兼利小溲；洗心散抽热兼治头目；黄连解毒散，治内外上下蓄热而不泄者……试举大承气之药论：大黄苦寒，通九窍，利大小便，除五脏六腑积热；芒硝咸寒，破痰散热润肠胃；枳实苦寒为佐使，散滞气，消痞满，除腹胀；厚朴辛温，和脾胃，宽中通气。此四味虽为下药，有泄有补，卓然有奇功。刘河间又加甘草以为三一承气，以甘和其中，最得仲景之秘也。"

张从正下法不局限于通泻大便，范围广泛，但其宗旨是祛除邪气，疏通气机，流通气血。这一思想也是对刘完素开通玄府法的丰富和发展。

综合上述，张从正认为病由邪生，邪去正安，邪气闭阻是疾病产生的根本原因，因此治疗上采用推陈致新、导邪外出的方法，使邪气得以驱除，气血流通，则百病不生。这一思想和刘完素的玄府学说以通为贵的思想相符合，是对玄府学说的重要补充和发展。

三、补土学派

李杲

李杲（1180—1251 年），字明之，晚年自号"东垣老人"。他的著作有《脾胃论》《内外伤辨惑论》《兰室秘藏》《东垣试效方》《医学发明》《活法机要》《用药法象》等。在《脾胃论·卷八·天地阴阳生杀之理在升降浮沉之间论》中，李杲曰："万物之中，人一也。呼吸升降，效象天地，准绳阴阳。盖胃为水谷之海，饮食入胃，而精气先输脾归肺，上行春夏之令，以滋养周身，乃清气为天者也。升已而下输膀胱，行秋冬之令，为传化糟粕转味而出，乃浊阴为地者也。"可见，李东垣对脾胃病的认识独树一帜，开创了"补土学派"。

李东垣在其著作中没有明确提及玄府的概念。但是，脾胃虚弱、清阳不升，导致玄府不能荣养，进而产生诸多疾病的学术内涵，应该说是对刘完素玄府学说的继承和发展。

（一）脾胃虚弱，清阳不升，玄府不荣

脾胃气虚，清阳不升，玄府不荣，易导致九窍不利。《脾胃论·卷上·脾胃

虚实传变论》曰："谷气通于脾，六经为川，肠胃为海，九窍为水注之气。九窍者，五脏主之。五脏皆得胃气，乃能通利""胃气一虚，耳、目、口、鼻，俱为之病"。《脾胃论·卷下·脾胃虚则九窍不通论》又曰："脾胃既为阴火所乘，谷气闭塞而下流，即清气不升，九窍为之不利。"

眼睛内有诸多细微的运行气液的通道和门户，可以称之为眼玄府。脾胃虚弱，清阳不升，眼玄府不荣则导致目疾。李东垣《兰室秘藏》《脾胃论》《东垣试效方》等著作涉及眼科疾病的内容颇丰。如他在《兰室秘藏·卷上·眼耳鼻门》中曰："夫五脏六腑之精气，皆禀受于脾，上贯于目……故脾虚则五脏之精气皆失所司，不能归明于目矣。"元好问在《伤寒会要·序》云："大概其学，于伤寒、痈疽、眼病为尤长。"后世眼科著作《银海精微》《原机启微》都继承和发扬了他的眼科学术思想。明代张景岳也进一步阐释，《景岳全书·杂证谟·血证》中言："盖脾统血，脾气虚则不能收摄；脾化血，脾气虚则不能运化，是皆血无所主，因而脱陷妄行。"

耳内有诸多细微的运行气液的通道和门户，可以称之为耳玄府。脾胃虚弱，清阳不升，耳玄府不荣则耳鸣耳聋。《脾胃论·卷下·大肠小肠五脏皆属于胃胃虚则俱病论》中云："耳鸣耳聋，九窍不利，肠胃之所生也。此胃弱不能滋养手太阳小肠、手阳明大肠，故有此证。"

不仅如此，脾胃虚弱、清阳不升，还可导致全身的玄府不荣，进而产生诸多疾病。正如《脾胃论·卷下·胃虚脏腑经络皆无所受气而俱病论》所言："若胃气一虚，脾无所禀受，则四脏经络皆病。"《脾胃论·卷下·脾胃虚则九窍不通论》也曰："胃之一府病，则十二经元气皆不足也。气少则津液不行，津液不行则血亏，故筋、骨、皮、肉、血、脉皆弱，是气血俱羸弱矣。"

（二）善用辛散药物升发清阳、开通玄府

李东垣在《脾胃论·卷下·调理脾胃治验治法用药不明升降浮沉差互反损论》中创制的"升阳散火汤"，方中辛散药升麻、柴胡、羌活、独活、葛根、防风，皆味薄气轻，升发清阳、开通玄府。配伍甘温药人参、炙甘草等，散中有守，使中气健、玄府通、清阳升、郁火散。

李东垣在《脾胃论·卷上·脾胃胜衰论》中言"脾胃虚则火邪乘之而生大热"，治以"补脾胃泻阴火升阳汤"。方中以人参、黄芪、炙甘草补中益气，柴胡、升麻、羌活升举阳气，又配甘寒的石膏，苦寒的黄芩、黄连泻"阴火"。其中益气升阳与刘完素荣养玄府和开通玄府之旨暗合。

李东垣在《脾胃论·卷中·脾胃虚弱随时为病随病制方》中言："夫脾胃虚弱……日高之后，阳气将旺，复热如火，乃阴阳气血俱不足……黄芪人参汤主

之。"意在阐述脾胃虚弱，可致上焦肺气不足，遇夏季天气炎热，暑邪则进一步伤津耗气，导致阴阳气血俱虚，内生"阴火"。此时选用"黄芪人参汤"。方中以人参、黄芪、炙甘草、白术、麦门冬、当归、五味子补气生津养血以达到养玄之效果，升麻升发阳气开通玄府，可谓养玄和开玄并举。

综上所述，李东垣认为脾胃为元气之本。脾胃之气充盛，则元气充盛；脾胃之气衰，则元气虚衰。这对指导治疗刘完素虚性玄府疾病具有重要的指导意义。李东垣认为脾胃为人体气机升降的枢纽。脾气升，则清阳升；脾气降，则清阳陷。这对临床应用辛散药物升发清阳、开通玄府具有重要的指导意义。

四、丹溪学派

丹溪学派始于元代，是以朱丹溪、戴思恭、王履、虞抟、王纶、汪机、孙一奎等为代表人物，通过师承、私淑的方式，形成的一支具有理论延续性及创新性的医学学派。朱丹溪为创始人，亲炙弟子以戴思恭、王履为代表，私淑弟子以汪机、虞抟、王纶为代表。朱丹溪主要的学术观点有"阳有余阴不足论""相火论"等，对后世产生了重要影响。

丹溪学派的著作颇丰，享誉至今的著作有《格致余论》《局方发挥》《本草衍义补遗》《金匮钩玄》《证治要诀》《医经溯洄集》《医学正传》《明医杂著》《石山医案》《赤水玄珠》等。这些学术成果为私淑者提供了便利，进一步增加了丹溪思想在全国乃至海外的传播。

朱丹溪

朱震亨（1281—1358 年），字彦修，元代著名医学家。婺州义乌（今浙江义乌）人。后世尊称为"丹溪翁"或"丹溪先生"。朱丹溪师从罗知悌，得刘完素、张从正和李杲三家之学，创"阳常有余，阴常不足"等学说，临床擅用滋阴药物，是"滋阴派"的创始人。其著作主要有《格致余论》《局方发挥》《金匮钩玄》《本草衍义补遗》《外科精要发挥》，以及其门人整理他的临床经验和学术心得而成的《丹溪心法》和《丹溪心法附余》等。

朱丹溪对于郁证的治疗有着深刻认识。丹溪在《丹溪心法·卷三·六郁五十二》中说："气血冲和，万病不生，一有怫郁，诸病生焉，故人身诸病，多生于郁。"《丹溪心法·卷二·痰十三》："人之气道贵乎顺，顺则津液流通，决无痰饮之患。"《丹溪心法·卷三·六郁五十二》中说："郁者，结聚而不得发越也。当升者不得升，当降者不得降，当变化者不得变化也，此为传化失常，六郁之病见矣。"朱丹溪强调的六郁学术思想，与刘完素的"玄府郁闭、百病由生"说非常一致。

朱丹溪治郁的诸多方剂中，以越鞠丸为代表，选用香附、苍术、川芎、栀子、神曲，分别对气郁、痰湿郁、血郁、食郁、火郁起到开通玄府、调畅气机、祛其壅塞的作用。尤其是香附和苍术，一个理气，一个除湿，更能针对玄府的病理特点去治疗，可谓善于继承和发扬刘完素玄府学说的一代大家。

戴思恭

戴思恭（1324—1405年），字原礼，号肃斋，浙江省诸暨市马剑镇马剑村人，明代著名医学家。幼承父业名医戴士尧之医术，后向朱丹溪学习二十余年，深得朱丹溪真传。著作有《秘传证治要诀及类方》《推求师意》，以及校补《金匮钩玄》。在他的著述中修订了丹溪的学说，完善了滋阴理论。

戴思恭在《金匮钩玄·气属阳动作火论》中曰："捍卫冲和不息之谓气，扰乱妄动变常之谓火，当其和平之时，外护其表，复行于里，周流一身循环无端，出入升降，继而有常，源出中焦，总统于肺气，曷尝病于人也，及其七情之交攻，五志之间，发乖戾失常，清者遽变之为浊，行者抑遏而反止，表失卫护而不和，内失健悍而少降，营运渐远，肺失主持，妄动不已，五志厥阳之火起焉，上燔于肺，气乃病焉。何者气本属阳反胜则为火矣？河间曰：五志过极则为火也！"可见，戴思恭重视一身之气机周流，这与刘完素倡导的玄府"贵通忌阖"学术思想是一致的。

王履

王履，字安道，号畸叟，又号抱独老人，约生于元至顺三年（1332年），卒年不详，昆山（今江苏太仓）人，是元末明初著名的医学家。代表著作《医经溯洄集》。

王履认为自然界的一切事物都是有规律地不断运动和变化的，重视运用亢害承制之理来说明人体自身的防病抗病能力，重视机体的内在调节。王履对于中风病亦提出了自己的独特看法，认为中风病中有外感风邪者的"真中风"，还有因火、因气、因痰而致的"类中风"。其中"风、火、气、痰"均是导致玄府闭塞的病理因素。

王履的"亢害承制"理论和刘完素倡导的玄府"贵通忌阖"学术思想是一致的；王履倡导的"真中风""类中风"，其实质是刘完素玄府学说中外玄府和内玄府的郁闭和失养。

王纶

王纶（1453—1570 年），字汝言，号节斋。慈溪（今浙江省）人。明代著名医学家。著有《明医杂著》《本草集要》等书。

王纶对郁证的认识尤其全面深刻。在《明医杂著·医论》中，王纶曰："丹溪先生治病，不出乎气、血、痰，故用药之要有三：气用四君子汤，血用四物汤，痰用二陈汤。又云久病属郁，立治郁之方，曰越鞠丸。盖气、血、痰三病，多有兼郁者，或郁久而生郁，或病久而生郁，或误药杂乱而成郁，故余每用此方治病，时以郁法参之。气病兼郁，则用四君子加开郁药，血病痰病皆然。"

王纶认为郁证的发病病机不外乎气血运行失调和痰的产生。既是对朱丹溪学术思想的继承和发扬，也是对刘完素玄府学说的继承和发扬。

五、其他医家

陈无择

陈言（1131—1189 年），字无择，北宋处州青田（今浙江青田）人，生平事迹不详，于1174年编撰《三因极一病证方论》。书中强调"凡治病，先须识因"，专设"三因论"一篇，以致病因素为主，结合发病途径，对中医病因进行了系统的分类。六淫先自经络流入，内合于脏腑，为外所因；七情先自脏腑郁发，外形于肢体，为内所因；另有不内外因，如饮食饥饱、叫呼伤气、尽神度量，乃至虎狼毒虫、金疮踒折等。在三因致病的过程中，还可以产生瘀血、痰饮等新的致病因素。三因学说是中医病因学走向规范合理、完善成熟的重要标志。

玄府病变的产生，亦可从三因归纳。六淫之气侵袭人体，客于外玄府，影响玄府正常开阖，为外所因。七情内伤，各伤本脏为病，致病广泛。《三因极一病证方论》所载的 180 门病证，七情内因几乎每门皆有。其中又尤为重视气机怫郁，在治疗上主张调治气机以畅情志，并由此创立了以治气逆为主的大七气汤。七情内伤，气机怫郁，影响内玄府正常开阖，为内所因。外所因、内所因、不内外因均可产生痰饮、瘀血、结石等病理产物，而病理产物又可作为新的致病因素影响玄府的正常开阖，进而引起新的病变。《三因极一病证方论·痰饮叙论》曰："内则七情泊乱，脏气不行，郁而生涎，涎结为饮，为内所因；外有六淫侵冒，玄府不通，当汗不泄，蓄而为饮，为外所因。或饮食过伤，嗜欲无度，叫呼疲极，运动失宜，津液不行，聚为痰饮，属不内外因。"

第二节 明清时期的继承和发展研究

一、温补学派

在生理上强调脾胃和肾命阳气对生命的主宰作用,病机上着力研究脏腑虚损,辩证上立足于先天和后天,或重脾胃或重肾命,治疗上善用温养补虚之剂辨治虚损病证的一类学说,称之为温补学说。凡是以温补学说为核心研究内容的一类医家形成的学派称之为温补学派。温补学派又被后人称为肾命学派。代表医家有薛己、孙一奎、赵献可、张介宾、李中梓等。温补学派崛起于明代。下面就薛己、孙一奎、赵献可、张介宾四人对刘完素玄府学说的继承和发展做一探讨。

薛己

薛己(1487—1559年),字新甫,号立斋,明代著名医学家,温补学派先驱。吴郡(今江苏苏州市)人。父亲薛铠曾为太医院医士。薛己自幼继承家传,精研医术,博学多才,内外妇儿、口齿骨伤各科兼通擅长。薛己论著宏丰,大致可分为两类:一类是医论医案医方,如《内科摘要》《外科枢要》《女科撮要》《疠疡机要》《正体类要》《口齿类要》等;一类是对前人医书的校订评注,如其父薛铠《保婴撮要》、钱乙《小儿药证直诀》、王纶《明医杂著》、陈自明《妇人良方大全》和《外科精要》、陈文中《小儿痘疹方论》、倪维德《原机启微》等。

薛己在其著作中尚未明确地提及"玄府"一词,但其相关学术思想和临床经验也蕴含着对刘完素玄府学说的继承和发展。下面仅就其重视温补脾胃阳气这一方面探讨其对刘完素玄府学说的贡献。

人以胃气为本。《素问·平人气象论第十八》曰:"平人之常气禀于胃,胃者,平人之常气也,人无胃气曰逆,逆者死……人以水谷为本,故人绝水谷则死,脉无胃气亦死。"《素问·玉机真脏论第十九》曰:"五脏者,皆禀气于胃。胃者,五脏之本也。"金元医家李东垣强调"内伤脾胃,百病由生。"《脾胃论·脾胃虚实传变论》曰:"历观诸篇而参考之,则元气之充足,皆由脾胃之气无所伤,而后能滋养元气。若胃气之本弱,饮食自倍,则脾胃之气既伤,而元气亦不能充,而诸病之所由生也。"

薛己在前代医家学术思想的基础上,更加强调脾胃内伤与虚证的关系。他把脾胃虚弱作为虚损病证的主要病机,这对于临床治疗虚损证是很有指导意义的。他在《明医杂著》注中说："胃为五脏本源，人身之根蒂""人之胃气受伤，则虚证蜂起""若脾胃一虚，则其他四脏俱无生气""人以脾胃为本，纳五谷，化精液，其精者入营，浊者入卫，阴阳得此，是谓橐籥，故阳则发于四肢，阴则行于五脏。土旺四时，善载乎万物，人得土以养百骸，身失土以枯四肢"。

薛己治疗脾胃虚弱性疾病，不仅重视补养脾胃之气，更加重视温补脾胃之阳，反对滥用寒凉损伤脾胃阳气。他主张用温补之法温补脾胃阳气，同时阳生阴长以资养阴血，形成温补脾胃的治疗特点。他临床常在补中益气汤、四君子汤、六君汤的基础上加干姜来温补脾胃阳气。正如他在《明医杂著》注中说："脾胃为气血之本，若阳气虚弱而不能生阴血者，宜用六君子汤；阳气虚寒而不能生阴血者，亦用前汤加炮姜；若胃燥热不能生阴血者，宜四物汤；若脾胃虚寒不能生阴血者，宜八味丸。"对于伴有肾阳亏虚者，他通过加用炮附子温补肾阳达到温补脾胃阳气的目的，发东垣所未发。明代名医黄履素在《折肱漫录》中称赞道："治病必以脾胃为本，东垣、立斋之书，养生家当奉为蓍蔡也。如治脾无效，则求之于肾。"

薛己认为，六淫因气虚而外侵。他把脾胃虚弱列为外感六淫的发病因素之一，认为脾胃虚弱、元气亏虚是容易感受外邪的重要原因。他在《妇人良方大全注》中曰："设或六淫外侵而见诸证，亦因其气内虚而外邪乘袭。"他在《明医杂著》注中说："若人体脾胃充实，营血健壮，经隧流行而邪自无所容。"

综上所述，薛己不仅重视补养脾胃之气，更加重视温补脾胃之阳。从刘完素玄府学说角度阐释解读，他通过补养脾胃尤其是温补脾胃阳气，一方面可以充养全身玄府内元气尤其是阳气，另一方面还可以通过"阳生阴长"以滋长全身玄府内的阴液。阳气充，阴液足，则内玄府健旺通畅，外玄府开阖有度。内玄府健旺通畅，则脾胃虚损引起的疾病自消；外玄府开阖有度，则外邪不侵。薛己重视温补脾胃的学术思想对治疗脾胃阳虚、玄府亏虚证具有重要的指导价值。

孙一奎

孙一奎（1522—1619年），字文垣，号东宿，别号生生子，明代著名医学家。安徽休宁人。他自幼聪颖，好学勤求，曾远历湘赣江浙等地访问名贤，精通易学和理学。后拜汪机的弟子黄古潭为师学习医学，为汪石山再传弟子。经30年的勤奋学习，学验俱丰，屡起沉疴，名噪当时。代表著作《赤水玄珠》《医旨绪余》及《孙文垣医案》。

孙一奎在其著作中尚未明确地提及"玄府"一词，但其相关学术思想和临床经验也蕴含着对刘完素玄府学说的继承和发展。下面仅就其命门肾间动气学说和论三焦这两方面探讨其对刘完素玄府学说的贡献。

（一）命门肾间动气学说

孙一奎认为，命门在两肾之间，命门为两肾间之动气。肾间动气来源于两肾中精气。他在《医旨绪余·命门图说》中曰："夫二五之精，妙合而凝，男女未判，而先生此二肾，如豆子果实，出土时两瓣分开，而中间所生之根蒂，内含一点真气，以为生生不息之机，命曰动气""命门乃两肾中间的动气，非水非火，乃造化之枢纽，阴阳之根蒂，即先天之太极。五行由此而生，脏腑以继而成"。命门动气生生不息，具有滋养五脏六腑的功能，为呼吸之原动力，维持人体的生命活动。他在《医旨绪余·命门图说》中说："乃造化之枢纽，阴阳之根蒂，即先天之太极，五行由此而生，脏腑以继而成""呼吸者，即先天太极之动静，人一身之原气也。有生之初，就有此气，默运于中，流运不息，然后脏腑得所司而行焉""赖此动气为生生不息之根，有是动则生，无是动则呼吸绝而物化矣"。

（二）论三焦

孙一奎认为，三焦是合上、中、下三个部位而言，在体内无独立形体，即无明确具体独立的有形脏腑。尽管如此，它却和冲任督带诸经脉一样，有具体明确的手少阳三焦经经脉行于体表。故六腑之中，唯三焦外有经而内无形，而称之为"外府"或"孤府"。

孙一奎认为，三焦相火，为原气之别使。也就是说，命门肾间动气敷布到三焦形成三焦中的相火，不仅维持着体内津液输布和代谢，同时起到温煦滋润的作用。膀胱中尿液的生成和排泄、腠理毫毛的温养润泽，都需要三焦相火的蒸腾气化。他在《医旨绪余·难经正义三焦评》中说："包络三焦为相火。"

孙一奎认为，三焦相火有裨助命门生生不息之功，具有敷布元气、流通相火、调节水液代谢的作用。全身五脏五腑诸隙，皮肤分肉膈膜脂膏的熏蒸，营卫之气的布散流通，膀胱的蒸腾气化，无不需要三焦相火的斡旋。他在《医旨绪余·难经正义三焦评》中说："盖营卫出于三焦，而所以营于中，卫于外，大气搏于胸中以行呼吸，使脏腑各司其职，而四肢百骸奠安者，孰非相火斡旋之功哉""所谓三焦者，于膈膜脂膏之内，五脏六腑之隙，水谷流行之关，其气融洽于其间，熏蒸膈膜，发达皮肤、分肉，运行四旁，曰上、中、下，各随部分所属而得名。虽无其实，合内外之实而为位者也"。

综上所述，孙一奎别出机杼，创命门肾间动气学说。他对三焦也有独特的认识，认为三焦为原气之别使，中流相火。这些观点极富新义，对命门学说和三焦的深入研究具有重要的理论价值。从刘完素玄府学说角度阐释解读，两肾中精气通过玄府流通到命门，在命门中形成生生不息之动气，该动气再通过玄府流通到全身，滋养五脏六腑和维持呼吸。命门肾间动气流通到玄府三焦，在玄府三焦中演变为相火，敷布全身，起到温煦和蒸腾气化的作用。孙一奎提出的命门肾间动气学说为玄府中流通元气提供了物质源泉，孙一奎提出三焦流通相火说丰富了刘完素玄府气液说的内涵。由此可以说，孙一奎对继承和创新刘完素玄府学说做出了重要的贡献。

赵献可

赵献可（1573—1644 年），字养葵，自号医巫闾子，鄞县（今浙江宁波）人，明代医学家。赵献可在医学上，遵从李东垣、薛己。除医之外，好学博览，儒、道、释均有涉猎，精通《易经》，并将《易经》理论贯彻医学之中。代表著作《医贯》。

赵献可在其著作中尚未明确地提及"玄府"一词，但其相关学术思想和临床经验也蕴含着对刘完素玄府学说的继承和发展。下面仅就其命门学说和治疗郁证的经验两方面探讨其对刘完素玄府学说的贡献。

（一）命门学说

赵献可认为命门的位置在有形两肾之间，有位无形。命门为一身之主，为"真君真主"，对人身的先天和后天均有主宰作用，正如他在《医贯·内经十二官论》中指出命门"主宰先天之体""流行后天之用"。所谓"主宰先天之体"是指先天无形之水真阴和先天无形之火真阳，均由命门所主宰。所谓"流行后天之用"，是说先天无形之火真阳和先天无形之水真阴都在命门作用下通过三焦流行于周身。《医贯·内经十二官论》曰："禀命而行，周流于五脏六腑之间而不息""上行夹脊，至脑中为髓海，泌其津液，注之于脉，以荣四肢，内注五脏六腑……随相火而潜行于周身。"如果命门虚衰，则真阴和真阳就会亏虚和停滞，导致百病由生。《医贯·内经十二官论》曰："日夜周流于五脏六腑之间，滞则病，息则死矣""命门为十二经之主，肾无此则无以作强，而伎巧不出矣；膀胱无此则三焦之气不化，而水道不行矣；脾胃无此则不能蒸腐水谷，而五味不出矣；肝胆无此则将军无决断，而谋虑不出矣；大小肠无此则变化不行，而二便闭矣；心无此则神明昏，而万事不能应矣"。

对于真阴和真阳，赵献可更重视真阳命火的重要作用。命门火盛则生机因而活跃，命门火衰则生机因而衰减，命门火灭则生机因而决绝。《医贯·内经十二官论》称："火乃人身之至宝""夫既曰立命之门，火乃人身之至宝""百骸具备，若无一点先天火气，尽属死灰矣，故曰主不明则十二官危"。

赵献可对临床上诸如痰证、喘证、消渴、中满、噎膈、泻痢、大便不通、小便不通与失禁、眼目、口齿、耳病、咽喉等疾，属真阴、真阳不足者，多以六味、八味加减治疗。

（二）治疗郁证的经验

赵献可认为郁证并非某一疾病的专名，而是一个广泛的病理学概念，是多种疾病发生的共同病变机制。因此，他在《医贯·郁病论》中指出："凡病之起，多由于郁。郁者，抑而不通之义。《内经》五法，为因五运之气所乘而致郁，不必作忧郁之郁。忧乃七情之病，但忧亦在其中。"他认为郁证范围相当广泛，外感内伤均可从郁论治，病证如血证、喘咳、黄疸、呕吐、腹满、腹痛、疝痛、飧泄等。

赵献可认为五郁虽然相因为病，但木郁是导致诸郁的关键。《医贯·郁病论》曰："凡郁皆肝病。"因此，治木郁则诸郁自解，故可"以一法代五法""一法可通五法"。他主张以逍遥散作为治疗木郁的主剂，并常合左金丸与六味地黄丸同用。如《医贯·喘论》论火郁之喘，他指出："又有一等火郁之证，六脉微涩，甚至沉伏，四肢悉寒，甚至厥逆，拂拂气促而喘，却似有余，而脉不紧数；欲作阴虚而按尺鼓指，此为蓄郁已久，阳气怫遏，不能营运于表，以致身冷脉微而闷乱喘急。当此之时，不可以寒药下之，又不可以热药投之，唯逍遥散加茱、连之类，宣散蓄热，得汗而愈，愈后仍以六味地黄，养阴和阳方佳。此谓火郁则发之，木郁则达之。即《金匮》所云：六脉沉伏，宜发散，则热退而喘定是也。"

综上所述，赵献可提出了新的命门学说，发前人所未发，使易水学派的学术思想由研究后天脾胃转向先天肾命。他认为命门为人身之真君真主，命门之火为人身之至宝。六味丸和八味丸，是其补真水真火的主方。赵献可对郁证的阐发颇具新意。他认为，无论外感内伤都有郁证，木郁是导致诸郁的关键，创用逍遥散配合左金丸、六味地黄丸治疗郁证。从刘完素玄府学说角度来阐释解读，命门中也存在玄府，命门中真阴真阳不足，则可导致全身玄府中阳气和阴液亏虚。不仅如此，命门中真阴真阳不足，则全身玄府中的阳气和阴液还会停滞难以流动。赵献可还指出命门中真阴真阳在玄府三焦中日夜周流不息。赵献可治疗郁证从肝论治，其实质就是调畅肝之玄府，肝之玄府通畅，则一身之玄府通畅，则诸郁自解。由此可以说，赵献可无论是从命门水火治虚性玄府疾病，还是从肝郁治疗实性玄府疾病，都对刘完素玄府学说的继承和发展做出了贡献。

张介宾

张介宾（1563—1640 年），字会卿，号景岳，别号通一子，因善用熟地黄，人称"张熟地"，浙江绍兴府山阴会稽（今浙江绍兴）人，明代杰出医学家，温补学派中的中坚人物，时人称他为"医术中杰士""仲景以后，千古一人"。于医之外，亦旁通天文、兵法、易理等学。代表著作有《类经》《景岳全书》和《质疑录》。

张介宾在其著作中尚未明确地提及"玄府"一词，但其相关学术思想和临床经验也蕴含着对刘完素玄府学说的继承和发展。下面仅就其命门学说的真阴论探讨其对刘完素玄府学说的贡献。

张介宾认为人体生命的本原在于命门。命门所藏真阴是生命阴阳水火之源，因而提出"阳非有余阴亦不足"的论断。所谓真阴之象者，就是人体外在的形体。所谓真阴之病者，即命门之元阴亏虚。他在《类经附翼·求正录·真阴论》中曰："观形质之坏与不坏，即真阴之伤与不伤，此真阴之象，不可不察也""水亏其源则阴虚之病迭出。"

张介宾治疗真阴亏虚的方法是以填补精血为首务，他在《景岳全书·传忠录·治形论》中说："凡欲治病者必以治形体为主，欲治形者，必以治精血为先，此实医家之大门路也。"张介宾治疗真阴亏虚的方剂是左归丸和左归饮，常用的药物有熟地、山药、山萸肉、当归、菟丝子、枸杞子、肉苁蓉、杜仲、鹿角胶、龟板胶等。其中，尤以熟地最为善用和常用。他在《景岳全书·痘疹诠》说："形体之本在精血。熟地以至静之性，以至甘至厚之味，实精血形质中第一品纯厚之药……且其得升、柴则能发散；得桂、附则能回阳；得参、芪则入气分；得归、芍则入血分……。"他在《景岳全书·本草正》又说："阴虚而神散者，非熟地之守不足以聚之；阴虚而火升者，非熟地之重不足以降之；阴虚而躁动者，非熟地之静不足以镇之；阴虚而刚急者，非熟地之甘不足以缓之；阴虚而水泛者，舍熟地何以自制；阴虚而真气散失者，舍熟地何以归源。"

综上所述，张介宾非常重视真阴。他在《类经附翼·求正录·真阴论》中说："夫病变非一，何独重阴？有弗达者必哂为谬。姑再陈之，以见其略。如寒邪中人，本为表证，而汗液之化必由于阴也；中风为病，身多偏枯，而筋脉之败必由乎阴也；虚劳之火，非壮水何以救其燎原？泻痢亡阴，非补肾何以固其门户？膨胀由乎水邪，主水者须求水脏；关格本乎阴虚，欲强阴，舍阴不可""此数者乃疾病中最大纲领，明者觉之，可因斯而三反矣。"从刘完素玄府学说角度来阐释解读，命门中之阴精，为人体玄府中一切气液化生的源泉。只有命门阴精充盛，肌表外玄府中气液才能充盛，才能抵御外邪、调和营卫。只有命门阴精充盛，则五脏六腑玄府中气液才能充盛，皮毛筋骨玄府中气液才能得到充养，形体才能强健。只有命门阴精充盛，才能生化阳气，阳气才能敷布到全身玄府之中，起到蒸腾气化温煦之作用。由此可以说，张介宾的真阴论是对刘完素玄府学说的继承和发展。

二、温病学派

温病学派是中国明代末年以后，在南方逐渐兴起的，以研究外感温热病为中心的一个学术派别。明清之际，瘟疫流行猖獗，尤以江浙一带为著，客观上促使江浙诸医家对温热病进行研究，并由此逐渐形成一个学派。代表医家有吴有性、叶天士、吴鞠通、薛雪、王孟英等。下面就吴有性、叶天士、吴鞠通三人对刘完素玄府学说的继承和发展做一探讨。

吴有性

吴有性（1582—1652年？），字又可，号淡斋，江苏吴县（今江苏苏州）人，温疫学派的创始人，明末著名医学家。代表著作《温疫论》，开创我国传染病学研究之先河。

吴有性在其著作中尚未明确地提及"玄府"一词，但其相关学术思想和临床经验也蕴含着对刘完素玄府学说的继承和发展。下面就其温疫学说探讨其对刘完素玄府学说的贡献。

吴有性认为，温疫的病因与一般的六气外感病迥异，是天地间存在的一种异气，又称作疫气、疠气、戾气、杂气。该疫气具有毒性大、传染性强的特点。他在《瘟疫论·自序》中曰："夫温疫之为病，非风非寒，非暑非湿，乃天地间别有一种异气所感。其传有九，此治疫紧要关节。奈何自古迄今，从未有发明者。"

吴有性认为，杂气从口鼻而入，伏于半表半里的募原，提出了邪伏膜原说。他在《瘟疫论·原病》中曰："邪自口鼻而入，则其所客，内不在脏腑，外不在经络，舍于伏脊之内，去表不远，附近于胃，乃表里之分界，是为半表半里，即《针经》所谓横连募原者也。"

吴有性认为，温疫之邪从募原开始，外可出表，内可入里，纷繁复杂，故他总结为九传。他在《瘟疫论·行邪伏邪之别》中曰："所谓温疫之邪，伏于膜原，如鸟栖巢，如兽藏穴，营卫所不关，药石所不及。至其发也，邪毒渐张，内侵于腑，外淫于经，营卫所伤，诸证渐显，然后可得而治之。"

吴有性认为，温疫初起，邪气潜伏于半表半里之膜原，既不在经，又未入里，治当开达膜原。自创达原饮（草果、槟榔、厚朴、知母、芍药、黄芩、甘草）。凡疫邪游溢诸经，当随经引用，以助升泄。使用表里分消法的目的亦是促使邪毒早日分离，疾病尽快痊愈。如症见腰背项痛，乃邪热溢于太阳经，宜达原饮加羌活；症见目痛、眉棱骨痛、眼眶痛、鼻干不眠，乃邪热溢于阳明经，宜达原饮加葛根；症见胁痛、耳聋、寒热、呕而口苦，乃邪热溢于少阳经，宜达原饮加柴胡。此即达原饮"三阳加法"。若感之重者，或见舌上苔如积粉、满布无隙，或见舌根先黄、渐至中央，乃邪渐入于胃，因有里证，故于达原饮"三阳加法"复加大黄、生姜、大枣，方名三消饮。三消饮消内、消外、消不内外，吴有性称之为"治疫之全剂"。吴有性最常用的治疫方法为下法，其目的有三，即逐邪、通塞、逐粪。吴有性强调应用下法治疗温疫勿拘于结粪，勿拘于下不嫌迟，应及早应用承气汤下之，特别是应用大黄。

综上所述，吴有性创立了戾气学说，是历史性的一次大突破，在世界传染病医学史上也是一个伟大的创举。从刘完素玄府学说角度阐释解读，温疫之邪从口鼻玄府侵入，侵入一个特殊部位的玄府——半表半里的募原。治疗当急急开达特殊玄府募原，方用达原饮。其中草果、槟榔、厚朴三味协力，直达其巢穴，使邪气溃败。在加减法中，用羌活、葛根、柴胡开通肌表外玄府以逐邪通塞，用大黄开通内玄府尤其是胃肠玄府以逐邪通塞。也就是说，温疫传入部位为口鼻之玄府，传入病位为特殊玄府半表半里之募原，传变规律为通过玄府向内外传变，治疗方法是用达原饮开达特殊玄府募原，用三消饮开通内外玄府逐邪通塞。由此可以说，吴有性对继承和创新刘完素玄府学说做出了重要的贡献。

叶天士

叶天士（1666—1745 年），名桂，字天士，号香岩，别号南阳先生，晚号上津老人。江苏吴县（今江苏苏州）人。清代著名温病学大家和杂病学大家。叶家世代业医，祖父叶时和父亲叶朝采，皆精医理医术。叶天士自幼耳濡目染，少时即受家学。他刻苦钻研，虚心好学，不耻下问，汲取众家之长。10 余年间从师 17 人，融会贯通，学业猛进，治病多奇中，名满天下，有"江南一叶"之美称。代表著作《温热论》《临证指南医案》《未刻本叶氏医案》等。

叶天士在其著作中尚未明确地提及"玄府"一词，但其相关学术思想和临床经验也蕴含着对刘完素玄府学说的继承和发展。下面就其卫气营血说和久病入络说探讨其对刘完素玄府学说的贡献。

（一）卫气营血说

叶天士卫气营血说为温病学说奠定了坚实的基础。他在《温热论》开篇中提出"温邪上受，首先犯肺，逆传心包"的论点，概括了温病的发生和传变的途径，成为外感温病的总纲。他根据温病的发展，将温病分为卫、气、营、血四个阶段，作为辨证的纲领。他提出卫分辛凉汗解法、气分清气法、营分透热转气法、血分凉血散血法，成为了施治的纲领。从此，外感温病有了系统的理法方药，彻底从伤寒中脱离出来。叶天士卫气营血说，是继《伤寒论》以来，在外感热病史上的又一次飞跃。正如他在《温热论》中说："肺主气属卫，心主血属营，辨营卫气血虽与伤寒同，若论治法，则与伤寒大异""大凡看法，卫之后方言气，营之后方言血。在卫汗之可也，到气才可清气。入营犹可透热转气，如犀角、延胡索、羚羊等物。入血就恐耗血动血，直须凉血散血，如生地、丹皮、阿胶、赤芍等物。否则前后不循缓急之法，虑其动手便错，反至慌张矣"。

（二）久病入络说

叶天士发挥《黄帝内经》《难经》《伤寒杂病论》中的有关思想，首倡久病入络说。现在一般认为，久病入络是指某些慢性疾患迁延日久，病邪深入，血络受病。

叶天士认为，尽管血络受病，但其是从经部气分发展而来。正如叶天士曰："其初在经在气，其久在络在血""初病湿热在经，久病瘀热入络"。因此，我们认为叶天士所说的络是指小的血络，但叶天士所说的经好像并不是指大的血脉。

叶天士认为，久病入络治法以通为主，主张以"一通字立法"（《临证指南医案·卷八·诸痛》），并解释曰："此通字，勿误认为攻下通利讲解，所谓通其气血，则不痛是也。"（《临证指南医案·卷八·诸痛》）叶天士治疗络病的具体方法强调以辛为治。辛味药物具有通散血脉，使血络瘀滞得行，气机得畅之功。辛法又包括辛温、辛香、辛润、辛咸等法。正如叶天士在《临证指南医案·卷八·心痛》中曰："病在脉络，为之辛香以开通也。"在《临证指南医案·卷八·胃脘痛》）中曰："初病在经，久痛入络。以经主气，络主血，则可知其治气治血之当然也。凡气既久阻，血亦应病，循行之脉络自痹，而辛香理气、辛柔和血之法，实为对待必然之理。"叶天士常用的辛温通络药物有川乌、桂枝、细辛、薤白等；常用的辛香通络药物有麝香、香附、木香、丁香、小茴香、降香等；常用的辛润通络药物有桃仁、当归、旋覆花、茜草、泽兰等；常用的辛咸通络药物有土元、水蛭、全蝎、蜣螂、穿山甲、露蜂房等，这些药物多是虫蚁飞走之品，具有搜剔络中之邪的作用，后世称之为虫蚁搜剔法。

综上所述，叶桂不仅是一位温病大家，同时又是杂病治疗的大家。他创立的卫气营血说，为温病的辨证论治开辟了新的途径。他创立的久病入络说，为疑难杂病的辨证论治开辟了新的途径。从刘完素玄府学说角度来阐释解读叶天士的卫气营血说：温邪从口鼻玄府侵入肺玄府，逆传心包玄府。我们认为，叶天士所说的卫，可以理解为肌表组织及其附属物腠理汗孔外玄府；叶天士所说的气，可以理解为靠近肌表的一层组织及其附属的内玄府；叶天士所说的营，可以理解为靠近血脉的一层组织及其附属的内玄府；叶天士所说的血，可以理解为血液系统及其附属的内玄府。在卫分可以采用辛凉开玄法透散温热之邪，在气分、营分、血分仍然可以兼用辛凉开玄透散法透热外出。辛凉开玄法，可以贯穿卫气营血各个阶段的始终。从刘完素玄府学说角度来阐释解读叶天士的久病入络说：血络受病，常常是从血络以外的组织（经部气分）传变发展而来，而这种传变可能是通过玄府来实现的，这反映出了玄府疾病和血络疾病很可能同时存在。叶天士常用的辛温、辛香、辛润、辛咸等辛散开通法，不仅是治疗久病入络疾病的重要方法，也对治疗玄府郁闭实证具有重要的启发作用。由此可以说，叶天士对继承和创新刘完素玄府学说做出了重要的贡献。

吴鞠通

吴鞠通（1758—1836年），名瑭，字配珩，号鞠通，江苏淮阴人，清代温病学家。吴鞠通幼时习儒学，希图功名。19岁时其父亲患重病不愈而去世，使他下决心走上了学医的道路。代表著作《温病条辨》《吴鞠通医案》。他的著作对叶天士的温病著作给予了丰富和提高，使温病学更加完整和系统化。

吴鞠通在其著作中尚未明确地提及"玄府"一词，但其相关学术思想和临床经验也蕴含着对刘完素玄府学说的继承和发展。下面就其三焦辩证学说探讨其对刘完素玄府学说的贡献。

吴鞠通认为，人体横向可以分为上、中、下三焦。上焦以心肺为主，中焦以脾胃为主，下焦以肝肾为主。

吴鞠通认为，外感温病传变分顺传和逆传两种。温热邪气从口鼻而入，首先侵犯上焦肺。他在《温病条辨·卷一·上焦篇》中说："凡病温者，始于上焦，在手太阴。"如果由上焦肺依次向下焦肝肾传变者为顺传，如果由上焦肺直接向心包传变者为逆传。他在《温病条辨·卷二·中焦篇》说："肺病逆传，则为心包。上焦病不治，则传中焦，胃与脾也；中焦病不治，则传下焦，肝与肾也。始上焦，终下焦。"

吴鞠通认为，治疗三焦疾病的总原则是："治上焦如羽，非轻不举；治中焦如衡，非平不安；治下焦如沤，非重不沉。"（《温病条辨·卷四·治病法论》）由此，创立治疗上焦肺病的名方银翘散、桑菊饮、桑杏汤、清络饮，治疗上焦心包疾病的清营汤、清宫汤；治疗中焦疾病的三仁汤、藿香正气散、沙参麦冬汤、益胃汤等；治疗下焦肝肾疾病的三甲复脉汤。

综上所述，吴鞠通创立的"三焦辨证"学说，是继张仲景六经辨证、叶天士卫气营血辨证之后的又一创举。从刘完素玄府学说角度阐释解读，外感温热邪气从口鼻侵入，通过口鼻玄府首先侵入肺，导致上焦肺病。治疗方剂可选用银翘散、桑菊饮等。其中，荆芥、淡豆豉、金银花、连翘、薄荷、桑叶、菊花、桔梗等药物或辛温或辛凉或芳香，开通肺玄府和肌表外玄府，透邪热外出。如果损伤了肺津导致肺和肺玄府失养，则可加芦根、北沙参、麦冬、梨汁、鲜藕汁、荸荠汁、西瓜汁等滋养肺津和肺玄府。如果治不得法，则邪气通过玄府发生顺传和逆传两种病变。顺传则侵袭中焦脾胃，方剂可选用三仁汤、藿香正气散、承气汤类等。如果是中焦湿热，则用杏仁、白蔻仁、薏苡仁、厚朴、木通、滑石、竹叶等药或宣肺开玄，或芳香开玄，或利湿开玄，或理气开玄，给邪热以出路。如果是阳明腑实证，则用承气类开通胃肠玄府，导邪热从下而出。如果损伤了脾胃之阴津，则可加北沙参、麦冬、石斛、玉竹、生地、芦根、梨汁、鲜藕汁、荸荠汁、西瓜汁、冰糖滋养脾胃和脾胃玄府。逆传则侵袭上焦心包，方剂可选清营汤、清宫汤、紫雪丹、至宝丹等。其中，金银花、连翘、竹叶、玄参、升麻、犀角、羚羊角、麝香、冰片、安息香、牛黄、玳瑁、沉香、木香、丁香等药物，或辛凉，或芳香，开通肺玄府和肌表玄府，透邪热外出，这和叶天士"透热转气"学术思想一脉相承。如果损伤了心阴，则可加生地、玄参、麦冬等药物滋养心和心玄府。如果仍然治不得法，则邪气通过玄府向下焦传变，损伤下焦肝肾之阴，方剂可选三甲复脉汤等。其中，鳖甲、龟板、牡蛎、生地、麦冬、阿胶、麻子仁、白芍、鸡子黄等滋养肝肾和肝肾之玄府。由此可以说，开通玄府和滋养玄府贯穿吴鞠通三焦辩证的始终。尤其是滋养玄府的一系列方药，丰富补充了刘完素玄府气液学说，为继承和创新刘完素玄府学说做出了重要的贡献。

三、中西医汇通学派

随着西方医学的传入，中医界对西医出现了不同的态度，其中一些开明医家认为中西医可以结合，理论可以互通，临床试图中西药并用，这些医家被称为中西医汇通学派，其代表人物是唐容川、张锡纯、朱沛文、恽铁樵等。下面就唐容川、张锡纯两人对刘完素玄府学说的继承和发展做一探讨。

唐容川

唐容川（1846—1897年），名宗海，四川彭县（今四川彭州市）人，清代著名医学家，中西医汇通派创始人之一。唐宗海少时学文习儒，16岁为秀才，当时在四川已经颇有名气。光绪年间举进士。由于父亲患吐血证多方求治无效，开始在习儒之余涉猎医学。经过 11 年时间写成《血证论》。此书一出，"名闻三蜀""声誉远播"，成为一代名医。著作有《中西汇通医书五种》。其中，《血证论》《中西汇通医经精义》为其主要代表著作。《中西汇通医书五种》，首倡汇通一帜，主张中西医之间取长补短。

唐容川在其著作中尚未明确地提及"玄府"一词，但其相关学术思想和临床经验也蕴含着对刘完素玄府学说的继承和发展。下面就其阴阳水火气血论探讨其对刘完素玄府学说的贡献。

唐容川认为，水火气血可以相互转化。水可以通过火的蒸腾化为气，火可以将阴液蒸腾化为血。他在《血证论·卷一·阴阳水火气血论》曰："人之一身，不外阴阳，而阴阳二字即是水火。水火二字，即是气血。水即化气，火即化血。何以言水即化气哉？气着于物，复还为水，是明验也""气与水本属一家，治气即是治水，治水即是治气。是以人参补气，以其生于北方，水中之阳，甘寒滋润，大生水津，津液充足而肺金腴润。肺主气，其叶下垂以纳气，得人参甘寒之阴，内具阳性，为生气化水之良品，故气得所补益焉。"

唐容川认为，气液可分不可离。气液敷布，则身体安康；气液不布，则百病由生。他在《血证论·卷一·阴阳水火气血论》曰："气既生，则随太阳经脉布护于外，是为卫气。上交于肺，是为呼吸。五脏六腑息以相吹，止此一气而已。然气生于水，即能化水。水化于气，亦能病气。气之所至，水亦无不至焉。故太阳之气达于皮毛则为汗，气挟水阴而行于外者也。太阳之气，上输于肺，膀胱肾中之水阴即随气升腾而为津液，是气载水阴而行于上者也。气化于下，则水道通而为溺，是气行水亦行也。设水停不化，外则太阳之气不达，而汗不得出，内则津液不生，痰饮交动，此病水而即病气矣。又有肺之制节不行，气不得降，因而癃闭滑数，以及肾中阳气不能镇水，为饮为泻，不一而足，此病气即病水矣。"

唐容川认为，小柴胡汤、清燥救肺汤、猪苓汤、五苓散、都气丸、四物汤、天王补心丹是通过调养阴液而达到补气的；补中益气汤、六君子汤、肾气丸、归脾汤、炙甘草汤、人参养荣汤、真武汤是通过调养阳气达到滋阴调液的。他在《血证论·卷一·阴阳水火气血论》曰："即如小柴胡，仲景自注云上焦得通，津液得下，胃气因和。是通津液即是和胃气。盖津液足，则胃上输肺，肺得润养，其叶下垂，津液又随之而下，如雨露之降，五脏戴泽，莫不顺利而浊阴全消，亢阳不作，肺之所以制节五脏者如此。设水阴不足，津液枯竭，上则痿咳，无水以济之也。下则闭结，制节不达于下也。外则蒸热，水阴不能濡于肌肤也。凡此之证，皆以生水为治法，故清燥救肺汤生津以补肺气，猪苓汤润利以除痰气，都气丸补水以益肾气。即如发汗，所以调卫气也，而亦戒火攻以伤水阴，故用白芍之滋阴以启汗源，用花粉之生津以救汗液。即此观之，可知滋水即是补气。然补中益气汤、六君子、肾气丸，是皆补气之方也，何以绝不滋水哉？盖无形之水阴，生于下而济于上，所以奉养是气者也，此水则宜滋。有形之水质，入于口而化于下，所以传道是气者也，此水则宜泻。若水质一停，则气便阻滞，故补中汤用陈术以制水，六君子用苓半以利水，肾气丸亦用利水之药以佐桂附，桂附以气药化水。苓泽即以利水之药以化气。真武汤尤以术苓利水为主，此治水之邪即以治气，与滋水之阴即以补气者，固并行而不悖也。"

综上所述，唐容川认为，水火气血，虽然相互对恃，但又相互维系。治疗气血水火病变时，主张协调气血水火。从刘完素玄府学说角度阐释解读唐容川的阴阳水火气血论：水在玄府中流通，流经五脏六腑并经过蒸腾气化转化为气和火；气和火在玄府中流通，流经五脏六腑并在五脏六腑的作用下转化为水和血。气液在玄府中流通，并行不悖，可分不可离。气液充盛和敷布，则身体安康；气液不足和不布，则百病由生。小柴胡汤、清燥救肺汤、猪苓汤、五苓散、都气丸、四物汤、天王补心丹等方药，或滋养五脏六腑及其玄府之阴液，或畅达五脏六腑及其玄府之阴液，起到了补养元气的目的；补中益气汤、六君子汤、肾气丸、归脾汤、炙甘草汤、人参养荣汤、真武汤等方药，或滋养五脏六腑及其玄府之阳气，或畅达五脏六腑及其玄府之阳气，起到了滋养阴液的目的。由此可以说，唐容川通过论述水火气血在玄府中流通并进而相互转化，尤其是通过玄府阐释血液的生成和输布，并且从玄府气液角度重新审视小柴胡汤、清燥救肺汤、猪苓汤、五苓散、补中益气汤、六君子汤、肾气丸、归脾汤、炙甘草汤、真武汤等著名方剂的内涵，是对继承和创新刘完素玄府学说做出了新的贡献。

另外，唐容川认为流通水液的三焦有名有形，为人身之油膜，对刘宗素玄府本质的探索也做出了新的贡献。中西医汇通大家张锡纯在《医学衷中参西录·中卷·三焦考》赞扬曰："三焦为手少阳之府。既名为府，则实有其物可知。乃自汉唐以还，若《伤寒》《金匮》《千金》《外台》诸书，皆未明言三焦之形状，遂使后世数千年暗中摸索，莫衷一是。至唐容川独有会心，谓三焦即网油，其根蒂连于命门，诚为确当之论。"

张锡纯

张锡纯（1860—1933年），字寿甫，河北省盐山县人，中西医汇通学派的创始人之一，近代中国中医学界泰斗和大师。张锡纯幼敏好学，从其父攻读经史。稍长又授其书。后两试秋闱不第，私塾乡里，同时致力于岐黄之学。经过多年勤奋努力，逐渐医术高明而医名显赫。与江西陆晋笙、杨如侯、广东刘蔚楚同负盛名，称为"四大名医"。又和慈溪张生甫、嘉定张山雷齐名，被誉为海内"名医三张"。代表著作《医学衷中参西录》，被称为我国中医界"第一可法之书"。

张锡纯在其著作中尚未明确地提及"玄府"一词，但其相关学术思想和临床经验也蕴含着对刘完素玄府学说的继承和发展。下面就其胸中大气下陷学说探讨其对刘完素玄府学说的贡献。

张锡纯先生在汲取《内经》《金匮要略》《医门法律》三家之长的基础上，首创胸中大气下陷学说，为传统中医理论注入了无比丰富的新鲜血液，对中医临床实践具有重大的指导价值，值得认真学习研究。

张锡纯认为，如果过分劳作（包括过分体力劳动、过分脑力劳动、过分言语等），如果在力不从心、饥肠辘辘、病后元气尚未恢复的情况下仍勉强或逞强劳作，如果饮食不节损伤脾胃不能运化水谷，如果房劳过度或其他各种原因损伤肝肾之精气，如果泄泻日久或其他久病耗伤，如果过用或久用疏肝理气、行气破气、活血破血、苦寒败胃、辛燥发散、攻积泻下、化痰利湿、攻逐水饮等药物，都可导致胸中大气下陷。

张锡纯认为，胸中大气下陷主要表现为气短不足以息，肢体酸懒，精神昏愦，神昏健忘，胸闷怔忡，脉象沉迟微弱，关前尤甚。其剧者，或六脉不全，或参伍不调。他在《医学衷中参西录·上卷·升陷汤》中说："治胸中大气下陷，气短不足以息，或努力呼吸，有似乎喘，或气息将停，危在顷刻。其兼证，或寒热往来，或咽干作渴，或满闷怔忡，或神昏健忘，种种病状，诚难悉数。其脉象沉迟微弱，关前尤甚。其剧者，或六脉不全，或参伍不调""此气一虚，呼吸即觉不利，而且肢体酸懒，精神昏聩，脑力心思为之顿减。若其气虚而且陷，或下陷过甚者，其人即呼吸顿停，昏然罔觉"。

张锡纯认为，胸中大气下陷的基本病机是胸中大气亏虚下陷，不能撑持充养心肺脑髓，出现咳嗽、喘息甚至呼吸顿停、心悸、神昏健忘等心肺脑病变。他在《医学衷中参西录·上卷·升陷汤》中说："夫大气者，内气也。呼吸之气，外气也。人觉有呼吸之外气与内气不相接续者，即大气虚而欲陷，不能紧紧包举肺外也。医者不知病因，犹误认为气郁不舒而开通之。其剧者，呼吸将停，努力始能呼吸，犹误认为气逆作喘而降下之，则陷者益陷，凶危立见矣。……其满闷者，因呼吸不利而自觉满闷也；其怔忡者，因心在膈上，原悬于大气之中，大气既陷，而心无所附丽也；其神昏健忘者，大气因下陷，不能上达于脑，而脑髓神经无所凭借也。"

张锡纯首创治疗胸中大气下陷之方药，将其命名为升陷汤。该方由生黄芪、知母、柴胡、桔梗、升麻组成。他在《医学衷中参西录·上卷·升陷汤》中说："升陷汤，以黄芪为主者，因黄芪既善补气，又善升气。且其质轻松，中含氧气，与胸中大气有同气相求之妙用。唯其性稍热，故以知母之凉润者济之。柴胡为少阳之药，能引大气之陷者自左上升，升麻为阳明之药，能引大气之陷者自右上升。桔梗为药中之舟楫，能载诸药之力上达胸中，故用之为向导也。至其气分虚极者，酌加人参，所以培气之本也。或更加萸肉，所以防气之涣也。至若少腹下坠或更作疼，其人之大气直陷九渊，必需升麻之大力者以升提之，故又加升麻五分或倍作二钱也。方中之用意如此，至随时活泼加减，尤在临证者之善变通耳。"

综上所述，张锡纯胸中大气下陷学说贯穿《医学衷中参西录》一书之始终，篇幅之大，分布之广，论述之细，用心之苦，可鉴日月。我们认为，张锡纯先生学术思想之光辉，当首推胸中大气下陷学说，独具创新性，影响必将深远。从刘完素玄府学说角度来阐释解读张锡纯胸中大气下陷学说：因为过分劳作、饮食不节、房劳过度、过用或久用破气药物等因素，损伤肺脾肾等脏腑，导致不能生化元气。元气亏虚，不能充养玄府，玄府因虚而郁闭，则到达胸中的道路不通畅；元气亏虚，更不能充养胸中，最终导致胸中大气下陷。胸中大气下陷，不能通过玄府敷布充养心肺脑髓，则会出现咳嗽、喘息，甚至呼吸顿停、心悸、神昏健忘等心肺脑病变。如果不能通过玄府充养到肌表，则容易感受外邪。由此可以说，张锡纯非常重视胸中大气在玄府中的运行和敷布。胸中大气一旦下陷，不能通过胸中玄府敷布充养全身，则百病由生。张锡纯对继承和创新刘完素玄府学说的突出贡献，由此可见一斑。

四、其他医家

楼英

楼英（1320—1389年），一名公爽，字全善，浙江萧山人，明代医学家。生于医学世家，继承祖业，行医乡间。自幼聪颖，精通医理和易理，与同时代名医戴思恭交往友好。代表著作《医学纲目》。

《医学纲目》文中多次提到"汗孔""腠理"及刘完素的"玄府理论"，把《黄帝内经》《素问玄机原病式》中有关"玄府"理论编入书中，为继承和发展刘完素玄府学说起到了一定的推动作用。例如楼英对刘完素的眼玄府理论给予了高度肯定，并加以应用到眼科疾病中。他在《医学纲目·内障》曰："诚哉！河间斯言也。目盲耳聋，鼻不闻臭，舌不知味，手足不能运用者，皆由其玄府闭塞，而神气出入升降之道路不通利。故先贤治目昏花，如羊肝丸，用羊肝引黄连等药入肝，解肝中诸郁。盖肝主目，肝中郁解，则目之玄府通利而明矣。故黄连之类，解郁热也。椒目之类，解湿热也。茺蔚之类，解气郁也。芎归之类，解血郁也。木贼之类，解积郁也。羌活之类，解经郁也。磁石之类，解头目郁，坠邪气使下降也。蔓菁下气通中，理亦同也。凡此诸剂，皆治气血郁结目昏之法。而河间之言，信不诬矣。至于东垣、丹溪治目昏，用参补血气，亦能明者，又必有说通之。盖目主气血盛，则玄府得利，出入升降而明。虚则玄府无以出入升降而昏，此则必用参、芪、四物等剂，助气血营运而明也。"在该段中，楼英将眼科疾病归于肝气郁结导致的玄府实证，给予黄连、木贼、椒目、当归、川芎、茺蔚子、羌活、蔓荆子、磁石等畅达内外玄府，疏肝解郁。不仅如此，他还结合李东垣、朱丹溪用参芪等补血气来治疗眼疾的方法，提出了玄府虚证之眼科疾病，给予人参、黄芪、四物汤等滋养玄府以开玄，补充完善了刘完素眼玄府理论。

王肯堂

王肯堂（1552—1638 年），字宇泰，一字损仲，号损庵，自号念西居士，江苏金坛人，明代医学家。王肯堂博览群书，因母病习医。王肯堂喜交游，曾与很多医学家有过交往。代表著作《证治准绳》。

王肯堂精通眼科，在他的《证治准绳》中收载了眼科病证 193 种，凡现代用肉眼检查能见到的疾病，几乎都罗列无遗。在眼科部分，他摘录引用了刘完素眼玄府学说，对继承和推广刘完素玄府学说起到了一定的作用。如他在《证治准绳·杂病·七窍门上·目昏》中引用了刘完素眼玄府学说："刘河间云目昧不明，热也。然玄府者，无物不有，人之脏腑、皮毛、肌肉、筋膜、骨髓、爪牙，至于世之万物，尽皆有之，乃气出入升降之道路门户也。人之眼、耳、鼻、舌、身、意、神识，能为用者，皆升降出入之通利也。有所闭塞者，不能为用也。若目无所见，耳无所闻，鼻不闻臭，舌不知味，筋痿骨痹，爪退齿腐，毛发堕落，皮肤不仁，肠胃不能渗泄者，悉由热气怫郁，玄府闭密而致，气液、血脉、荣卫、精神，不能升降出入故也。各随郁结微甚，而察病之轻重也。故知热郁于目，则无所见也。故目微昏者，至近则转难辨物，由目之玄府闭小，如隔帘视物之象也。或视如蝇翼者，玄府有所闭合者也。或目昏而见黑花者，由热气甚而发之于目，亢则害，承乃制，而反出其泪泣，气液昧之，以其至近，故虽视而亦见如黑花也。"

傅仁宇

傅仁宇（生卒年不详），字允科，秣陵（今江苏南京）人，明末眼科医家。

祖传眼科医术，承家学行医三十余年，对金针拨障及钩、割、针、烙等眼科手术尤为所长。代表著作《审视瑶函》（又名《眼科大全》）。

傅仁宇在《审视瑶函》将眼玄府还称之为"通光脉道"，并突出地强调七情所伤、肝气郁滞、痰火阻隔、肝胆玄府不通，通光脉道遂闭，是眼科疾病的主要原因，强调开通玄府，反对单纯补益肝肾，发展了刘完素眼玄府学说。他在《审视瑶函·卷一·内外二障论》曰："眼乃五脏六腑之精华，上注于目而为明。如屋之有天窗也，皆从肝胆发源，内有脉道孔窍，上通于目而为光明，如地中泉脉流通，一有瘀塞，则水不通矣。夫目属肝，肝主怒，怒则火动痰生，痰火阻隔肝胆脉道，则通光之窍遂蔽，是以二目昏朦，如烟如雾。目一昏花，愈生郁闷，故云：久病生郁，久郁生病。今之治者，不达此理，俱执偏之论，唯言肝肾之虚，只以补肝肾之剂投之。其肝胆脉道之邪气，一得其补，愈盛愈蔽，至目日昏，药之无效，良由通光脉道之瘀塞耳。"

傅仁宇开玄治疗眼科疾病的具体方法，常见的有疏风清热开玄法、清利湿热开玄法、祛痰利窍开玄法、活血化瘀开玄法、平肝息风开玄法、补养气血养玄法等。

（一）疏风清热开玄法

外障眼病以风邪、火热邪气致病者居多。风热为患，目玄府之通光脉道闭塞，从而产生目赤肿痛、目生翳膜等眼病。治以祛风除热，开通玄府。他在《审视瑶函·卷二·诊视》中曰："《保命集》云：眼之为病，在腑则为表，当除风散热"。

辛温疏风开通玄府药常用荆芥、荆芥穗、防风、羌活、细辛等。辛凉疏风开通玄府药常用金银花、连翘、牛蒡子等。清热药根据所病脏腑选用，如心火盛选用黄连、栀子、连翘等；肺火盛选用黄芩、桑白皮等；肝火盛选用龙胆草、黄芩、羚羊角等。伴有瘀血者，选配当归、川芎、红花等。火热病易伤津者，选配生地黄、玄参等凉血滋阴之品。

（二）清利湿热开玄法

湿热邪气停聚目玄府，则导致目玄府郁滞。《审视瑶函·卷三·火胀大头症》曰："湿热为患，发之于目则多泪而皮烂。"

清利湿热开玄药常用黄芩、黄连、黄柏、大黄、车前子等。治疗时常配伍辛温疏风开通玄府药物如白芷、羌活、防风等。阴血亏虚者，常配伍生地黄、当归、白芍等。

（三）祛痰利窍开玄法

祛痰利窍开玄法中，清热化痰药常用黄芩、前胡、玄参、天花粉、浙贝母等，温化寒痰药常用半夏、苍术、胆南星、白附子、桔梗、苦杏仁等。

祛痰利窍开玄法有两个特点：第一，多以半夏、胆南星、白附子等燥湿化痰者为主。第二，常与祛风类药物同用，常配伍羌活、防风等药物。

（四）活血化瘀开玄法

《审视瑶函·卷三·运气原证·目赤》曰："血贯睛中，滞塞不通""凡见白珠赤紫，脾中虬筋紫胀，敷点不退，必有瘀滞在内。"

活血化瘀药常用当归尾、红花、川芎、没药、大黄、牛膝等。若因瘀血或血热导致出血者，则加生地、赤芍、栀子、丹皮等凉血止血。

（五）平肝息风开玄法

傅仁宇平肝息风开玄法息风法有三个特点：第一，多选用羚羊角、天麻、僵蚕、石决明等；第二，多与清热凉肝、清热化痰、燥湿化痰药配伍使用；第三，多与益气养血的生地黄、当归、芍药、人参配伍使用。

（六）补益气血养玄法

《审视瑶函·卷首·太极阴阳动静致病例》曰："目者，血气之宗也。"所以，傅仁宇治疗眼病重视补益气血。补气药常用黄芪、党参、甘草，补血药常用当归、白芍、熟地黄等。

脾胃乃后天之本，气血生化之源。傅仁宇重视补益气血的同时也不忘固护脾胃。常用党参、白术大补脾胃。正如《审视瑶函·七情五贼劳役饥饱之病》篇所言："目，窍之一也，光明视见，纳山川之大，及毫芒之细，悉云霄之高，尽泉沙之深，是皆光明之所及也。或因七情内伤，五贼外攘，饥饱不节，劳役异常。足阳明胃之脉，足太阴脾之脉，为戊己二土，生生之原也。七情五贼，总伤二脉，饥饱伤胃，劳役伤脾，戊己既病，则生生自然之体，不能为生生自然之用，故致其病，曰七情五贼劳役饥饱之病。"

综上所述，傅仁宇全面系统地总结了明末以前的眼科成就，其著作《审视瑶函》是一部具有代表性的承上启下的著名眼科专著。该书所载方剂如石斛夜光丸、滋阴地黄丸等均广为流传，至今仍为临床常用方剂。傅仁宇将眼玄府称为通光脉道，并突出地强调肝气郁滞、痰火阻隔、玄府不通，是眼科疾病的主要原因，反对单纯补益肝肾，对刘完素眼玄府学说的继承和发展做出了重要贡献。

王清任

王清任（1768—1831年），字勋臣，直隶玉田县（现河北玉田县）人，清代著名医学家。王清任是运用活血化瘀思想的集大成者。代表著作《医林改错》，为其一生学术思想的精华。该书分为上、下两卷，有三大特点：一是重视解剖。他尝言"著书不明脏腑，岂不是痴人说梦；治病不明脏腑，何异于盲子夜行"。于是，他精心观察人体之构造，记载了他对脏腑解剖的基本认识，并绘制"古人脏腑图"和"亲见改正脏腑图"。针对古书中人体构造的错误认识，加以修改纠正，这种富有革新的精神为后世所称颂；二是重视活血化瘀。他对很多疑难病证都从瘀血立论，善于灵活运用活血化瘀法加以治疗；三是重视补养元气。他曾言"治病之要诀，在明白气血"，所以临床治病非常重视调理气血。调气尤其重视补养元气，重用生黄芪补养元气治疗中风为其特色。

王清任在其著作中尚未明确地提及"玄府"一词，但其相关学术思想和临床经验也蕴含着对刘完素玄府学说的继承和发展。下面就其祛邪活血和补虚活血两方面探讨其对刘完素玄府学说的贡献。

（一）祛邪活血

邪气可以导致瘀血。王清任具体的治疗方法包括行气活血、疏肝活血、散寒活血、通窍活血、祛风活血、解毒活血、祛痰活血等。

1. 行气活血

王清任创立了以膈下逐瘀汤为代表的方剂。该方组成：灵脂（炒）、当归、川芎、桃仁（研泥）、丹皮、赤芍、乌药、延胡索、甘草、香附、红花、枳壳。其中方用红花、桃仁、五灵脂、赤芍、牡丹皮、延胡索、川芎、当归活血开玄、行瘀止痛；香附、乌药、枳壳理气开玄。主治膈下胃脘气机不畅、瘀血阻滞证。症见病人胃脘刺痛，或胃脘积块、坚硬不移，或呃逆日久不止，唇暗或两目暗黑，舌暗红或有瘀斑，脉涩或弦紧等。

2. 疏肝活血

王清任创立了以血府逐瘀汤为代表的方剂。该方组成为桃仁、红花、当归、生地黄、怀牛膝、川芎、桔梗、赤芍、枳壳、甘草、柴胡。方中桃仁破血行滞而润燥，红花活血祛瘀以止痛，共为君药。赤芍、川芎助君药活血祛瘀；怀牛膝引血下行、通经止痛，共为臣药。生地、当归养血益阴，以滋肝体；桔梗、枳壳升降气机、宽胸理气；柴胡疏肝解郁、升达清阳，与桔梗、枳壳同用，尤善理肝气，开玄闭，以上均为佐药。桔梗并能载药上行，兼有使药之功；甘草调和诸药，亦为使药。合而用之，使血活瘀化气行，则诸症可愈，为治胸中血瘀证之良方。主治肝气郁结、气滞血瘀证。症见胸中刺痛，或胸内闷热，或心烦易怒，或失眠多梦，唇暗或两目暗黑，舌暗红或有瘀斑，脉涩或弦紧等。

3. 散寒活血

王清任创立了以少腹逐瘀汤为代表的方剂。该方组成为小茴香、干姜、延胡索、没药、当归、川芎、官桂、赤芍、生蒲黄、五灵脂。故方用小茴香、肉桂、干姜味辛而性温热，入肝肾而归脾，理气活血，温通血脉；当归、赤芍入肝，行瘀活血；蒲黄、五灵脂、川芎、延胡索、没药入肝，活血理气，使气行则血活，气血活畅故能止痛。主治寒凝血瘀证。症见少腹瘀血积块，疼痛或不痛，或痛而无积块，或少腹胀满，或经期腰酸，或月经断而又来，其色或紫或黑或有瘀块，或崩漏兼少腹疼痛，或经色粉红兼白带者，或久不受孕，舌暗苔白，脉沉弦而涩等。

4. 通窍活血

王清任创立了以通窍活血汤为代表的方剂。该方组成为赤芍、川芎、桃仁（研泥）、红枣（去核）、红花、老葱（切碎）、鲜姜（切碎）、麝香（绢包）。方中麝香为君，芳香走窜，通行十二经，开通诸窍，和血通络；桃仁、红花、赤芍、川芎为臣，活血消瘀，推陈致新；姜、枣为佐，调和营卫，通利血脉；老葱为使，通阳入络。诸药合用，共奏活血通窍、开通玄府之功。主治窍闭血瘀证。症见头痛、日久不愈或头部刺痛，或头面充血，或头发脱落，或眼疼白珠红，或酒渣鼻，或久聋，或紫白癜风，或牙疳，唇暗或两目暗黑，舌暗红或有瘀斑，脉涩或弦紧等。

5. 祛风活血

王清任创立了以身痛逐瘀汤为代表的方剂。该方组成为秦艽、川芎、桃仁、红花、甘草、羌活、没药、当归、灵脂（炒）、香附、怀牛膝、地龙（去土）。方中秦艽、羌活祛风除湿，桃仁、红花、当归、川芎活血祛瘀，没药、灵脂、香附行气血、止疼痛，怀牛膝、地龙疏通经络以利关节，甘草调和诸药。主治风湿侵袭、瘀血阻络证。症见肩痛、臂痛、腰腿痛，或周身疼痛，唇暗或两目暗黑，舌暗红或有瘀斑，脉涩或弦紧等。

6. 解毒活血

王清任创立了以解毒活血汤为代表的方剂。该方组成为连翘、葛根、柴胡、当归、生地、赤芍、桃仁（研）、红花、枳壳、甘草。方中连翘、葛根、柴胡、甘草清热解毒；生地清热凉血；当归、赤芍、桃仁、红花活血祛瘀；气为血帅，气行血行，故复佐少量枳壳理气，以助活血之力。主治热毒内蕴、瘀血阻滞证。症见斑疹深红或暗红，口渴，口唇暗红，小便短赤，大便干燥，舌红绛苔黄燥，脉弦数等。

7. 祛痰活血

王清任创立了以癫狂梦醒汤为代表的方剂。该方组成为桃仁、柴胡、香附、木通、赤芍、半夏、大腹皮、青皮、陈皮、桑白皮、苏子（研）、甘草。方中重用桃仁合赤芍活血化瘀，柴胡、香附疏肝理气解郁，青皮、陈皮开胸行气，半夏、苏子、桑白皮、大腹皮燥湿化痰、降逆下气，木通利水渗湿，甘草缓急建中。诸药配合，可使痰湿化、瘀血去、气滞行，神志自清，有如大梦之初醒。主治痰瘀互结证。症见癫或者狂，抑郁寡欢或詈骂歌唱，唇暗或两目暗黑，舌暗红或有瘀斑，脉涩或弦紧等。

（二）补虚活血

王清任不仅重视邪气导致瘀血，同时也非常重视虚损导致瘀血。具体的治疗方法包括补气活血、养阴活血、养血活血，养精活血、温阳活血等。下面就其补气活血和养阴活血加以说明。

1. 补气活血

王清任在《医林改错·论抽风不是风》曰："元气既虚，必不能达于血管，血管无气，必停留而瘀。"

王清任创立治疗中风的著名方剂补阳还五汤。该方由生黄芪、当归尾、赤芍、地龙、川芎、红花、桃仁组成。其中，生黄芪重用到四两大补元气。主治气虚血瘀证之中风。症见半身不遂，口眼歪斜，语言謇涩，口角流涎，小便频数或遗尿失禁，舌淡暗苔白，脉沉迟缓无力。

2. 滋阴活血

王清任创立了以会厌逐瘀汤为代表的方剂。该方组成为桃仁、红花、甘草、桔梗、生地、当归、玄参、柴胡、枳壳、赤芍。本方为四逆散合桃红四物汤去川芎加玄参、桔梗而成。四逆散能调气血，利升降；桃红四物汤为养血活血方。去川芎者，因其辛温性燥，恐伤阴津；增入玄参，意在助生地以滋养柔润；桔梗乃利咽圣药，能升降肺气，并佐柴胡、枳壳升降气机，引活血祛瘀药上达病所。主要用于阴津亏虚、瘀血阻滞证。症见声音嘶哑，或咽燥口干，或咽喉干燥灼痛，大便干结，咽喉暗红，唇暗或两目暗黑，舌暗红或有瘀斑，舌苔薄黄，脉涩或弦细等。

综上所述，王清任将瘀血证分成实证和虚证两大类。祛邪活血治疗实证的方法包括行气、疏肝、散寒、通窍、祛风、解毒、祛痰等活血法。补虚活血之治疗虚证的方法包括补气、养阴、养血，养精、温阳等活血法。我们认为，玄府系统和血液系统并非一个系统，而是相互独立的两个系统。但它们之间是紧密联系的，联系玄府系统和血液系统的桥梁和通道就是玄府。血脉一旦郁滞，日久势必通过玄府导致玄府系统发生病变。因此，活血是间接开玄的一种重要方法。王清任祛邪活血和补虚活血法，尤其是补虚活血法，极大地补充、丰富、完善和发展了刘完素开通玄府的治疗方法。

费伯雄

费伯雄（1800—1879 年），字晋卿，号砚云子，书室名"留云山馆"，清代著名医学家。江苏省武进县孟河镇人。费伯雄出生于中医世家，考取秀才后再也无心仕途，随悉心钻研医术。悬壶执业不久，即以擅长治疗内伤杂病驰誉江南，有"名士为名医"之称。《清史稿》称之曰"清末江南诸医，以伯雄为最著"，蔚然为医界重望。费伯雄治学不趋奇立异，崇倡和缓醇正、清润平稳为旨。代表著作《医醇賸义》《医方论》。

费伯雄在其著作中尚未明确地提及"玄府"一词，但其相关学术思想和临床经验也蕴含着对刘完素玄府学说的继承和发展。下面就其对火证的认识和重视调理肝脏两方面探讨其对刘完素玄府学说的贡献。

（一）对火证的认识

费伯雄认为，五脏六腑中皆有元气。元气一旦郁结，则演变为五脏六腑中的火热。所以治疗火热证当清润平稳，不能过分苦寒，否则会冰伏气机，反而不利于火热外出。他所拟治火 19 方，大多泻中兼散，清中兼润，润中含和，步步顾及脏腑功能和脾胃中气，纯用苦寒直折者寥寥无几，即使偶尔用之剂量亦相当轻微。他在《医醇賸义·卷二·火》曰："火者，人之气也。火之为物，本无形质，不能孤立，必与一物相为附丽，而始得常存。故方其静也，金中有火，而金不销也；木中有火，而木不焚也；水中有火，而水不沸也；土中有火，而土不焦也。但见有金、有木、有水、有土，而不见火也。五行各有其用，五行唯火无体，火之体，即以金木水土之体为之体也""肺气肃而大肠润，金不销也；肝气平而胆气清，木不焚也；肾气充而膀胱通，水不沸也；脾气健而胃气和，土不焦也。"

（二）重视调理肝脏

费伯雄治疗内伤杂病，首重调理肝脏。肝主疏泄，体阴而用阳，调畅全身气机，为人体气机通畅之保障。但其气应春，最为娇嫩，故肝阴容易亏虚，肝气容易郁结。故费伯雄把养阴柔肝、疏肝解郁作为治疗肝病的关键。养肝柔肝多用当归、白芍、生地、山萸肉、枸杞子、五味子、酸枣仁、沙参、麦冬、石斛、女贞子、沙苑子等药物，疏肝解郁多用柴胡、薄荷、川芎、郁金、白蒺藜、乌药、佛手、合欢花、青皮、陈皮等药物。如果肝郁化火，则配伍羚羊角、赤芍、丹皮、桑叶、夏枯草、延胡索等；如果伴有痰热，则选配伍僵蚕、远志、石菖蒲、胆南星、竹沥、琥珀、茯神等；如果伴有肝气上逆，则选配伍天麻、珍珠母、龙齿、石决明、龟板、磁石、海蛤壳等平肝息风；如果伴有血瘀经络不通，则选配丹参、牛膝、秦艽、木瓜、桑枝、独活、防风等；如果伴有肾精亏虚，则选配菟丝子、续断、狗脊、楮实子、紫河车等。费伯雄在《医方论·卷四·泻火之剂·泻黄散》中曰："有风药以散伏火，有清药以泻积热。"

综上所述，费伯雄无论是对火证的认识，还是重视调理肝脏，其共同特点都是非常重视气机的通畅。气机畅，则百病不生。因此，治疗要平和中正、清润平稳。从刘完素玄府学说角度阐释解读，就是要保持五脏六腑中玄府通畅，元气才能不郁结化火。治疗肝脏疾病，要重视滋肝养玄，要重视疏肝通玄，始终保持肝玄府的通畅，才能抓住治疗肝病的要旨。费伯雄重视保持玄府通畅，治法平和中正、清润平稳的特点，可以说是对刘完素玄府气液学说的继承和发扬。

马培之

马培之（1820—1903 年），字文植，江苏武进孟河镇人，清代著名医学家，孟河医派代表人物，被誉为"江南第一圣手"。先后跟随马省三、费伯雄学习医术。对中医各科都有高深的造诣和卓越的成就，尤以外科擅长。孟河四大家中代表人物丁甘仁与巢崇山皆受业于马培之。著有《医略存真》《外科传薪集》《外科集腋》《马评外科证治全生集》等多部书籍。

马培之在其著作中尚未明确地提及"玄府"一词，但其相关学术思想和临床经验也蕴含着对刘完素玄府学说的继承和发展。下面就其治疗外科病证的方法探讨其对刘完素玄府学说的贡献。

对于外科疾病方面，马培之非常推崇王洪绪《外科全生集》，认为该书是治疗外科疾病之善本。但他却并未拘泥于前人所说，而是结合自己的临床经验，批判地吸收。当脓肿已成后，马培之主张用"刀针"之术，切开痈肿，使脓液流出。正如他在《马评外科证治全生集》中曰："刀针有当用，有不当用，有不能不用之别，如谓一概禁止，任痈自溃，势必致筋烂骨伤，腐败不起，故刀针当为外科之要务。"

综上所述，马培之治疗外科病证推崇"刀针"之术。从刘完素玄府学说角度阐释解读，即为借助"刀针"引脓液流出，达到直接迅速开通玄府的目的，这可以说是对刘完素玄府气液学说的继承和创新。

第三节　近现代学者的继承和发展研究

周学海

周学海（1856—1906 年），字澄之，安徽建德人，近代著名医学家。光绪年间进士，儒而通医，尤精脉学。代表著作有《读医随笔》《形色外诊简摩》《脉学四种》《重订诊家直诀》等。其著作汇刻成《周氏医学丛书》，在其逝世五年后全书得以付梓，成为中医丛书之佳作。

周学海非常崇倡刘完素玄府学说。下面就其升降出入辩证和重视舌诊学术思想探讨其对刘完素玄府学说的贡献。

（一）升降出入辨证

中医有六经辨证、卫气营血辨证和三焦辨证。周学海继承前人的学术思想，并结合自己的临床实践，提出了新的辨证体系——升降出入辨证论治体系。在他的代表作《读医随笔》中，分别从天地之气升降出入、人体之气升降出入、脉象变化升降出入、升降出入异常病机、调理气机升降出入治法等方面，较为系统地阐述了升降出入辨证体系，很富有创新性。他在《读医随笔·升降出入论》中说："内伤之病多病于升降，以升降主里也；外感之多病于出入，以出入主外也""升降者，里气与里气相回旋之道也；出入者，里气与外气交接之道也。"

刘完素认为，气液升降出入的通道和门户为玄府。因此，周学海升降出入辨证可以说是对刘完素玄府学说的重要继承和发扬。

（二）重视舌诊

周学海《形色外诊简摩》非常重视舌诊，并认为舌体上的细络即是刘完素所说的玄府。他在《形色外诊简摩·卷下》曰："舌质既变，即当察其色之死活。活者，细察柢里，隐隐犹见红活，此不过血气之有阻滞，非脏气之败坏也。死者，柢里全变，干晦枯萎，毫无生气，是脏气不至矣，所谓真脏之色也。"后加按语曰："刘河间极论玄府之功用，谓眼耳鼻舌身意，皆借玄府以成其功用者也。上言舌体隐蓝，为浊血满布于细络，细络即玄府也。所谓浊血满布，血液之流通于舌之玄府者，皆夹有污浊之气也。"

不仅如此，周学海还根据舌苔的异常表现，制定了具体的治法："舌苔或黄或浊，可与小陷胸汤或泻心汤，随证治之。或白不燥，或黄白相兼，或灰白不渴，慎不可遽投苦泄。其中有外邪未解，里先结者，或邪菀未伸，或素属中冷者，虽有脘中痞闷，宜从开泄，宣通气滞，以达归于肺，如近俗杏、蔻、橘、桔等，是轻苦微辛，具流动之品可耳。"（《形色外诊简摩·卷下》）周学海所说的"宜从开泄，宣通气滞"，主张使用杏仁、白蔻仁、橘皮、桔梗等药物，反对遽投苦泄等观点，充分体现了刘完素治疗玄府疾病"以通为用"的学术思想。

综上所述，周学海的升降出入辨证和重视舌诊学术思想都体现了刘完素玄府气液学说，对刘完素玄府学说的继承和创新做出了重要的贡献。尤其是周学海将"细络"纳入到玄府体系之中，认为舌细络即是舌玄府，是对刘完素玄府实质的新探索。

刘耀先

刘耀先（1864—? ），字延年，号景云，河北省保定清苑县人，近代著名眼科学家。擅长眼科，精于金针拨障术。幼习岐黄，着意于眼科，自《龙木论》至明清各代眼科著作，均能潜心钻研，采撷精华。代表著作《眼科金镜》，该书虽出现在西医学传入国内之后，但仍保持了传统中医眼科的特色，是一部有较高理论和实用价值的中医眼科专著，是传统眼科著作的佼佼者。

刘耀先认为，眼科疾病实证与肝气郁结、玄府不通有密切关系，主张疏肝解郁破滞、开通玄府为主，加以按摩开通玄府为辅。如他在《眼科金镜·眼瘫症》曰："宜疏气开郁破滞，次则开导手法则愈。"基于这种认识，他对青盲症的治疗独具匠心。首先，他认为此证病机主要是肝气郁结化火，导致玄府郁闭，精气不能荣养。他在《眼科金镜·眼瘫症》曰："玄府幽隐之源郁遏，脏腑精华不能上升归明于目。"其次，他主张用"舒经开郁、清热降火"之法加以治疗，临床喜用清热地黄汤（生地、当归、白芍、知母、黄连、黄柏、丹皮、地榆、荆芥），临床用之收效甚速。另外，他认为小儿青盲症是一种极危险的病证，病因为外感后遗留火热，他在《眼科金镜·小儿青盲症》曰："小儿青盲眼，此症最危险，盖因病后热留经络，壅闭玄府，精华不能上升荣养之故。"

刘耀先认为，眼科疾病虚证与脾肾亏虚、玄府失养有密切关系，主张补益脾肾、滋养玄府。如他在《眼科金镜·神光自现症》曰："阴精亏损，清气怫郁，玄府太伤，孤阳飞越而光欲散。"并擅长使用《审视瑶函》补水宁神汤（生地、熟地、当归、白芍、茯神、五味子、生甘草）化裁治疗。

综上所述，刘耀先将眼科疾病分为玄府郁闭和玄府失养两类。玄府郁闭重视疏肝解郁破滞和手法按摩开通玄府，玄府失养重视滋补脾肾。以上这些认识，都是对刘完素玄府学说的继承和发扬。

丁甘仁

丁甘仁（1865—1926 年），字泽周，江苏省武进县人，近代著名中医临床家和中医教育家，与费伯雄、马培之、巢崇山并称"孟河四大家"。他创办上海中医专门学校和女子中医专门学校，培养大批中医人才，如程门雪、黄文东、王一仁、张伯臾、秦伯未、许半龙、章次公、王慎轩等中医名家，这些人均为早期毕业于上海中医专门学校的高材生。代表著作有《喉痧症治概要》《医经辑要》《药性辑要》《孟河丁氏医案》等。

丁甘仁在其著作中尚未明确地提及"玄府"一词，但其相关学术思想和临床经验也蕴含着对刘完素玄府学说的继承和发展。下面就其伤寒温病统一论探讨其对刘完素玄府学说的贡献。

丁甘仁认为，伤寒和温病同为外感病，都具有由表入里的传变规律。因此，伤寒与温病学说，必须互相联系，融会贯通，不能对立起来。他临床治疗外感急性热病打破常规治疗，伤寒方和温病方同时并用，并不以经方和时方划分界限，开中医学术界伤寒、温病统一论之先河。例如，风温证身热有汗不解，咳嗽痰多，大便溏泄，因迭进辛凉清解润肺化痰之剂，其邪不从外达而反陷入少阴，见神识模糊、汗多肢冷、脉象沉细等症，则急用人参、附子、龙骨、牡蛎回阳救逆之法，以救阴阳脱离之危。迨阳回之后，见阴虚燥热之象时，继用救阴润燥之剂而收全功。他在《丁甘仁医案·风温案·董左》原按中曰："风温冬温，用参、附、龙、牡等，是治其变症，非常法也。盖人之禀赋各异，病之虚实寒热不一，伤寒可以化热，温病亦能化寒，皆随六经之气化而定。是证初在肺胃，继传少阴，真阳素亏，阳热变为阴寒，迨阳既回，而真阴又伤，故先后方法两殊，如此之重症，得以挽回。若犹拘执温邪化热，不投温剂，仍用辛凉清解，如连翘、芩、连、竺黄、菖蒲、至宝、紫雪等类，必当不起矣。故录制以备一格。"

综上所述，丁甘仁熔伤寒温病于一炉，或辛温，或辛凉，或温补，或清解，灵活辨证施治。从刘完素玄府学说角度阐释解读，就是实证有邪开玄，虚证无邪补玄，不拘执于伤寒还是温病，是对刘完素玄府学说的继承和发扬。

蒲辅周

蒲辅周（1888—1975 年），原名启宇，四川梓潼人，近现代著名中医学家。出生于世医之家，18 岁便悬壶于乡里。他牢记前人"医乃仁术"之教诲，将名字改为辅周，取辅助贫弱、周济病人之意。1955 年，卫生部中医研究院成立，蒲辅周奉命调京工作。曾任中医研究院副院长，全国政协常委，全国人大代表，国家科委中医专题委员会委员，中华医学会常务理事，中国农工民主党中央委员等职务。代表著作有《蒲辅周医案》《蒲辅周医疗经验》《流行性乙型脑炎》《中医对几种妇女病的治疗法》《中医对几种传染病的辨证论治》等。

蒲辅周在其著作中尚未明确地提及"玄府"一词，但其相关学术思想和临床经验也蕴含着对刘完素玄府学说的继承和发展。下面就其论治外感热病重寒温统一和论治瘟疫重除湿通阳探讨其对刘完素玄府学说的贡献。

（一）论治外感热病重寒温统一

自明清温病学说形成以后，便有了伤寒学派与温病学派之论争。蒲辅周认为，伤寒学说开温病学说之先河，温病学说补伤寒学说之未备。伤寒为寒邪侵犯肌表，温病为温邪侵犯肺卫，故伤寒与温病始异。伤寒寒邪入里化热，归属中焦脾胃，温病顺传也归属中焦脾胃。都治以白虎汤、承气汤等，故伤寒与温病中同。伤寒传入三阴，治宜温补；温病顺传入营血和下焦，灼伤阴津，治宜清润滋阴，故伤寒与温病终异。伤寒初期治宜发汗解表，温病初期治宜透达取汗，两者均需顾及津液。这些认识，见解独到，使蒲辅周在温病学术上多所建树。

（二）论治瘟疫重除湿通阳

蒲辅周从五运六气出发认识瘟疫，重视气候对瘟疫的影响，尤其重视潮湿气候对瘟疫的影响。

1945 年近秋，成都小儿麻疹流行。当时大雨连绵，街巷积水，患儿麻疹隐伏于皮下，医生用宣透无功。其时多雨，蒲辅周考虑到热从湿化，因而用通阳利湿法，俾湿开热越，疹毒豁然而出，虽不宣透亦热退神清而愈。同道用之，亦皆应手。1956 年，河北石家庄市流行乙型脑炎，用清热解毒、养阴法治疗，治愈率达 90% 以上。到第二年 1957 年北京也流行此病，用上述同样方法效果不显。其年北京阴雨连绵，湿热交蒸，蒲辅周考虑此属暑湿偏盛，遂用杏仁滑石汤、三仁汤等化裁，通阳利湿，收到了良好效果。

综上所述，蒲辅周医术精湛，论治外感热病重寒温统一，论治瘟疫重除湿，不愧为当代杰出的中医临床家。周恩来总理曾称赞他"高明的医生，又懂辩证法"。从刘完素玄府学说角度来阐释解读，无论伤寒还是温病，开始阶段时邪气从不同的玄府侵入脏腑经络，故伤寒与温病始异。中间阶段通过玄府传变到相同的脏腑经络，故伤寒与温病中同。后期阶段时又通过不同的玄府传变到不同的脏腑经络，故伤寒与温病终异。伤寒初期和温病初期都更需要通过肌表玄府透达取汗。在伤寒和温病两者整个发展过程中，如果发生伤津耗液，则都需要顾及津液以滋养玄府。蒲辅周论治瘟疫，注重除湿来开通玄府，给瘟邪以出路。从以上可以说，蒲辅周对刘完素玄府学说做出了重要的贡献。

陈达夫

陈达夫教授（1905—1979 年），教授，四川省西昌人，近现代著名中医眼科学家。出身中医世家。承父业，专攻眼科。1956 年调入成都中医学院，从事眼科教学与临床工作，成为成都中医药大学眼科奠基人。1978 年被授予我国第一批中医教授职称，担任眼科硕士导师。曾兼任四川省科学技术协会副主席、四川省政协委员、四川省人大代表等职。代表著作《中医眼科六经法要》，首创眼科六经辨证。

陈达夫教授积极倡导刘完素玄府学说，在继承、弘扬和发展刘完素玄府学说尤其眼玄府学说方面不遗余力。下面就其论治眼科疾病学术思想探讨其对刘完素玄府学说的贡献。

陈达夫认为，张仲景六经辨证和刘完素玄府学说可以相结合。因此，创造性地将眼科六经与刘完素眼玄府学说结合，从玄府论治六经眼病。

陈达夫认为，人体经络上也存在细微通道和门户。因此，首次提出了"经络玄府"概念。在六经中，"肝经玄府""少阴经络玄府"与眼科关系最为密切。

陈达夫认为，寒邪是导致玄府郁闭的常见原因。寒为阴邪，主凝滞和收引。寒气侵袭，眼睛六经玄府阻滞不通，发为眼病。例如，他认为泪如泉涌、眼睛畏光、目暴病、白珠血丝作淡红色、眼睛无眵等疾病，都是寒邪闭塞了眼太阳经玄府，宜用麻黄汤。

陈达夫认为，麻黄附子细辛汤、柴葛解肌汤、升阳益胃汤等方剂是治疗眼科的良方。

陈达夫认为，辛温透散开玄、虫类搜剔开玄、芳香开窍开玄，是眼科疾病的重要治疗方法。临床喜用麻黄、细辛、羌活、川芎等辛温药物透散开玄；喜用僵蚕、土元、全蝎等虫类药物搜剔开玄；喜用麝香、冰片、石菖蒲、藿香等芳香药物开窍开玄。

综上所述，陈达夫教授首创眼科六经玄府辨证，形成了眼科六经玄府辨证理法方药体系，为继承和发展刘完素玄府学说做出了重要贡献。他培养了以王明杰、黄淑芬为代表的一大批刘完素玄府学说人才，这些人才陆续编写了《玄府学说》《眼科开通玄府明目八法》《王明杰黄淑芬学术经验传承集》《王明杰黄淑芬风药应用心法》《风药新识与临床》等一批有分量的著作，形成了川南玄府学术流派。

朱良春

朱良春（1917—2015 年），教授，主任医师，江苏镇江市人，近现代著名中医学家，首届国医大师。早年拜孟河御医世家马惠卿先生为师，后师从章次公先生，深得其传。国务院杰出高级专家，首批全国继承老中医药专家学术经验导师。曾任南通市中医院首任院长，江苏省政协常委暨南通市政协副主席，中国中医药学会第一、第二届理事暨江苏省分会副会长，南通市科学技术协会副主席等职。代表著作《虫类药的应用》《朱良春用药经验集》《章次公医案》《医学微言》等。

朱良春在其著作中尚未明确地提及"玄府"一词，但其相关学术思想和临床经验也蕴含着对刘完素玄府学说的继承和发展。下面就其论治外感热病、善长应用虫类药物两方面探讨其对刘完素玄府学说的贡献。

（一）论治外感热

朱良春创制验方"表里和解丹"用于治疗外感热病。表里和解丹组成：僵蚕、蝉蜕、大黄、姜黄、滑石、甘草、藿香汁、薄荷汁、萝卜汁、皂角、乌梅炭。该方由升降散、六一散等方化裁而来，方中僵蚕、蝉蜕、薄荷可以开通肌表玄府；滑石、甘草、藿香可以除湿开玄；皂角、萝卜化痰开玄；大黄通腑开玄；乌梅养肝疏肝开玄。全方着眼点在于通过汗、清、下、和之综合措施给邪以出路，促使邪毒从外玄府和内玄府两解。

朱良春创制验方"葛苦三黄丹"用于治疗外感热病。葛苦三黄丹组成：僵蚕、蝉蜕、姜黄、生大黄、滑石、甘草、葛根、黄芩、黄连、苦参、郁金、苍术、茵陈、青蒿、白蔻仁、天花粉、鲜藿香、鲜荷叶、鲜苏叶、鲜茅根、生萝卜子等。葛苦三黄丹由升降散、六一散、葛根芩连汤、甘露消毒丹四方化裁而来，加强了表里和解丹透散、清热、化湿开玄之功。

（二）擅长应用虫类药物

朱良春有"五毒医生"雅号，原因是他善用有毒的虫类药。虫类药为血肉有情之品，生物活性强，能搜剔深入精隧骨骼之病邪，但作用峻猛、具有一定的毒性，没有功底的医生不敢乱用。

朱良春认为，"久病多虚，久病多瘀，久痛入络，久病及肾"。所以，在治疗疑难杂病和久病如风湿、类风湿、强直性脊柱炎、痛风、肿瘤、心脑血管、牛皮癣等疾病时，在补益正气的基础上，非常注重应用虫类药物如僵蚕、蝉蜕、地龙、土元、蜈蚣、全蝎、蛴螬等搜剔开玄。如他将强直性脊柱炎称为"顽痹""肾痹",病机为肾精亏损、瘀血痰浊壅滞督脉。在扶正固本、益肾壮督的同时,应用虫类药物蠲痹通络开玄,有迅速缓解临床症状的效果。

综上所述,朱良春善用解表散寒、清透火热、利湿化痰、泄下通腑、活血通络等综合方法来开通玄府给邪以出路,和刘完素治疗疾病擅长应用防风通圣散、双解散等方剂有异曲同工之妙,为继承和发扬刘完素玄府学说做出了重要的贡献。

路志正

路志正(1920—),教授,主任医师,博士生导师,河北藁城人,近现代著名中医学家,首届国医大师。幼继家学,擅长中医内科、针灸、妇科、儿科等。全国老中医药专家学术经验继承工作指导老师,首都国医名师,国家级非物质文化遗产传统医药项目代表性传承人。擅长中医内科、针灸、妇科、儿科等。代表著作《路志正医林集腋》等。

路志正重视通过调理脾胃治疗慢性疑难杂病,形成了"持中央,运四旁,怡情致,调升降,顾润燥,纳化常"系统的调理脾胃学术思想。他对内科眩晕、胆结石、风湿、类风湿、萎缩性胃炎、甲亢和甲状腺瘤、白塞综合征、干燥综合征、胸痹、不寐、多寐等疑难杂病,对妇科经带胎产、不孕等疑难杂病,均有自己的独到见解和很深的造诣。

路志正在其著作中尚未明确地提及"玄府"一词,但其相关学术思想和临床经验也蕴含着对刘完素玄府学说的继承和发展。下面就其论治燥痹和"燥痹学说"探讨其对刘完素玄府学说的贡献。

燥证分内燥和外燥两类。共同的表现如口鼻干燥、干咳少痰、皮肤干燥皱裂等。《黄帝内经》将燥邪为病的特点概括为"燥胜则干",提出"燥者濡之"的治疗原则。刘完素《素问玄机原病式》曰"诸涩枯涸,干劲皴揭,皆属于燥",补充了《黄帝内经》病机 19 条。后世不少医家对燥证都有论及,总体来说显得简略,没有形成系统理论。

路志正在前贤理论的基础上,结合自己多年的临床经验,提出了"燥痹"概念,形成了"燥痹学说"。他认为,燥痹是由燥邪(外燥、内燥)损伤气血津液而致阴津耗损,使肢体筋脉失养,瘀血痹阻,痰凝结聚,脉络不通,导致肢体疼痛,甚则肌肤枯涩、脏器损害的病证。以心、肝、脾、肺、肾各脏及其互为表里的六腑、九窍特有的阴津亏乏之表现为其临床特征。

路志正认为,燥痹不是一种疾病,而是一类疾病,不与西医学某种疾病对号入座,西医学的干燥综合征、类风湿关节炎、某些传染病中后期、贫血病、冠心病、结节性非化脓性脂膜炎、硬结性红斑、皮脂腺囊肿等病出现的燥热伤津证候，均可归属于燥痹范畴。

路志正将燥痹大致分为燥伤肺阴肺气痹阻证、燥伤心阴心脉痹阻证、燥伤胃阴脾虚肌痹证、燥伤肝阴筋脉痹阻证、燥伤肾阴髓海亏虚证 5 个证型。燥伤肺阴肺气痹阻证的治疗方法为生津润燥、轻清宣肺，方选清燥救肺汤加减；燥伤心阴心脉痹阻证的治疗方法为益气养阴、生津润燥，方选生脉散合一贯煎加减；燥伤胃阴脾虚肌痹证的治疗方法为养脾益胃、生津润燥，方选养脾润胃汤（路志正经验方：沙参、麦冬、生地、白芍药、生山药、炒扁豆、炒杏仁、玫瑰花、火麻仁、生谷麦、甘草，该方由《金匮要略》麦门冬汤和《温病条辨》益胃汤加减变化而来）；燥伤肝阴筋脉痹阻证的治疗方法是滋肝润燥、荣筋通络，方选滋燥养荣汤（路志正经验方：当归、生地黄、熟地、白芍、秦艽、防风、甘草，该方由四物汤化裁而来）；燥伤肾阴髓海亏虚证的治疗方法是滋阴补肾、填精润燥，方选滋阴补髓汤（路志正经验方：党参、生地黄、龟板、知母、盐黄柏、白术、猪脊髓、当归、茯苓、枸杞子、续断、狗脊、牛膝、豹骨，该方由朱丹溪的大补阴丸和虎潜丸加减变化而来）。上面各种类型都要注意配伍活血通络药物如忍冬藤、络石藤、伸筋草、丹参、地龙、威灵仙、桑枝、秦艽、片姜黄、豨莶草等。

综上所述，路志正在前贤理论的基础上，结合自己多年的临床经验，创造性地提出了"燥痹"概念，形成了"燥痹学说"。从刘完素玄府学说角度来阐释解读，无论是外燥还是内燥，其共同特点是全身脏腑组织和全身运行津液的玄府缺乏津液濡润，进而形成脏腑组织和玄府闭阻不通，既有脏腑组织和玄府津液不足之虚证，又有脏腑组织和玄府郁闭之实证，是虚实夹杂证。治疗方法是滋养津液、开通玄府，扶正祛邪并举。从以上可以说，路志正对继承和发展刘完素玄府气液说做出了重要贡献。

焦树德

焦树德（1922—2008 年），教授，主任医师，博士生导师，河北省辛集市人，近现代著名中医学家。自幼酷爱医学，精研岐黄，济世活人、树德为怀为其一生的追求。首届全国名老中医经验传承指导导师，享受国务院颁发的特殊津贴专家，曾为中国中医药学会中医风湿病学会主任，中国中医药学会内科学会副主任等。代表著作《方剂心得十讲》《焦树德用药经验十讲》《焦树德中医内科》《焦树德方药心得》等。

焦树德擅治内科疑难重病，疗效卓著。对肝胆、泌尿系统结石注重增强本脏功能排石；对萎缩性胃炎、溃疡病采用自拟的三合汤、四合汤随症加减；对冠心病、心肌炎、心绞痛，采用心、肺、胃、肾同治，理气、通脉、助阳、涤痰并用；对脑血管病，注意清化阳明，通达三焦；对再障贫血及出血性疾病，重用滋肾凉血、降气抑火而生血止血；对高热不退疾病，活用清、疏、滋、降、和等法以解热。

焦树德在其著作中尚未明确地提及"玄府"一词，但其相关学术思想和临床经验也蕴含着对刘完素玄府学说的继承和发展。下面就其论治疑难杂病的一些经验探讨其对刘完素玄府学说的贡献。

（一）尪痹

焦树德对具有关节变形、骨质受损、肢体僵曲的痹证（包括西医学类风湿关节炎、强直性脊柱炎等病），创议了"尪痹"新病名，这对《黄帝内经》行痹、痛痹、著痹、热痹（痹热）的分类法具有一定的补充意义。在此基础上，他研制出了"尪痹冲剂"畅销国内外。

焦树德认为，类风湿关节炎病机为肝肾亏虚、风寒湿侵袭。治疗应滋补肝肾、疏风祛寒化湿、化瘀通络。自创补肾祛寒治尪汤。该方由熟地、续断、骨碎补、川牛膝、炙虎骨、制附片、淫羊藿、补骨脂、赤白芍、麻黄、桂枝、独活、防风、威灵仙、松节、伸筋草、苍术、炙山甲、知母组成。关节变形者，可加狗脊、鹿角胶、白僵蚕、羌活等。

（二）下肢水肿

焦树德认为，下肢水肿可见寒湿下注之证型。自创足肿消肿汤。该方由木瓜、吴茱萸、紫苏、桔梗、陈皮、槟榔、生姜组成，是治疗"湿脚气"两腿肿之要方。其中，紫苏、桔梗、生姜温散寒湿、开宣上焦，吴茱萸、陈皮温化中焦寒湿，木瓜、槟榔泄降下焦寒湿，可谓三焦同治。

（三）悬饮（渗出性胸膜炎并胸腔积液）

焦树德认为，渗出性胸膜炎并胸腔积液属中医学"悬饮"范畴。为外感寒湿浸渍或水饮所伤，导致肺脾肾气化功能失调，三焦水道壅闭所致。自创椒目瓜蒌汤。该方由椒目、瓜蒌、葶苈子、桂枝、猪苓、茯苓、泽泻、车前子、桑白皮、冬瓜皮、枳壳、杏仁组成。方中瓜蒌、葶苈子、桂枝、桑白皮、冬瓜皮、杏仁、枳壳开宣上焦，猪苓、茯苓、泽泻、车前子利湿通便开下焦。

综上所述，焦树德治疗内科疑难重病，注重从湿论治，擅长将宣、降、清、温、补、润、收等法熔于一炉。从刘完素玄府学说角度阐释解读，焦树德治疗内科疑难重病擅长将除湿开玄，尤其擅长采用综合疗法将多种开通玄府之法熔于一炉，对继承和发展刘完素玄府气液说做出了重要贡献。

唐由之

唐由之（1926—2022 年），教授，主任医师，博士生导师，浙江省杭州市人，近现代著名中医眼科学家，首届国医大师。全国老中医药专家学术经验继承工作指导老师。曾任中国中医科学院眼科医院名誉院长。代表著作《中医眼科全书》《中西医结合手术治疗白内障》《中国医学百科全书·中医眼科学》《眼科手册——中西医结合临床诊疗》《国医大师唐由之》《中医对沙眼的认识与治疗》等。

唐由之致力于继承、创新和发展中医及中西医结合眼科事业，善于用气血理论治疗眼底疑难病，在老年性黄斑变性、糖尿病视网膜病变、视网膜色素变性、视神经疾病等方面造诣颇深。

唐由之倡导刘完素玄府学说，在其主编的《中国医学百科全书·中医眼科学》说道："玄府，又称元府，眼科玄府为精、气、血等升降出入之通路门户。若玄府郁滞，则目失滋养而减明。若玄府闭塞，目无滋养而三光绝。"下面就其白内障针拨术和临床用药经验两个方面探讨其对刘完素玄府学说的贡献。

（一）白内障针拨术

唐由之继承和发扬古代"金针拨障术"，解决了在睫状体平部做手术切口和白内障针拨术近期并发症青光眼两大问题。在继承古代金针拨障术基础上进行了改进，研究成功了"白内障针拨术"，并在此基础上发明了白内障"针拨套出术"。唐由之还发明了治疗难治性青光眼的具有中医特色的手术方法"睫状体平坦部滤过术"。

1975 年，唐由之成功地为毛泽东主席做了白内障针拨术，后来还为柬埔寨前首相宾努亲王成功地做了难度最大的一次针拨术。他应邀为朝鲜金日成主席、印尼总统瓦希德等国外领导人医治眼疾和保健，均取得很好的疗效，获朝鲜国家一级友谊勋章，享有"民间外交家"的美誉。

（二）临床用药经验

唐由之认为，多种眼科疑难病伴有玄府"气液怫郁"，临床喜用荆芥、防风等宣散开通玄府。他治疗视神经萎缩时常配伍柴胡、葛根等疏肝理气、开通玄府。他治疗眼底水肿偏寒凉者，常配伍附子、川芎等温阳宣散、开通开玄。他治疗视网膜病变病程较长者，常配伍僵蚕、全蝎、地龙等搜剔开玄等。

综上所述，唐由之倡导刘完素玄府学说，治疗眼科疑难疾病，注重开玄通玄和养玄补玄。他继承和发扬金针拨障术，研究成功的"白内障针拨术"和

"睫状体平坦部滤过术"，可以看作是通过手术开通玄府，对继承和发展刘完素玄府气液说做出了突出贡献。

石仰山

石仰山（1933—2015年），教授，主任医师，江苏无锡人，近现代著名中医学家，第二届国医大师。上海石氏伤科第四代传人，国家级非物质文化遗产代表性传承人。出生于中医世家，从父石筱山学习中医伤科、针灸、外科，并师从黄文东医师攻读医学经典著作。代表著作《石仰山谈软组织损伤》《中国百年百名中医临床家丛书·石筱山石仰山卷》《中华名中医治病囊秘·石筱山石仰山卷》等。

石仰山推崇"十三科一理贯之"的学术思想，对骨折延迟愈合、骨质疏松症、颈腰痛、陈伤旧损等骨伤疑难病的诊治见解独到，经验丰富。石仰山在其著作中尚未明确地提及"玄府"一词，但其相关学术思想和临床经验也蕴含着对刘完素玄府学说的继承和发展。下面就其理伤手法和重视损伤兼邪探讨其对刘完素玄府学说的贡献。

（一）理伤手法

石仰山理伤手法以"十二字"为用，即谓"拔伸捺正、拽捏端提、按揉摇转"。一般说来，拔伸捺正用于骨折整复，拽捏端提用于关节复位，按揉摇转多用于伤筋，具体应用时尚须随遇而变，诸法互参，复合用之。

石仰山提出"筋出窠"，手法是牵旋复位。如果骨折，手法是拔伸捺正为总则。拔、伸要刚柔相济，不能一味用猛力。在拔伸时要结合推按旋转，然后依骨折移位状况加以捺正。复位后予外敷固定包扎。如果脱位脱臼，都有具体的体位和复位手法。其中对颞颌关节脱位运用捺口外复位法，髋关节后脱位运用俯卧位推按法，俱颇有特色。

（二）重视损伤兼邪

石仰山认为，外伤手法恢复或者手术恢复以后，常常会伴有正气损伤或者手术损伤带来的一些问题，容易合并外感风寒、气滞血瘀、痰湿阻滞等邪气，他将其称之为"损伤兼邪"。

石仰山认为，要重视"损伤兼邪"的治疗。兼有外感风寒者，主张用麻黄汤、桂枝汤、温经汤祛邪宣络，痛甚者酌加草乌；气滞血瘀者，主张用黄芪五物汤或当归四逆汤加党参、白术、姜黄、川芎、红花、鸡血藤等扶正达邪、活血通络；病情顽固者，主张加虫类搜剔药物；痰湿入络，是一类常见"兼邪"，常以牛蒡子合僵蚕同用。

综上所述，石仰山理伤手法以"十二字"为用，即谓"拔伸捺正、拽捏端提、按揉摇转"。理伤以后，重视损伤兼邪，不离"风""痰""湿""瘀"四字。从刘完素玄府学说角度阐释解读，理伤手法可以看作是理伤通玄，重视损伤兼邪可以看作是祛邪通玄，对继承和发展刘完素玄府气液说做出了一定的贡献。

李士懋

李士懋（1936—2015 年），教授，主任医师，博士生导师，近现代著名中医学家，第二届国医大师。国家老中医药专家学术经验继承工作指导老师，中国中医科学院传承博士后合作导师，河北十二大名医。他治学严谨，大医精诚，倡导"溯本求源，平脉辨证"思辨体系，擅治内外妇儿等科疑难杂症。代表著作《相濡医集》《脉学心悟》《濒湖脉学解索》《温病求索》《汗法临证发微》《冠心病中医辨治求真》《中医临证一得集》等。上述诸多书籍，汇总为《李士懋田淑霄医学全集》出版发行。

李士懋对脉学、温病学、汗法等方面都有独到的见解。在脉学方面，他主张"脉诊在四诊中当居四诊之首"。在温病学方面，他主张"温病的本质是郁热"。在汗法方面，他主张"汗法有狭义和广义之分"。

李士懋在其著作中尚未明确地提及"玄府"一词，但其相关学术思想和临床经验也蕴含着对刘完素玄府学说的继承和发展。下面就其论汗法和论温病探讨其对刘完素玄府学说的贡献。

（一）论汗法

李士懋创分汗法分类，主张"汗法有狭义和广义之分"。

狭义汗法，是指服用辛温发汗剂或应用针灸熨熏治法，令其汗出的一种方法。多用于治疗外感风寒表证，局限于"外感表证当汗""汗法可以解表"等认识。对于风寒表证，李士懋创立了以脉诊为中心的辨证要点。他认为，外感寒邪致病的辨证要点主要有三：痉脉、疼痛和恶寒。只要满足以上三个辨证要点，即可考虑应用辛温汗法。痉脉表现为脉沉弦拘紧。疼痛表现为全身或者局部疼痛。恶寒表现为全身或者局部怕冷。临床常喜用麻黄汤、桂枝汤、麻黄附子细辛汤等著名方剂化裁治疗。他在麻黄汤、麻黄附子细辛汤两首方剂的基础上，创制了"寒痉汤"。该方由麻黄、桂枝、生姜、炙甘草、大枣、细辛、炮附子、蜈蚣、全蝎组成。用于临床治疗各种寒凝证，如西医学的发热、各种疼痛性疾病（如血管性头痛、神经性头痛、三叉神经痛、肋间神经痛、带状疱疹疼痛、颈肩腰腿疼、咽痛、胸痛、痛风）、颈椎疾病、腰椎疾病、胸椎疾病、风湿和类风湿关节炎、雷诺病、红斑狼疮、冠心病心绞痛、高血压、各种肾病、干燥综合征、消化系统疾病、泌尿系统疾病、五官科疾病等。

李士懋认为，广义汗法是用汗、吐、下、和、温、清、消、补八法，调和阴阳令其自然汗出之法，非辛温发汗剂强令汗出。《黄帝内经》曰："阳加于阴谓之汗。"也就是说，只要阴阳和谐即可汗出，未必非得用辛温解表才能汗出。这种使阴阳和谐达到汗出的方法，李士懋称之为广义发汗法。广义汗法，一法兼百法，一法含百法。其总的治疗原则就是辨证论治、随证治之。

（二）论温病

李士懋认为，温病只分两类，温热与湿热，不存在伏气温病。温病的本质是郁热。温病的治疗大法为"透、清、滋"。透法，其实质就是"火郁发之"。凡能畅达气机，使郁热得以透达于外而解者，皆谓之透发。祛其壅塞是方法，是手段；展布气机是目的，是结果。只有气机畅达，方能使郁闭于内的火热之邪透达于外而解。清法就是直折火热，将火热消于无形之中。有热邪，则寒凉乃必用之品。但由于热邪程度不同，所以用寒凉清解之时，既要防止病重药轻，又要防止过于寒凉，冰伏气机。滋法主要是指补养津液，从而促进气机调畅，将内在的火热宣透消散的方法。滋阴不仅适用于温病，对于任何里热实证尽皆适用，轻者肺胃津伤者，多取甘寒之品以清热生津；重者，肝肾阴亏者，多取甘寒、咸寒、酸甘，甚至血肉有情之品以滋补真阴。阴竭阳越者，还要伍以酸敛潜镇之品，以防阳脱。他在杨栗山《伤寒瘟疫条辨》升降散的基础上创制新加升降散（僵蚕、蝉蜕、大黄、姜黄、淡豆豉、栀子、薄荷、连翘）加减化裁治疗各种温病和火郁证，疗效显著。

综上所述，李士懋论汗法，分狭义汗法和广义汗法。对于狭义汗法，创立了以脉诊为中心的辨证要点，并创制"寒痉汤"治疗各种寒凝证。对于广义汗法，则为调和阴阳令其自然汗出之法。广义汗法，一法兼百法，一法含百法。其总的治疗原则就是辨证论治、随证治之。李士懋论温病，认为温病的本质是郁热，治疗大法为"透、清、滋"，创制新加升降散化裁治疗各种温病和火郁证。从刘完素玄府学说角度阐释解读：李士懋论汗法，狭义汗法就是开通肌表玄府，广义汗法就是开通一身之玄府。寒痉汤可开通寒邪凝滞的外玄府和内玄府。李士懋论温病，无论温热与湿热，郁热阻滞玄府是其本质。治疗大法"透、清、滋"无一不蕴含着开通玄府之精义。新加升降散中僵蚕、蝉蜕、淡豆豉、薄荷、连翘宣散开玄，栀子清热利湿开玄，姜黄活血通络开玄，大黄降浊通腑开玄。玄府通，郁热自然消散。从以上可以说，李士懋对继承和发扬刘完素玄府学说做出了重要贡献。

第四章 刘完素玄府学说的现代实验研究

第一节 炎症因子研究

炎症因子是由组织细胞分泌的参与介导炎症反应的各种细胞因子，白细胞介素 -1（Interleukin-1，IL-1）、白细胞介素 -6（Interleukin-6，IL-6）、肿瘤坏死因子 -α（tumor necrosis factor-α，TNF-α）、基质金属蛋白酶（MMPs）、转化生长因子 -β（transforming growth factor-β，TGF-β）等作为主要的炎症因子成为研究者关注的热点。大量研究发现，调控玄府的开阖对调节炎症因子具有重要影响。

王氏等[1]以刘完素的"气液玄府"学说阐述银屑病的病因病机，并用"开玄解毒法"进行治疗。研究发现"开玄解毒法"治疗斑块型银屑病有效，可能与降低皮损处炎症因子 TNF-α 与 IL-8 含量有关。安氏等[2]认为脑玄府闭塞是脑卒中的关键发病因素，治疗以宣通玄府为要。TNF-α 诱导内皮细胞的炎症会引起细胞通透性的变化，导致局部炎症反应、血管渗漏和水肿形成。因此，采用半夏的有效成分大黄酚干预 TNF-α 诱导人脑微血管内皮细胞，结果表明半夏有效成分大黄酚具有抑制 TNF-α 诱导人脑微血管内皮细胞损伤作用，可能是通过下调 ERK/JNK 信号通路减少炎症相关因子 TNF-α，IL-6 和 IL-8 的表达。董氏等[3]采用具有益气活血开玄作用补阳还五汤干预脑低灌注损伤大鼠，结果表明补阳还五汤可抑制脑低灌注损伤后人鼠海马组织中 NLRP3 炎性小体的活化，从而发挥补阳还五汤对大鼠脑保护的作用，减轻脑低灌注所致的大鼠海马损伤；韩氏等[4]采用具有开通玄府作用的通腑安涤汤对重症急性胰腺炎患者进行干预，观察其对重症急性胰腺炎患者血清炎症因子的影响。结果表明通腑安涤汤能够有效降低血清炎症因子 IL-6、CRP、PCT 水平和血清淀粉酶水平。

参考文献

[1] 王晓旭，方素萍，杨茂誉，等. 开玄解毒法干预斑块型银屑病皮损部位肿瘤坏死因子 -α、白细胞介素 -8、P 物质含量的动态变化 [J]. 中国中西医结合皮肤性病学杂志，2014，13（3）：145-148.

［2］安畅，张颖，马阮昕，等. 半夏有效成分大黄酚对肿瘤坏死因子 –α 诱导人脑微血管内皮细胞的作用机制［J］. 中国实验方剂学杂志，2018，24（3）：160–165.

［3］董志强，陈延，向庆伟. 基于 NLRP3 炎性小体研究补阳还五汤对脑低灌注大鼠的脑保护作用［J］. 中医药导报，2018，24（24）：26–29.

［4］韩雪，陈治国，宋云骏. 通腑安涤汤灌肠辅助治疗对重症急性胰腺炎血清炎症因子的影响［J］. 中华中医药学刊，2020，38（11）：233–236.

第二节　微循环研究

叶天士在吸取和发展刘完素学术思想的基础上提出了络病学说。明代医家张介宾于《类经·经络类·经络之辨刺诊之法》中提出："络之别者为孙，孙者言其小也，愈小愈多矣，凡人遍体细脉，即皆肤腠之孙络也。"孙络形态细微、相互关联为网络，遍布机体，加强经脉气血和机体各组织的联系，为机体各处输布精微。清代医家周学海在《形色外诊简摩·色诊舌色应病类·舌质舌苔辨》中云："刘河间极论玄府之功用，谓眼耳鼻舌身意，皆借玄府以成其功用者也。上言舌体隐蓝，为浊血满布于细络，细络即玄府也。所谓浊血满布，是血液之流通于舌之玄府者，皆夹有污浊之气也。或寒气凝结，或痰涎阻滞于胃与包络之脉中，致血液上潮者，不能合乎常度，即污浊之气生矣。"明确指出了细络即玄府。王氏[1]也提出了玄府为孙络的进一步划分，观察发现瘀血证患者除舌下两脉曲张青黑外舌腹面亦见舌质紫暗、细络瘀血，通过病理组织学观察证实其为微循环障碍，证实了细络与微循环的关系。

血液循环最根本的功能是进行血液和组织之间的物质交换，这一功能就是在微循环部分实现的。微循环是血液循环系统的末梢部位，为微血管网络中微静脉和微动脉之间的血液循环，负责血液流通、血液分布和组织灌注，并直接参与组织细胞的营养代谢和气体交换等。微循环一般由微动脉、后微动脉、毛细血管前括约肌、真毛细血管、通血毛细血管、动 – 静脉吻合支和微静脉等细微结构构成。玄府为遍布全身的最细小结构，是机体结构层次上的最小单位。玄府无物不有，广泛存在于人体四肢百骸、五官九窍乃至脏腑深部，调节人体正常机能。许多医家基于微循环的特性认为，玄府与微循环在形态结构、分布和功能上均具有相似之处。

近年来，诸多医家通过实验研究证实了微循环与中医学"玄府"的相关性。脑是人体血流量最大的器官之一，其血液分布占全身血供的 20%，除大血管保障脑的血流供应外，脑内微循环对脑细胞的物质和能量供应至关重要，气血通利也是"神机"产生的必要条件。各种原因导致的脑小血管病引起的微循环障碍，近年来被认为是认知障碍疾病谱中的重要组成部分，提示脑玄府可能与微循环具有共通之处[2]。许多研究发现，具有活血化瘀、开通玄府作用的丹参制剂及其活性成分具有明显的改善脑循环作用[3]。唐氏等[4]以大鼠右侧大脑中动脉缺血再灌注为模型，观察注射用丹参多酚酸的作用及机制，研究证实注射用丹参多酚酸可通过抑制还原型辅酶 II（NADPH）活化蛋白 p47-phox、p67-phox 以及 gp91-phox 的增加，来调节活化蛋白激酶（AMPK）、蛋白激酶 B（Akt）、蛋白激酶 C（PKC）的表达量，从而改善脑部微循环。李氏等[5]以连续静脉输注脂多糖引起的小鼠脑部微循环障碍为模型，观察丹参素的作用及机制，研究结果证实丹参素可明显抑制由脂多糖造成的白细胞黏附以及血流速下降，同时可有效降低脑组织的水含量，从而实现改善脑部微循环作用。

芳香类药物具有显著的开通玄府功效，姚氏等[6]采用麝香通心滴丸干预心肌缺血再灌注猪，研究结果发现麝香通心滴丸可通过调节沉默信息调节因子（Sirt1）、过氧化物酶增殖激活受体 - γ 共激活子 -1α（PGC-1α）、过氧化物酶体增殖物激活受体 α（PPARα）、细胞外信号调节激酶 1/2（ERK1/2）、Toll 样受体 4（TLR4）、解偶联蛋白 2（UCP2）发挥抗炎和调节能量代谢作用，从而改善缺血再灌注后冠脉微循环障碍和心功能障碍。

肖氏等[7]采用具有开通玄府作用的搜风祛痰中药干预心肌缺血再灌注大鼠，观察其对心肌缺血再灌注大鼠冠脉微循环血管内皮损伤及凋亡相关蛋白的影响。研究结果证实搜风祛痰中药具有抑制凋亡、保护心肌缺血再灌注大鼠冠脉微循环血管内皮损伤作用，其机制可能与降低可溶性内皮细胞蛋白 C 受体（sEPCR）、可溶性血栓调节蛋白（sTM）水平，上调磷酸化蛋白激酶 B（P-Akt）、B 细胞淋巴瘤 / 白血病 2 关联 X（Bax）、B 细胞淋巴瘤 / 白血病 2（Bcl-2）蛋白表达水平相关。

卓氏等[8]研究认为玄府与胰岛微循环密切相关，玄府郁闭胰岛微循环障碍是糖尿病患者血糖波动的重要因素。玄府闭塞，气机逆乱，痰浊滋生，由此引发胰岛功能紊乱，使人体代谢不能有序进行，就会导致血糖波动。在治疗上某些风药和以风药开玄为治则的方剂具有改善微循环、保护胰岛功能的作用，证实了玄府与微循环的相关性。

通过上述研究，玄府与微循环在结构和功能上具有重要相似性，两者均为结构细微的通路，具有物质交换和信息交换的作用。因此，许多医家认为微循环可能为中医玄府的现代实质之一。我们认为，玄府的主要功能更侧重于流通气、津及转运神机，且玄府的内涵更加广泛。关于玄府的现代实质还需进一步研究证实。

参考文献

［1］王饶琼，李双阳，白雪．玄府与现代医学实质研究进展［J］．世界最新医学信息文摘，2019，19（71）：144-145．

［2］郑国庆，黄培新．玄府与微循环和离子通道［J］．中国中医基础医学杂志，2003，9（4）：13-14．

［3］孙环宇，许晴，张燕欣，等．丹参类制剂及丹参活性成分改善脑循环作用机制的研究进展［J］．药物评价研究，2020，43（8）：1496-1500．

［4］唐浩，张双彦．注射用丹参多酚酸对大鼠脑缺血再灌注损伤的保护作用及机制研究［A］//中国中西医结合学会微循环专业委员会．第十五届中国中西医结合学会微循环专业委员会暨第二届中国微循环学会痰瘀专业委员会学术会议资料汇编［C］．泸州：2015，61．

［5］李鉴，韩晶岩，张淑文．内毒素血症大鼠脑微循环改变和丹参素干预的实验研究［A］//中国中西医结合学会急救医学专业委员会．2012中国中西医结合学会急救医学专业委员会学术年会论文集［C］．广州：2012：286．

［6］姚玉斯，曾智桓，赵艳群，等．麝香通心滴丸改善猪心肌缺血再灌注后冠脉微循环和心功能［J］．南方医科大学学报，2020，40（6）：899-906．

［7］肖福龙，宫丽鸿，吕童．搜风祛痰中药对心肌缺血再灌注大鼠冠脉微循环血管内皮损伤及凋亡相关蛋白的影响［J］．现代中西医结合杂志，2020，29（16）：1720-1724．

［8］卓兴卫，朱建伟，富晓旭，等．基于"玄府郁闭胰岛微循环障碍"探讨糖尿病患者血糖波动的调控［J］．中医杂志，2020，61（11）：1010-1012．

第三节　细胞分化研究

广义玄府理论是刘完素在《黄帝内经》汗孔的基础上提出的"无物不有，人之脏腑、皮毛、肌肉、筋膜、骨髓、爪牙，至于世之万物，尽皆有之"，武氏等[1]在前期研究发现，开通玄府药物对骨髓间充质干细胞分化具有重要影响。

分布于脑的玄府，依赖于玄府通利、开阖自如，才得以保持机体的气液流通、血脑屏障渗灌和神机运转的复杂功能。病理情况下，一旦玄府的正常开阖通利状态受到损伤，必然会影响正常的气、液流通等功能，导致气滞津停，积水成浊，浊蕴为毒，浊毒泛淫玄府，碍神害脑，变生中风诸症。骨髓间充质干细胞是理想的组织工程种子细胞，且在特定条件下可向外胚层神经元样细胞、星形胶质样细胞和少突胶质样细胞分化。骨髓间充质干细胞还可分泌多种神经营养因子，以旁分泌的方式促进内源性神经干细胞增殖、分化，并促进轴突再生和再髓鞘化。由此可见，骨髓间充质干细胞在神经损伤修复方面具有广阔的应用前景。武氏等[1]根据"升降开阖"通玄府法，通过使用具有升清降浊、开阖枢机的引经报使药升麻、牛膝置换地黄饮子中的薄荷，诱导骨髓间充质干细胞向神经细胞表型分化，探讨其在骨髓间充质干细胞向神经元样细胞分化中的调节作用。实验结果表明，升麻、牛膝为使药的地黄饮子能够诱导大鼠骨髓间充质干细胞向神经元样细胞表型分化。但确切的信号机制及所得神经是否具有电生理功能需进一步研究。

参考文献

［1］武密山，赵素芝，高维娟，等．基于"升降开阖"通玄府的引经药诱导骨髓间充质干细胞向神经元样细胞分化［J］．中国组织工程研究，2015，19（19）：2965-2972．

第四节　信号通路研究

信号通路是指能将细胞外的分子信号经细胞膜传入细胞内发挥效应的一系列酶促反应通路。这些细胞外的分子信号（称为配体，ligand）包括激素、生长因子、细胞因子、神经递质及其他小分子化合物等。细胞内各种不同的生化反应途径都是由一系列不同的蛋白组成的，执行着不同的生理生化功能。各个信号通路中上游蛋白对下游蛋白活性的调节（包括激活或抑制作用）主要是通过添加或去除磷酸基团，从而改变下游蛋白的立体构象完成的。所以，构成信号通路的主要成员是蛋白激酶和磷酸酶，它们能够快速改变和恢复下游蛋白的构象。从细胞受体接收外界信号到最后做出综合性应答，不仅是一个信号转导过程，更重要的是将外界信号进行逐步放大的过程。受体蛋白将细胞外信号转变为细胞内信号，经信号级联放大、分散和调节，最终产生一系列综合性的细胞应答，包括下游基因表达的调节、细胞内酶活性的变化、细胞骨架构型和DNA合成的改变等。

玄府是人体内流通气液、灌渗气血和转运神机的通路，是遍布机体的微观结构。大量研究发现，开通玄府对调控机体内信号通路具有重要影响。敬氏等[1]认为玄府广泛存在于鼻腔鼻窦的黏膜，其有序的开阖维持着气液在鼻腔鼻窦黏膜的循环交通，保证了鼻腔鼻窦黏膜的正常形态及生理功能。鼻窦窦窍与鼻玄府的双重闭塞、内外双毒交互搏结是形成鼻窦炎的主要原因。因此，在治疗上以"通鼻窍、开玄府"为治则，组方"三和通窍开玄汤"治疗鼻窦炎。应用基因芯片技术分析通窍开玄法对鼻窦炎模型大鼠生物学通路的影响，并探讨其治疗鼻窦炎的生物学机制。研究发现，通窍开玄法通过系统调控 PI3K/Akt 信号转导通路可能是治疗鼻窦炎的机制之一，该研究为临床治疗鼻窦炎提供了新思路。李氏等[2]认为血管性痴呆的发病在于脑玄府郁闭，气血运行失畅，神机转运失司，因此组方形成通窍益智颗粒，通过对血管性痴呆大鼠行为学、神经元凋亡率和 cAMP/PKA 信号通路因子表达的检测，分析其治疗血管性痴呆的机制。研究发现，基于开通玄府法在组方中重用风药组成的通窍益智颗粒，可显著改善血管性痴呆大鼠的学习记忆能力，其机制可能与调控 cAMP/PKA 信号通路关键因子的表达，减轻神经元凋亡有关。程氏等[3]采用开通玄府代表方小续命汤提取物观察对脂多糖诱导的体内外神经炎症的影响，研究发现小续命汤提取物显著抑制脂多糖诱导的小胶质细胞活化，降低脂多糖诱导的炎症因子和趋化因子 IL-1β、IL-6、TNF-α 和 MCP-1 的水平增高，抑制 LPS 诱导的 TLR4 和 MyD88 蛋白的表达，说明小续命汤可下调 TLR4/MyD88 信号通路来减轻脂多糖诱导的神经炎症反应。张氏等[4]利用大脑中动脉阻塞再灌注大鼠模型模拟中风，采用具有补虚开玄作用的黄芪主要活性成分黄芪甲苷进行干预，分析黄芪甲苷治疗中风的具体机制。研究发现，具有补虚开玄作用的黄芪甲苷能够有效缩小脑梗死体积、减轻神经细胞凋亡，并通过 P62-LC3 信号通路调控自噬抑制脑缺血再灌注损伤。

参考文献

［1］敬樱，金钊，张天娥，等. 三和通窍开玄汤对鼻窦炎模型大鼠鼻黏膜生物学通路的影响及意义［J］. 四川中医，2015，33（2）：49-52.

［2］李双阳. 基于 cAMP/PKA-CREB 信号通路研究通窍益智颗粒对血管性痴呆大鼠海马神经元突触可塑性的影响［D］. 西南医科大学，2019.

［3］程笑，杨欢，杨滢霖，等. 小续命汤提取物下调 TLR4/MyD88 信号通路减轻脂多糖诱导神经炎症的体内外研究［J］. 中国药学（英文版），2019，28（2）：88-99.

［4］Zhang Y, Zhang Y, Jin XF, et al. The Role of Astragaloside IV against Cerebral Ischemia/Reperfusion Injury: Suppression of Apoptosis via Promotion of P62-LC3-Autophagy［J］. Molecules, 2019, 24（9）：1838.

第五节　水通道蛋白研究

水通道蛋白（Aquaporin），又名水孔蛋白，是生物膜上特异性转运水的整合蛋白，在细胞膜中以同源四聚体形式存在，4个单体的中间部分内含有独立的孔道，直径约为 31.8nm[1]。水通道蛋白广泛存在于机体组织细胞中，特别是与液体的分泌和吸收有关的上皮细胞及内皮细胞，介导水的跨膜转运，参与水的分泌、吸收及细胞内外水平衡的调节，对维持机体内的水平衡起着决定性作用。

张氏[2]认为水通道蛋白无论从结构层次及其特点还是生理功能等方面均与中医学玄府有许多相似之处：①首先，两者均具普遍存在性。刘完素认为"玄府者，无物不有"，其广泛存在于机体五官九窍、四肢百骸及脏腑深处，其为细微的孔隙、道路结构并彼此相连形成网络，遍布全身。通过玄府这一遍布全身的微观结构，使机体脏腑组织之间相互贯通。水通道蛋白为转运水的结合蛋白，广泛存在于生物组织的内皮细胞和表皮细胞膜上，不但在植物、细菌和真菌中广泛存在，同时也在人类的许多组织中大量分布，特别是与水液的转运、代谢、吸收相关的组织细胞之中，如泌尿、呼吸、消化等系统均有较丰富的水通道蛋白存在。②其次，在结构上两者均具微观性。玄府，又称玄微之府，其结构极细极小、肉眼难以观测，为中医学组织结构上的最小单位。水通道蛋白，分子量极小（30kd），属小分子膜蛋白，是分子水平上的微观结构。③最后，两者在功能上均具有流通水液的功能：《素问玄机原病式》中明确指出，玄府为"精神、荣卫、血气、津液出入流行之纹理""气液出行之腠道纹理"。众多玄府在腔隙空间结构上彼此相连，气液流行其中。微观难见之玄府与宏观之经络、腠理、三焦、脏腑等共同构成运行机体精、气、血、津、液等的循环通道，使得各个组织之间交汇贯通，精、气、血、液等到达脏腑后，直接循行于相应脏腑之玄府。通过广泛分布的玄府作用于相应脏腑的具体靶标，使脏腑成为各司其职的器官[3]。水通道蛋白为机体细胞膜上转运水的特异性通道蛋白，参与水的分泌、吸收及细胞内外水平衡的调节，维持机体内的水平衡，与玄府流通气液功能具有异曲同工之处。

近年来，诸多研究证实了水通道蛋白与玄府的相关性。胡氏等[4]采用通腑醒神胶囊通过通腑法开通玄府治疗大脑中动脉阻塞大鼠，试图从血脑屏障通透性与 AQP-4mRNA 表达水平的角度阐述通腑法开通玄府治疗中风的实质内涵。研究证实开通玄府法能有效调节脑组织血脑屏障通透性和水通道蛋白-4（AQP-4）的异常表达，减轻脑水肿，故推测玄府与神经细胞膜上水通道蛋白之间可能存在共同内涵。常氏等[5]采用开通玄府、利水解毒组方——利开灵治疗实验性脑出血脑水肿大鼠，研究发现利开灵能有效抑制脑出血大鼠脑组织 AQP-4 的表达，对急性脑出血大鼠脑水肿有可靠的干预效应，证实了玄府与水通道蛋白的相关性。敬氏等[6]采用通窍开玄方剂三和通窍开玄汤对鼻窦炎模型大鼠进行干预，观察其对大鼠鼻黏膜水通道蛋白的影响。研究发现，三和通窍开玄汤不同剂量可分别调控 AQP-1、AQP-2、AQP-9、AQP-12b 四种通道蛋白基因表达，表明对 AQP 相关基因的调控可能是通窍开玄法治疗鼻窦炎生物学机制之一，AQP 是玄府重要实质之一。李氏[7]采用具有开通玄府作用的补阳还五汤干预中风病气虚血瘀证脑缺血大鼠，观察补阳还五汤对大鼠 AQP-4 及相关因子影响，研究发现补阳还五汤可能是通过下调脑组织中 AQP-4 的表达，上调脑组织中 Occludin、Claudin-5 的表达来降低血脑屏障通透性，从而降低脑组织的含水量，以减轻脑水肿起到保护脑的作用。

玄府与水通道蛋白在结构特点和生理功能方面十分相似，尤其是玄府的流通气液功能与水通道蛋白介导水跨膜转运以调节细胞外液流动具有异曲同工之处。水通道蛋白很可能是玄府的重要实质之一。深入探索玄府的现代实质能为有效防治威胁人类健康的重大疾病拓宽思路。

参考文献

［1］胡皓，江华. 水通道蛋白抑制剂和分子靶向治疗的研究进展［J］. 第二军医大学学报，2018，39（7）：775-779.

［2］张天娥，罗再琼，张勤修，等. 玄府与水通道蛋白的比较［J］. 辽宁中医杂志，2009，36（7）：1110-1111.

［3］常富业，王永炎，高颖，等. 玄府概念诠释（四）：玄府为气升降出入之门户［J］. 北京中医药大学学报，2005，28（3）：10-12.

［4］胡建芳，余志辉，汪峰，等. 通腑法开通玄府对 MCAO 大鼠脑 AQP 4mRNA 表达的影响［J］. 上海中医药杂志，2008，42（11）：78-81.

［5］常富业，张云岭，王永炎. 利开灵对脑出血脑水肿大鼠 AQP4 表达的影响［J］. 安徽中医学院学报，2008，27（3）：27-29.

［6］敬樱，张天娥，罗再琼，等. 通窍开玄法对鼻窦炎大鼠鼻黏膜水通道蛋白相关基因影响研究［J］. 西部中医药，2015，28（8）：8-11.

［7］李可. 补阳还五汤对中风病气虚血瘀证脑缺血大鼠 AQP4 及相关因子影响研究［D］. 河南中医药大学，2018.

第六节　血脑屏障研究

血脑屏障（blood brain barrier，BBB）指脑毛细血管壁与神经胶质细胞形成的血浆与脑细胞之间的屏障和由脉络丛形成的血浆和脑脊液之间的屏障。BBB是脑屏障的重要组成部分，是血液循环与神经系统联系的通路，对维持脑内内环境的稳定具有重要作用。玄府作为流通气液的通路性结构遍布机体各处，脑为元神之府，脑内玄府开通、道路通畅、升降出入运动协调平衡，则脑内气液的流通、气血的灌注及神机的运转循环有序，脑的功能活动正常。临床上治疗脑血管病时，很多药物因难以透过血脑屏障而无法发挥作用，而大量研究证实许多具有开通玄府作用的中药可以改变血脑屏障通透性或透过血脑屏障，如麝香、石菖蒲、冰片、川芎等，从而发挥疗效。作为同为脑内的组织结构，玄府与血脑屏障在形态结构、生理特征方面相似，在病理生理内涵方面匹配[1]。

首先，在形态结构方面：玄府作为机体结构层次上的最小单位，分布广泛、至微至小，肉眼难以窥见；血脑屏障则由毛细血管内皮细胞、内皮细胞间的紧密连接体、完整基底膜、周细胞及神经胶质膜等构成，数以亿计，广泛存在于脑组织中，细微深藏，肉眼难以直观窥见，故与玄府在形态结构上相吻合。其次，在生理特征方面：玄府主司气液流通、神机运转，兼具孔门与道路性质。血脑屏障作为脑组织的门户，对进出脑组织的物质具有一定的选择性，这种屏障作用也是在开阖正常、通利为顺的基础上。再次，在生理功能方面：玄府主气液流通，气、血、津液等精微物质通过脑玄府在脑内宣通运行，发挥其正常生理功能，气血津液流通的同时为神的产生提供了物质基础，气血宣行而神自通利，眼、耳、鼻、身、神识等皆能为用；血脑屏障作为血液循环与神经系统联系的道路，在其结构完整的基础上防止血液中的有害物质进入脑内，同时将神经系统的代谢产物排出脑外，从而保障神经系统信息调节与传递的正常功能。最后，在病理表现方面：当各种原因导致玄府开阖障碍时，气、血、津液的正常运行受阻，浊毒泛溢于玄府并损伤脑络，最终引发神机转运的失常，机体表现出神机转运亢奋或转运不足的征象；血脑屏障作为脑组织重要的保护屏障，对维持中枢神经系统的正常活动起着至关重要的作用。当血脑屏障的通透性受损，对脑组织的保护屏障作用减弱或消失时会引起脑组织内自由基堆积、细胞内钙离子超载、细胞凋亡等一系列病理变化的发生，最终导致一系列神经系统病变。

诸多医家已从玄府与血脑屏障相关性方面着手研究和治疗脑血管疾病，并取得了可喜收获。王氏等[2]认为，脑出血后脑水肿的机制可从"玄府 – 血脑屏障"角度进行分析，脑中气机逆乱是引发中风病的始动因素，玄府失司、开阖失常是中风病的基本病机，水瘀内停、玄府郁闭是导致后期病情加重的重要因素。因此，他们通过大鼠脑出血模型分析风药、虫类药组方开通玄府对于脑出血后血脑屏障双向调节的作用机制。研究发现由风类、虫类药组成的祛风通窍方对脑出血后血脑屏障具有双向调节作用。一方面，能降低病理性血脑屏障通透性，另一方面，能够使未出血侧血脑屏障通透性在脑出血后某段时期进一步升高，证实了血脑屏障与玄府的相关性。芳香开窍药味辛而芳香，能行能散，善于走窜，皆入心经，具有辛香走窜、开窍醒神、引药上行的功效，能够有效开通玄府。魏氏[3]、倪氏等[4]研究发现在生理状态下芳香开窍药可以直接透过血脑屏障，开放血脑屏障并促进其他药物通过血脑屏障，从而增加脑组织中治疗药物的浓度。同时，亦可抑制血脑屏障的病理性开放，其主要表现在脑缺血再灌注损伤发生后，芳香开窍药可降低病理状态下开放的血脑屏障的通透性，改善脑部微循环，修复损伤的血脑屏障，稳定基膜，维持内环境的稳定，从而减轻由血脑屏障过度开放导致的血管源性脑水肿及炎性反应，减少脑缺血再灌注后脑损伤。陈氏等[5]研究证实具有开通玄府作用的冰片能有效令血脑屏障细胞间紧密连接变得松散、物质在细胞间通道的转运速度增加、血脑屏障细胞吞饮小泡数量增多体积增大，显著改善血脑屏障的通透性。付氏[6]认为采用通腑法开通玄府治疗中风有效的机制，可能为通腑法对脑缺血再灌后血脑屏障的通透性及超微结构的良性调节，认为血脑屏障的功能为玄府精深内涵的一种表现。樊氏[7]采用调气开玄府之三化汤作用于脑缺血再灌注大鼠，实验表明三化汤组大鼠脑组织伊文思蓝及血清S100B的含量均显著下降，证实三化汤通过开通玄府对缺血再灌注受损血脑屏障具有保护作用，玄府与血脑屏障具有密切相关性。崔氏[8]采用具有开通玄府作用的丹红注射液进行研究，观察其抗脑缺血作用及机制。研究发现丹红注射液除可改善脑缺血大鼠神经功能评分、脑梗死体积外，还可以减轻脑水肿和血脑屏障崩解程度。

血脑屏障作为脑内离子通道及水通道蛋白的集合体，同时作为一种进出脑部的通道，对进出脑部的物质具有一定的选择性，维持着脑内环境的稳定，这一生理功能恰与脑玄府的功能特点相吻合。而脑损伤后血脑屏障破坏也与脑玄府开阖功能失司密切相关，进而佐证了脑之玄府与血脑屏障的相似性。

参考文献

［1］董丽，李波，白雪，等. 脑之玄府与血脑屏障的相关性［J］. 中医杂志，2013，54（22）：1969–1971.

［2］王小强，白雪．开通玄府法对脑出血后血脑屏障双向调节的作用［J］．中国中医基础医学杂志，2018，24（11）：1530-1533．

［3］魏宇宁，刘萍，何新荣，等．微透法研究冰片对头孢曲松在大鼠脑纹状体中含量的影响［J］．中国中药杂志，2010，35（19）：2605-2608．

［4］倪彩霞，曾南，汤奇．芳香开窍药对脑缺血再灌注损伤小鼠血脑屏障通透性的影响［J］．时珍国医国药，2011，22（11）：2639-2640．

［5］陈艳明，王宁生．冰片对血脑屏障体外模型细胞间紧密连接和细胞吞饮囊泡的影响［J］．中国中西医结合杂志，2004，24（7）：632-634．

［6］付于，郑国庆，尤劲松，等．通腑法开通玄府与缺血再灌注后血脑屏障通透性的相关性［J］．辽宁中医杂志，2006，33（9）：1087-1088．

［7］樊凯芳，李晓亮，梁晓东，等．三化汤对大鼠脑缺血再灌注后血脑屏障损伤的保护作用［J］．中国实验方剂学杂志，2012，18（7）：181-184．

［8］崔一然．丹红注射液抗脑缺血作用及机制研究［D］．中国中医科学院，2017．

第七节　离子通道研究

生物膜离子通道是由细胞产生的特殊蛋白组成，存在于细胞膜上，是无机离子跨膜被动转运的通路，各种对机体有益的水溶性物质通过离子通道进入体内，机体产生的各种水溶性代谢产物也通过离子通道排出体外。离子通道开合正常、道路通利对细胞的新陈代谢活动具有重要意义。玄府为广泛存在于机体中的气、血、精、津液、神机流通和转运的通路，玄府与离子通道在结构和功能上有诸多相似性。

首先，两者在结构上同为存在广泛、结构细微的通路结构。玄府与离子通道均广泛分布于机体：细胞是机体的基本结构，离子通道镶嵌于细胞膜上，数以亿计遍布于机体各处；玄府无物不有，广泛存在于人体四肢百骸、五官九窍乃至脏腑深部，调节机体活动的正常进行。玄府与离子通道皆为极为细小的结构：离子通道由跨膜糖蛋白构成，结构极细微；玄府为中医学中机体组织结构的最小单位，极小极微，肉眼难以窥见。玄府与离子通道均为通路性结构：离子通道是由糖蛋白聚集镶嵌于细胞膜，中间形成水溶性物质快速进出细胞的通道；玄府为遍布机体的细微孔窍及孔窍间相互联系的渠道，是气机升降出入的道路。其次，两者在功能上均具有物质交换和信息交换的作用。离子通道是无机离子被动跨膜转运的通路，机体所需水溶性物质进入体内及代谢废物排出机体均通过离子通道完成；玄府为机体精微物质的通路，气液的流通、气血的灌渗均在玄府内进行。两者均在调节机体代谢、维持机体正常生命活动方面发挥不可替代的作用。两者均具有信息交流的特性：细胞外液中的化学分子可与细胞膜上的特异受体相结合，通过配体门控离子通道跨膜信号转导过程间接地引起细胞膜电位的变化及其他细胞内功能的改变；玄府在流通气液、灌渗气血的基础上产生神机的转运，同时神机又对气血津液的流通灌渗进行调节，具有信息交流的特性。另外，两者的开阖功能正常对机体具有重要影响。离子通道必须能够正常开放和关闭，才能实现其产生和传导信号的生理功能。对于一种离子通道而言，只有开放和关闭两种机能状态。对于可兴奋细胞，其膜上往往存在两种或两种以上的离子通道，它们的开放和关闭不是同时发生的，因为膜上不同离子通道的开放与关闭，导致膜对离子的选择性通透，而引起跨膜电位的变化，直接关系着细胞的功能状态。玄府是气液流行之所，"精神、荣卫、血气、津液出入流行之纹理"。玄府这一无物不具的微观结构，正是为"无器不有"的出入升降气化活动提供了形态学基础。

近年来，关于玄府和离子通道之间的关系已经日益受到诸多医家的重视，许多实验研究也证实了玄府与离子通道的相关性，特别是在中风病的研究上。中风病的实验研究发现，开通玄府对调控离子通道的开阖具有重要影响。刘完素认为机体五官、四肢百骸、意识等功能的正常皆依赖于玄府开通、气机升降出入的通利。若玄府密闭则会导致各种疾病的发生。关于中风病的治疗，刘完素强调宣通玄府、开发郁结，用药当"以辛散结"[1]，"或云中风即为热甚，治法或用乌附之类热药，何也？答曰：欲令药气开通经络，使气血宣行而无壅滞也。然亦以消风热、开结滞之类寒药佐之，可以制其药之热也"[1]"或热甚郁结不能开通者，法当辛苦寒药下之，热退结散而无郁结也。所谓结者，怫郁而气液不能宣通也，非谓大便结硬也"[1] 93。因此，后世医家在治疗中风等疾病的过程中多重视开通玄府，并取得了很好疗效[2-4]。西医学认为脑缺血所引起的一系列病理损伤均与离子通道异常有关，缺血发生后，细胞外兴奋性氨基酸浓度迅速升高，导致钙离子通道和钠离子通道的开阖异常，大量钙离子及钠离子内流，造成脑组织的一系列病理损伤。因离子通道与玄府在结构和功能上有诸多相似之处，中医用开通玄府法治疗中风，其机制可能与其调节脑组织离子通道的开阖相关。代允义等[5]采用大鼠建立脑缺血/再灌注损伤动物模型模拟中风过程，给予通腑开玄的代表方剂三化汤进行干预。研究结果显示三化汤能够有效缩小脑缺血/再灌注损伤大鼠脑梗死体积、缓解脑组织病理损伤程度。同时，三化汤能够显著上调电压门控钠离子通道 Nav1.1mRNA 表达。以上研究均表明离子通道可能是中医学"玄府"的重要实质之一。

我们认为离子通道与中医之玄府两者在结构和功能上有许多共同内涵，但又不完全等同。玄府是机体内普遍存在的具有自身特点的空间网络系统，其内涵远高于、深于离子通道，离子通道可能体现了一部分中医玄府的内涵。

参考文献

［1］宋乃光. 刘完素医学全书［M］. 北京：中国中医药出版社，2006.

［2］郑国庆. 玄府与离子通道的比较研究及中风病的分子机制［J］. 浙江中西医结合杂志，2002，12（12）：33-34.

［3］常富业，王永炎，高颖，等. 开通玄府对大鼠实验性脑出血脑水肿的效应研究［J］. 中医药学刊，2005，23（10）：1784-1787.

［4］樊凯芳，唐迎雪，赵建平，等. 三化汤开通玄府治疗急性中风病［J］. 新中医，2012，44（2）：5-6.

［5］代允义，黄汉津，王小同，等. 三化汤对大鼠脑梗死区钠离子通道表达的影响［J］. 中华临床医师杂志（电子版），2011，5（14）：4079-4083.

第八节　细胞间隙研究

细胞间隙连接（gap junction）是细胞间的直接通讯方式，两个相邻的细胞以连接子相联系。连接子中央为直径 1.5nm 的亲水性孔道。允许小分子物质如 Ca^{2+}、cAMP 通过，有助于相邻同型细胞对外界信号的协同反应，如可兴奋细胞的电偶联现象。细胞间隙是一种存在于两个细胞间的特殊连接性结构，也是一种特殊的蛋白质通道，也称为细胞间通道。构成这种细胞间通道的蛋白质分子被称为连接蛋白或连接子，连接蛋白两端分别嵌入两个相邻的细胞，形成一个亲水性孔道，这种孔道允许两个细胞间自由交换分子量为 1500 道尔顿以下的水溶性分子。细胞间隙连接的生物学意义在于，相邻的细胞可共享一些具有特殊功能的小分子物质，因此可以快速、可逆地促进相邻细胞对外界信号的协同反应。刘完素所提出的玄府，是一种结构至微、功能至多且遍布机体各处的微观组织结构。研究发现，玄府与细胞间隙之间存在诸多相关性。

首先，在结构上两者都是结构细微的孔门、腔隙性结构。玄府为遍布全身的肉眼难以窥见的最细小结构，是机体结构层次上的最小单位。细胞间隙是细胞间的超微结构，为直径 1.5nm 的亲水性孔道。两者都属于机体上的微观结构，具有相似性。广义的玄府是由《黄帝内经》之中汗孔发展而来，因此在功能上与汗孔的发泄阳气和汗液的功能相呼应，是流通气津液的玄微之门。同时，广义的玄府如果从膜理推演的话，它也应该具有腔隙性结构。正是这种腔隙，才为流通气液和血气灌注提供了一个最基本的平台。同时，玄府的这种孔门属性与腔隙属性是协调统一、相辅相成的。孔门开，则腔隙通利；孔门阖，则腔隙不通[1]。细胞间隙是一种亲水性孔道，这种孔道允许两个细胞间自由交换分子量为1500道尔顿以下的水溶性分子，通过细胞间隙，相邻的细胞可共享一些具有特殊功能的小分子物质。每个细胞的细胞膜上都带有数量不等的通道、载体等，正是这种带有小孔的细胞膜围成的细胞间隙才能有效保证各细胞之间的密切联系以进行信息传递。因此，在结构上玄府和细胞间隙具有极高的相似性。其次，在功能上，两者均具有物质传递和信息流通的作用。刘完素在《素问玄机原病式》中指出，玄府是气液流行之所，"精神、荣卫、血气、津液出入流行之纹理"，这体现了玄府具有物质交换的特性。除了物质交换的功能，玄府还具有信息交流的特性，玄府是"神气"通利出入之处，"神气"的运转是建立在气血流通渗灌基础上的，所谓"夫血随气运，气血宣行，则其中神自清利，而应机能为用矣""人之眼、耳、鼻、舌、身、意、神识，能为用者，皆由升降出入之通利也，有所闭塞者，不能为用也。若目无所见，耳无所闻，鼻不闻臭，舌不知味，筋痿骨痹，齿腐，毛发堕落，皮肤不仁，肠不能渗泄者，悉由热气怫郁，玄府闭密而致，气液、血脉、荣卫、精神不能升降出入故也。各随郁结微甚，而察病之轻重也"。西医学研究发现，细胞之间存在紧密联系，细胞间功能联系及信息传递的主要形式是化学性信号，而化学性信号传导主要是在细胞间隙中流通的细胞外液中进行的。从这个意义上说，由细胞间隙中流通的细胞外液所介导的信息传递和代谢支持作用与玄府通过流通气液来实现各脏腑组织器官的正常生理代谢及彼此间的联系功能十分相似。就神机运转来说，玄府的神机运转功能与细胞间隙的神经信息传递也十分一致。

综上所述，中医学的玄府，是在中医学整体观念、关系本体论思想指导下的一个集功能、结构、信息与能量等于一身的综合产物。西医学的细胞间隙，是建立在实体中心论下的一个具有日益清晰功能的实实在在的结构。两者指导思想不同，理论体系不一。刘完素所说的玄府，是在特定的历史条件下，以超乎寻常的推演而提出来的。正因如此，集众多功能于一体的玄府，其内涵更为丰富，并非完全等同于细胞间隙。

参考文献

[1] 常富业, 王永炎, 高颖, 等. 玄府与细胞间隙的比较 [J]. 安徽中医学院学报, 2005, 24 (2): 1-3.

第九节　肝窦内皮细胞窗孔研究

　　肝窦内皮细胞（hepatic sinusoidal endothelial cell，HSEC）是构成肝窦壁的主要边界成分。其上有窗孔，内皮下没有完整的基底膜，细胞间连接松散，这种结构有利于肝细胞和肝血窦之间进行高效率的物质交换。肝窦内皮细胞窗孔调节主要依靠肌动蛋白、纤连蛋白、肌球蛋白和钙调蛋白构成的细胞骨架结构完成。同时，肝窦内皮细胞还具有大量内吞囊泡，具有活跃的内吞功能，在调节细胞外基质（extracellular matrix，ECM）、免疫复合物和溶酶体酶等大分子废物进行降解和再循环方面发挥着重要作用[1]。广义的玄府概念是在《黄帝内经》汗孔的基础上发展而来，如前面章节所述，玄府是中医藏象学说的重要组成部分，是中医学中机体组织结构的最小单位。中医的玄府具有分布广泛、结构细微的特点[2]。目前，许多医家着眼于玄府的现代内涵研究，中医玄府与西医学肝窦内皮细胞间的关系日益受到研究者的重视。大量实验研究发现玄府与肝窦内皮细胞间存在诸多相似性，肝窦内皮细胞是肝玄府的重要实质之一。

　　首先，在结构上两者都是结构细微的孔隙性结构。玄府是中医学组织结构中的最小单位，它基于"汗孔""腠理"发展而来，因此具有两者"孔门""腔隙"结构的特点。肝窦内皮细胞是构成肝窦壁的主要边界成分，其独特的窗孔结构和生理学特性，在肝脏的生理功能中发挥着十分重要的作用。肝窦内皮细胞约占肝非实质细胞总数的40%，且细胞膜不连续排列，其间有许多小孔称为窗孔，结构细微，直径为150~176nm，占内皮细胞表面的6%~8%，这些细微的窗孔构成了肝窦内皮的肝筛结构。其次，两者在功能上都具有物质交换与信息交流的特性。玄府的内涵包括了汗孔、腠理等内容，它是遍布全身的微细通道，具有灌渗气血、运行津液以及转运神机的作用。玄府开阖功能正常，则气血津液的运行及神机的转运正常，人体安康。肝窦内皮细胞的功能与其独特结构密切相关，它主要通过改变窗孔大小及数量调节血液循环及Disse间隙的物质交换与信息交流，介导肝脏的过滤与清除功能，以此维持肝内稳态[3]。最后，两者在特性上都有贵开忌阖的特性。"玄府"是遍布人体各处的微细结构，是连接人体内外上下的微小通道。营卫的流通、气机的升降、血液的灌注、津液的输布、神机的运转等，均依赖于玄府的畅通利滑，才能保证其正常的生理活动[4]。肝窦内皮细胞窗孔为动态结构，其数量和大小会随着肝脏的生理病理状况而改变。当各种毒物对肝脏产生影响时，会导致肝窦内皮细胞窗孔直径变小、数目减少，出现肝窦基底膜合成的Ⅳ型胶原、层黏蛋白、纤维结合蛋白等基底膜成分并沉积于窦周间隙，肝细胞与肝窦血液交换的微观通道受阻，干扰了物质从肝窦向肝细胞的运输及肝脏的血液循环。当湿热毒邪入侵，壅滞于肝，导致肝失疏泄，肝玄府郁闭，表现为肝窦内皮细胞窗孔数减少、直径变小或缺失，肝细胞与肝窦血液交换的微观通道受阻，气血津液沟通内外之通道闭锁，影响了营养物质的交换，导致肝窦微循环障碍，引起肝脏脂肪性炎性损伤，形成气失宣通、津液不布、痰阻血瘀、神无所用的病理状态。

诸多医家通过实验研究，证实了玄府与肝窦内皮细胞的相关性。郑氏等[5]采用具有活血消癥开玄作用的药物莪术提取物莪术醇干预肝窦内皮细胞，观察其抗肝纤维化的作用机制。研究发现，莪术醇能够有效下调肝窦内皮细胞p38MAPK、ERK 和 JNK 表达、抑制 MAPK 信号通路的活动。毛氏等[6]采用具有补气固玄功效的芪参汤对大鼠肝窦内皮细胞进行干预，观察其对大鼠肝窦内皮细胞去分化的影响，研究发现芪参汤含药血清能增加 LSEC 细胞中窗孔、自噬体的数量，抑制内皮下基底膜形成，同时芪参汤还能显著增加 LSEC 中 LC3BII、p-eNOS、eNOS 蛋白的表达和 LC3BII/LC3BI、p-eNOS/eNOS 比值，降低 LC3BI 和 p62 蛋白的表达，可通过促进肝窦内皮细胞自噬水平抑制其去分化水平，进而发挥抗肝纤维化的作用。张氏等[7]采用同样具补气固玄功效的芪术颗粒干预大鼠肝窦内皮细胞，研究发现芪术颗粒能够有效降低肝窦内皮细胞内整合素 $\alpha V\beta 3$ 的表达及磷酸化 FAK、Ras、磷酸化 MAPK 蛋白的表达。另有研究[8]采用具有开通玄府作用的药物天麻提取物天麻素干预大鼠肝窦内皮细胞，研究发现天麻素能够有效降低肝窦内皮细胞中 ROS 和 MDA 的含量降低抑制 H_2O_2 诱导的氧化应激反应，同时能够抑制由 H_2O_2 诱导的细胞凋亡。夏氏等[9]采用具有开通玄府作用的疏肝健脾活血方干预肝纤维化模型大鼠肝窦内皮细胞，研究发现疏肝健脾活血方可通过干预 Notch 通路，抑制 HSC 活力及 SEC 失窗孔化，可能是其治疗肝纤维化的作用机制之一。阳氏等[10]采用具有活血化瘀开玄作用的丹参提取物丹参多糖干预肝窦内皮细胞，观察其对肝窦内皮细胞窗孔的影响。研究发现丹参多糖能降低细胞上清液中 ET-1、PGE2 的含量，减少 Cav-1、αSMA 表达，并使肝窦内皮细胞窗孔数目增多、孔径增大。谢氏等[11]采用具有开通玄府作用的扶正化瘀方干预毛细血管化肝窦内皮细胞，探讨扶正化瘀方对毛细血管化肝窦内皮细胞窗孔变化的影响。研究证实，扶正化瘀方能够有效增加肝窦内皮细胞表面窗孔的数目，可抑制肝窦内皮细胞 vWF 和 CD31 的表达，增加细胞表面的窗孔结构，具有潜在的逆转肝窦毛细血管化的作用。

综上所述，玄府是广泛存在于机体内外表里的微观结构，同样也存在于肝脏之中，参与肝脏中气血的灌渗和气血的转运。肝窦内皮细胞通过改变其窗孔大小及数量调节血液循环及窦周间隙的物质交换与信息交流。肝玄府与肝窦内皮细胞窗孔构成的肝筛结构在形态上的相似性、功能上的联系性，为肝玄府与肝窦内皮细胞的相关性假说提供了依据。因此，肝玄府是肝脏组织内外环境物质交换和信息交流的微观通道，其正常的开阖是肝主疏泄、主藏血等生理功能实施的结构基础。从"肝玄府"与肝窦内皮细胞相关性理论开展对肝脏的研究，可为进一步认识肝的生理病理特性和指导临床肝脏疾病的治疗提供理论依据。

参考文献

［1］刘聪，万思哲，朱萱．肝窦内皮细胞在肝纤维化发生发展中的作用及其机制［J］．生理科学进展，2020，51（3）：183-186．

［2］王明杰．"玄府"论［J］．成都中医药大学学报，1985（3）：1-4．

［3］邓秀秀，李晖，张泽风，等．肝窦内皮细胞调控肝脏微环境影响肝纤维化的研究进展［J］．中华肝脏病杂志，2020（4）：357-360．

［4］罗再琼，黄文强，杨九一，等．"玄府"藏象理论的微观结构［J］．中医杂志，2011，52（16）：1354-1356．

［5］郑洋，梁天坚，王佳慧，等．莪术醇对肝窦内皮细胞MAPK信号通路作用的实验研究［J］．中华中医药学刊，2021，39（1）：57-61．

［6］毛旭，袁星星，杨磊，等．芪参汤通过细胞自噬对肝窦内皮细胞去分化的影响［J］．海南医学院学报，2020，26（16）：1222-1227．

［7］张荣，刘绍能，马继征，等．芪术颗粒对肝纤维化大鼠肝窦内皮细胞整合素 $\alpha v\beta_3$-TAK-Ras/MApk 信号通路的影响［J］．中西医结合肝病杂志，2019，29（5）：430-432．

［8］张洪斌．天麻素调控 p38 MAPK/Nrf2/HO-1 通路减轻小鼠肝窦内皮细胞氧化损伤的机制研究［D］．昆明医科大学，2019．

［9］夏雪皎，黄棪，鲁军，等．疏肝健脾活血方含药血清对肝纤维化模型大鼠肝窦内皮细胞失窗孔化的影响［J］．中医杂志，2018，59（23）：2037-2042．

［10］阳金，宋雨鸿，黄柱，等．丹参多糖对体外肝窦内皮细胞窗孔的影响［J］．广州医科大学学报，2016，44（5）：30-33．

［11］谢知兵，余燕青，冯德云，等．扶正化瘀方增加毛细血管化肝窦内皮细胞窗孔结构［J］．中南大学学报（医学版），2015，40（7）：723-728．

第十节　肾足细胞裂隙隔膜

肾小球脏层上皮细胞又称足细胞，是高度终末分化的细胞，是肾小球滤过屏障的重要组成部分，与毛细血管内皮细胞、肾小球基底膜，共同构成肾小球滤过屏障[1]。足细胞黏附于肾小球基底膜表面，覆盖 1/2~2/3 的过滤面积，由胞体、主突和足突构成，相邻足突之间彼此交错形成指状交叉，谓之滤过裂隙，由直径约 30~40nm 铰链状裂隙隔膜形成黏附连接。裂隙隔膜并非一层完整的膜，其横切面可见大小 4nm × 14nm 的孔样结构[2]。足细胞及裂孔隔膜位于最外层，是构成肾小球毛细血管壁的最主要屏障。刘完素提出的广义玄府是在《黄帝内经》汗孔的基础上形成的，是无物不有、遍布人体上下内外的灌渗气血、津液和转运神机的道路门户。它具有广泛性、微观性、开阖性和通利性等特点，广泛存在于机体组织器官中，集结构、功能、信号传递等于一体。许多医家研究发现，遍布组织器官的玄府在脑内与血脑屏障、在肝内与肝窦内皮细胞、在心内与心脏微循环等均密切相关，上述结构均可能为玄府的现代实质。基于上述研究，一些医家对肾脏的玄府实质进行了研究，认为肾脏玄府的实质为肾足细胞裂隙隔膜。

在形态结构上，玄府是中医学组织结构上的最小单位，结构细微，肉眼难以窥见。肾足细胞裂隙隔膜位于足细胞中，直径约 30~40nm，十分细微。因此，玄府和足细胞裂隙隔膜均是结构细微的微观结构。刘完素广义玄府是在《黄帝内经》汗孔、腠理的基础上推演而来的，因此具有汗孔和腠理的孔门、通路性质。足细胞足突间构成的裂隙隔膜为孔径样结构，与玄府结构具有相似性。在特性上，玄府是气血津液灌渗、神机转运的通路，具有通利性和开阖性。而足细胞及裂隙隔膜因其孔径屏障及电荷屏障的作用，具有选择性滤过作用，离子及小分子可自由通过，而大分子如白蛋白等则难以滤过，有开有阖。在功能上，玄府是气血津液灌渗和神机运转的通路，具有物质交换和信息交流的作用。足细胞为肾小球毛细血管上皮细胞，与裂隙隔膜具有滤过作用，同时通过信号转导调控骨架蛋白改变细胞表型，两者在功能上具有相似性。在病理性质上，玄府病变表现为开阖失司，而足细胞病的病理主要表现为足突融合（孔径异常，即足突增粗引起裂孔减小，而足突缩短引起裂孔增大）、裂隙隔膜断裂及足细胞的凋亡（孔径消失），两者在病理性质上密切相关。在临床表现上，肾脏玄府开阖不利，产生蛋白尿、水肿，而足细胞损伤致足突融合也主要表现为蛋白尿及浮肿等症状（图 1）。[3]

关于玄府与足细胞裂隙隔膜的相似性，许多医家做了诸多研究。万氏等[4]采用抗 Thy1.1 抗体制备大鼠肾炎模型，观察具有祛风开玄作用的雷公藤提取物雷公藤多苷对抗 Thy1.1 抗体肾炎蛋白尿和足细胞裂隙膜相关分子表达的影响。研究发现雷公藤多苷可通过增强足细胞裂隙隔膜相关分子 nephrin、podocin 表达实现改善系膜损伤和蛋白尿的作用。任氏等[5]采用具有补虚开玄作用的固肾方对糖尿病大鼠模型进行干预，观察固肾方对糖尿病大鼠足细胞及其裂隙膜蛋白的作用。研究发现，中药固肾方能减少蛋白尿，降低血糖，改善肾功能，其功效可能通过保护足细胞，升高裂隙膜蛋白 nephrin、podocin、CD2AP 表达而改善肾小球滤过膜的通透性，从而减少蛋白尿，延缓肾功能的损伤。王氏等[6]采用具有开通玄府作用的祛风通络方干预阿霉素肾病大鼠模型，研究结果显示该方能显著降低阿霉素肾病大鼠 24 小时尿蛋白定量，改善 Desmin、CD2AP 的表达分布，修复足细胞骨架，减轻足突融合，抑制足细胞损伤。刘氏等[7]以具有辛凉发散开玄作用的牛蒡子为主治疗肾性蛋白尿。研究显示，牛蒡子苷可降低糖尿病肾病大鼠尿蛋白排泄，改善肾脏病理，上调足细胞裂隙膜相关分子 nephrin、podocin 蛋白和 mRNA 的表达，保护肾小球滤过屏障。许多医家采用经方越婢汤加减治疗足细胞损伤均取得了很好疗效，越婢汤能够有效缓解足细胞损伤、减轻足细胞病蛋白尿[8-9]，与刘完素调理玄府开阖之意相吻合。唐氏等[10]基于玄府理论观察固本通络方对 IgA 肾病大鼠肾小球足细胞 nephrin 和 CD2AP 表达的影响。研究显示，固本通络方能减轻 IgA 肾病大鼠蛋白尿及肾小球病变并具有一定的时效关系，其作用可能与调节肾小球足细胞 nephrin、CD2AP 的表达有关，这就证实了玄府与西医学对足细胞裂隙隔膜的认识存在高度相似性。足细胞损伤，以致肾小球滤过屏障功能破坏，通透性增加，即玄府开阖太过，导致尿蛋白排出增加。

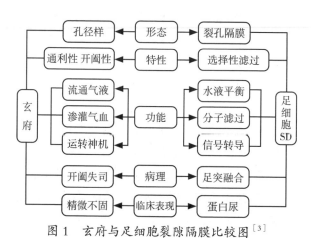

图 1　玄府与足细胞裂隙隔膜比较图[3]

　　综上所述，玄府在形态、特性、功能、病理、临床表现等方面与足细胞裂隙隔膜存在高度相似性，因此我们认为肾足细胞裂隙隔膜可能是玄府的现代内涵之一，同时也是玄府在肾脏中的超微结构之一。

参考文献

［1］Haraldsson B, Jeansson M. Glomerular filtration barrier［J］. Curr Opin Nephrol Hypertens, 2009, 18（4）: 331-335.

［2］Reiser J, Kriz W, Kretzler M, et al. The glomerular silt diaphragm is a modified adherens junction［J］. J Am Soc Nephrol, 2000, 11（1）: 1-8.

［3］韩世盛, 王怡, 徐艳秋, 等. "肾玄府" 实质探讨—"玄府 - 足细胞裂隙隔膜"假说［J］. 上海中医药杂志, 2013, 47（12）: 28-30.

［4］万毅刚, 孙伟, 汪洋, 等. 雷公藤多苷对抗 Thy1.1 抗体肾炎蛋白尿和足细胞裂隙膜相关分子表达的影响［J］. 中国中西医结合杂志, 2006, 26（12）: 1094.

［5］任文英, 王新高, 韩雪, 等. 固肾方对糖尿病大鼠足细胞及其裂隙膜蛋白的作用［J］. 中华中医药杂志, 2014, 29（11）: 3560-3563.

［6］王竹, 刘俊田, 孙万森, 等. 祛风通络方对阿霉素肾病大鼠足细胞 Desmin 及 CD2AP 蛋白的影响［J］. 中国中西医结合杂志, 2014, 34（2）: 203-208.

［7］刘冬恋, 莫正纪, 马松涛, 等. 牛蒡子苷对糖尿病肾病大鼠肾小球滤过屏障损伤的保护作用［J］. 华西药学杂志, 2011, 26（6）: 536-539.

［8］韩世盛, 卢嫣, 姚天文, 等. 越婢汤和固精方对嘌呤霉素氨基核苷肾病大鼠肾小球足细胞损伤的影响［J］. 中医杂志, 2018, 59（1）: 51-55.

［9］徐菊芳. 越婢汤加减治疗急性肾炎 31 例［J］. 江苏中医药, 2004, 25（1）: 26.

［10］唐英, 蒋宇锋, 曹和欣, 等. 基于玄府理论的固本通络方对 IgA 肾病大鼠 Nephrin 和 CD2AP 表达的影响［J］. 中国中西医结合肾病杂志, 2018, 19（5）: 388-390.

第五章 刘完素开通玄府的常用药物

第一节 发散开玄药

一、辛温发散开玄药

麻黄

【性味归经】辛、微苦，温。归肺、膀胱经。

【功效】发汗解表，宣肺平喘，利水消肿。

【药论】

（1）《本草纲目》：通腠理，解肌；泄邪恶气，消赤黑斑毒。

（2）《日华子本草》：通九窍，调血脉，御山岚瘴气。

（3）《珍珠囊》：泄卫中实，去荣中寒，发太阳、少阴之汗。

（4）《滇南本草》：治鼻窍闭塞不通、香臭不闻，肺寒咳嗽。

【应用】

1. 开通肌表玄府

本品辛温发散，开泄腠理，透发毛窍，开通体表玄府之力极强，是开通体表玄府、体内玄府之要药，无论风寒、风热、风湿等郁闭体表玄府，而出现的卫气不畅的恶寒、阳气怫郁的发热等症状，皆可使用。

治疗外感风寒，体表玄府密闭所致的恶寒、无汗，阳热怫郁不得宣泄而出现的发热、头痛、四肢疼痛、身痛、脉浮紧等风寒表实证，如麻黄汤（《伤寒论》）；治疗风寒闭塞体表玄府，热邪壅滞于体内玄府，体内外阳气无法畅达协调，而出现的憎寒壮热、口苦咽干、二便秘塞等，如防风通圣散（《黄帝素问宣明方论》）；治疗风湿郁闭肌表玄府，湿郁内闭，同怫郁之热邪相结而出现的发热、一身尽痛、日晡热甚等，如麻杏苡甘汤（《金匮要略》）；治疗素体阳虚，营血不足，寒湿凝滞，痹阻于肌肉、筋骨、血脉而出现的阴疽，如阳和汤（《外科全生集》）。

2. 宣畅肺玄府

本品辛散温通入肺经，在外可开通体表玄府，在内又可宣畅肺玄府。可治疗肺玄府被风寒所闭，其宣降功能失常而出现的咳嗽、喘促等，例如三拗汤

（《太平惠民和剂局方》）。可治疗邪热壅肺，肺宣降功能失常而出现的咳嗽、喘促等，例如麻杏石甘汤（《伤寒论》）。

3. 畅达九窍玄府

本品辛散温通走散作用强，可通利九窍，用于治疗由于实邪郁闭九窍而出现的九窍不通。治疗鼻玄府被风邪所闭而出现的鼻塞声重、语音不出等，如三拗汤（《太平惠民和剂局方》）；治疗风邪入侵眼玄府导致胞睑、白睛、黑睛、眦部等处的玄府涩而不利，气液运行受阻，目失滋润而出现的干涩、内外障眼等，如搐药麻黄散（《兰室秘藏》）。

4. 宣通膀胱玄府

本品辛散温通，上可宣发肺玄府，下可入膀胱畅达膀胱玄府。膀胱玄府也为气液运行之通道，故膀胱玄府通则小便正常。常用于治疗风邪侵袭膀胱，膀胱内气液被郁闭而出现的水肿、小便不利，如越婢加术汤（《金匮要略》）。

桂枝

【**性味归经**】辛、甘，温。归心、肺、膀胱经。

【**功效**】发汗解肌，温通经脉，助阳化气，平冲降逆。

【**药论**】

（1）成无己：泄奔豚，和肌表，散下焦蓄血，利肺气。

（2）《本草纲目》引《医学启源》：去伤风头痛，开腠理，解表发汗，去皮肤风湿。

（3）《药品化义》：专行上部肩臂，能领药至痛处，以除肢节间痰凝血滞。

（4）《本草备要》：温经通脉，发汗解肌。

【**应用**】

1. 开通肌腠和四肢玄府

本品辛散温通，同麻黄相比，其开通玄府的部位更偏于皮肤与肌腠之间，用于治疗风邪闭郁肌腠玄府，从而出现的恶寒、发热等症状，以及风邪开泄玄府，津液顺着玄府外泄，从而出现的有汗等症状。桂枝开通肌腠玄府而祛除外感风邪，用于治疗外感风寒表虚证，如桂枝汤（《伤寒论》）。

本品体属枝条，善走四肢，其辛温发散之性，不仅可以开通体表肌腠玄府，还擅长温通四肢玄府，驱逐四肢玄府中邪气，改善四肢玄府闭郁而出现的疼痛症状。用于治疗由外感风寒湿侵袭关节引起的关节、肩背疼痛，如桂枝附子汤（《伤寒论》）。

2. 宣畅膀胱玄府

本品辛温发散可循太阳直入膀胱，助温宣膀胱玄府。用于治疗太阳膀胱蓄水证出现的水肿、小便不利，如五苓散（《伤寒论》）。

3. 温通心玄府

本品性温，温通心玄府，以助心功能恢复正常。一方面可治疗由于心阳不振，玄府失养，导致玄府不能畅通而引起的心悸动、脉结代等，如炙甘草汤（《伤寒论》）；另一方面可治疗胸阳不振，心玄府郁闭而出现的胸痹心痛，如枳实薤白桂枝汤（《金匮要略》）。

细辛

【性味归经】辛，温。归心、肺、肾经。

【功效】解表散寒，祛风止痛，通窍，温肺化饮。

【药论】

1.《长沙药解》：降冲逆而止咳，驱寒湿而荡浊，最清气道，兼通水源……温燥开通，利肺胃之壅阻，驱水饮而逐湿寒。

2.《本草正义》：细辛……芳香最烈，其气直升，故善开结气，宣泄郁滞，而能上达巅顶，通利耳目……旁达百骸，无微不至，内之宣络脉而疏通百节，外之行孔窍而直透肌肤。

【应用】

1. 外宣体表玄府，旁通四肢经络

本品辛散之力猛烈，气味俱厚，芳香透达，直透肌肤孔窍，用于治疗外感风寒，闭塞脑窍，灵窍气液不得宣畅而出现的头身疼痛较甚者，如九味羌活汤（《此事难知》）；治疗外感风寒湿邪郁闭经络，经络气血不畅而出现的风湿痹痛，如独活寄生汤（《千金要方》）。

2. 宣通九窍玄府

本品芳香猛烈，故善开结气，宣泄开通九窍玄府郁滞，尤其擅长开通鼻玄府，为通鼻窍治疗鼻渊的要药。

3. 温宣肺玄府、肾玄府

本品辛散温通，可直接温通肺玄府。本品兼助肾玄府内阳气发挥温化、推动的作用。肺为水之上源，肾为水之下源。肺肾玄府皆为水液畅行的重要通道，若肺肾玄府开则水液无所停聚。用于治疗风寒、寒饮郁闭肺玄府影响肺内水液代谢而出现的咳喘证，如小青龙汤（《伤寒论》）。治疗寒痰饮停，郁闭肺玄府，而出现咳嗽胸满、气逆喘急，如苓甘五味姜辛汤（《金匮要略》）。

荆芥

【性味归经】辛，微温。归肺、肝经。

【功效】解表散风，透疹，消疮。

【药论】

（1）《神农本草经疏》：假苏（荆芥）……入血分之风药也，故能发汗；其主寒热者，寒热必由邪盛而作，散邪解肌出汗，则寒热自愈。

（2）《本草纲目》：散风热，清头目，利咽喉，消疮肿。

【应用】

1. 宣畅体表玄府

本品性辛温，轻扬升散，同麻黄、桂枝相比，其发汗开通体表玄府作用相对较弱，不容易导致大汗甚至漏汗，损伤正气。更长于深入血分，可搜寻深入血分之风邪，使其从汗出，故又被称为血分之风药。其性微温近于平和，故无论风寒或者风热，皆可使用。用于治疗外感风热之邪上壅清窍，玄府通利失常而出现的头痛，如川芎茶调散（《太平惠民和剂局方》）；治疗外感风湿，郁闭肌肤玄府，而出现肌肉酸痛、出疹、瘙痒、疮疡等，如消风散（《外科正宗》）；治疗风热郁闭体表玄府，出现的发热重恶寒轻等，如银翘散（《温病条辨》）；治疗外感风寒之邪郁闭体表玄府，而出现的恶寒发热、无汗等，如荆防达表饮（《摄生众妙方》）。

2. 宣畅肺玄府，擅长开通五官九窍玄府

本品轻扬辛散微温，可直接开通肺玄府，擅长开通五官九窍玄府。常用于治疗风热闭郁咽喉玄府和鼻玄府出现的咽喉肿痛、语声不出、鼻息不畅等，如荆芥汤（《太平惠民和剂局方》）。

防风

【性味归经】辛、甘，微温。归膀胱、肝、脾经。

【功效】解表祛风，胜湿止痛，止痉。

【药论】

（1）《汤液本草》：治风通用。泻肺实，散头目中滞气，除上焦风邪之仙药也。

（2）《神农本草经疏》：治风通用，升发而能散，故主大风、头眩痛，恶风风邪，周身骨节疼痹，胁痛胁风，头面去来，四肢挛急……风、寒、湿三者合而成痹，祛风燥湿，故主痹也。发散之药，焉可久服，其曰轻身，亦湿去耳。

【应用】

1. 宣畅体表玄府

本品辛散微温，擅长宣畅体表玄府，专于发散外感风寒、湿邪所导致的玄府闭塞。治疗外感风邪侵袭肌表玄府导致的风疹、湿疹、疮疡等，常同荆芥配伍使用，如消风散（《外科正宗》）、防风通圣散（《黄帝素问宣明论方》）；治疗外感风湿之邪，郁闭清窍、四肢而出现的头痛如裹、身重肢痛者，如羌活胜湿汤（《内外伤辨惑论》）。本品善祛一身上下之风邪，应用范围比较广泛。

2. 调畅肝脾玄府

本品辛散温通，既能祛散外来风邪，又可调节肝脾玄府。治疗风毒内袭肝玄府导致的肝风内动，如治风毒内闭肝玄府引动内风而致肌肉痉挛、四肢抽搐、项背强急、角弓反张等破伤风症状。可以调节脾玄府，治疗湿邪困阻脾玄府出现的泄泻等症状，如痛泻要方（《景岳全书》引刘草窗方）。

生姜

【**性味归经**】辛，微温。归肺、脾、胃经。

【**功效**】解表散寒，温中止呕，化痰止咳。

【**药论**】

1.《本草衍义补遗》：辛温，俱轻也，主伤寒头痛鼻塞……治咳嗽痰涎多用者，此药能行阳中而散气故也。

2.《本草发挥》：固能发散，而又不特专于发散之用。以脾主为胃行其津液，姜、枣之用，专行脾之津液，而和荣卫者也。

【**应用**】

1. 宣畅体表玄府

本品辛散温通，能开通体表玄府，助发汗解表、祛风散寒，但其辛散开通体表玄府作用较弱，故适用于风寒感冒轻证，可单煎或配红糖、葱白煎服。因其宣散作用弱，在治疗虚性类疾病、热性类疾病中，充当佐药、使药来配伍使用。

2. 温宣胃玄府

在辛散开玄药物中，生姜开通胃玄府的作用较强。长于治疗由于寒邪阻滞胃玄府导致胃玄府内气机不降反逆而出现的呕吐、嗳气等症状，被称为"呕家之圣药"。也可用于治疗痰饮郁闭胃玄府，阻滞胃肠气机，胃气不降反升而出现呕吐者，如小半夏汤（《金匮要略》）。还可用于胃热郁滞胃玄府而出现的呕吐，常配伍黄连、竹茹、枇杷叶等清胃止呕之药。

3. 温宣肺玄府

本品辛散温通，可直接宣通肺玄府，又可祛痰而间接开通肺玄府，玄府畅通，则肺气恢复宣降功能。本品性温，尤对寒痰咳嗽疗效甚佳，如三拗汤（《太平惠民和剂局方》）。

葱白

【性味归经】辛，温。归肺、胃经。

【功效】发汗解表，散寒通阳。

【药论】

（1）《本草纲目》：所治之症，多属太阴、阳明，皆取其发散通气之功。

（2）张元素：葱茎白专主发散，以通上下阳气。

（3）《本草乘雅半偈》：白根层里，绿茎中空，上达横遍，阳气前通之象也……主阳气闭塞，致风寒外侮，作汤荡涤之，前通阳气，扬液为汗也……又云：卒中闷厥，多属阳气闭塞，葱力内开骨节，外达毫窍，下及跌踵，上彻巅顶，可使生阳遍周四达，若出入之神机废弛，无能为矣。

（4）《神农本草经疏》：葱，辛能发散，能解肌，能通上下阳气。故外来怫郁诸证，悉皆主之。伤寒寒热，邪气并也；中风面目肿，风热郁也；伤寒骨肉痛，邪始中也。喉痹不通，君相二火上乘于肺也，辛凉发散，得汗则火自散而喉痹通也。肝开窍于目，散肝中邪热，故云归目。除肝邪气，邪气散则正气通，血自和调而有安胎安中利五脏之功矣。其曰益目睛，杀百药毒者，则是辛润利窍而兼解散通气之力也。

【应用】

1. 宣畅体表玄府

本品辛散温通，可宣通体表玄府，善于治疗六淫之邪郁闭体表玄府。由于其本品宣畅体表玄府的力量较弱，故常用于外感邪气的轻证，或者当做佐使药来配伍使用。

2. 温宣一身上下、内外之玄府

本品辛散，内部中空，故本品可外通毫窍，内达骨节，上彻巅顶，下及跌踵，开通内外。与麻桂之类辛散温宣体表玄府不同的是，本品透达身体内外玄府的作用相对较弱，最擅长透达一身上下之玄府，助阳以使阴阳恢复畅达顺接。用于治疗一身玄府郁闭，阴阳不能顺接，而出现的阴盛格阳、厥逆脉微、面赤、下利、腹痛等，如白通汤（《伤寒论》）。本品开通一身上下之玄府，助玄府内气液宣行。单品也可治疗小便难、小肠胀等疾病。

二、辛凉发散开玄药

柴胡

【性味归经】辛、苦，微寒。归肝、胆、肺经。

【功效】解肌退热，疏肝解郁。

【药论】

（1）《医学启源》：除虚劳烦热，解肌散热，去早晨潮热。

（2）《神农本草经疏》：其性升而散，居阳，故能达表散邪也。邪结则心下烦热，邪散则烦热自解。阳气下陷，则为饮食积聚，阳升则清气上行，脾胃之气行阳道，则饮食积聚自消散矣……柴胡苦平而微寒，能除热散结而解表，故能愈以上诸病。

（3）《药品化义》：柴胡，性轻清，主升散，味微苦，主疏肝。若多用二三钱，能祛散肌表。

（4）《本草正义》：柴胡以气胜，故能宣通阳气、祛散寒邪，是去病之药。

【应用】

1. 宣畅肌表玄府

本品气味轻清芳香疏泄，具有宣畅肌表玄府的功效。因其性微寒，又可清泻肌表玄府怫郁之热邪。故柴胡更适合风热闭郁肌表玄府。然柴胡性虽微寒但近于平，故外感风寒、风热皆可使用。用于治疗风寒郁闭腠理而出现发热等感冒症状，如正柴胡饮（《景岳全书》）；治疗风寒壅塞日久，阳热怫郁内作，出现恶寒轻发热重，如柴葛解肌汤（《伤寒六书》）；治疗邪气已渐入于里，积于半表半里，出现寒热往来等症状，如小柴胡汤（《伤寒论》）。

2. 宣畅肝玄府

本品辛行苦泄，可宣通肝玄府，解肝气之郁结，条达肝木之性。治疗由于肝玄府内气机郁滞而出现胸胁或少腹胀痛、情志抑郁、妇女月经失调、痛经等症，如柴胡疏肝散（《景岳全书》）。

葛根

【性味归经】辛、甘，凉。归脾、胃、肺经。

【功效】解肌退热，生津止渴，透疹。

【药论】

（1）《增广和剂局方药性总论》：疗伤寒中风头痛，解肌，发表，出汗，开腠理。

（2）《本草纲目》：本草十剂云，轻可去实，麻黄、葛根之属。盖麻黄乃太阳经药，兼入肺经，肺主皮毛；葛根乃阳明经药，兼入脾经，脾主肌肉。所以二味药皆轻扬发散，而所入迥然不同也。

（3）《本草汇言》：葛根，清风寒，净表邪，解肌热，止烦渴……温病热病，寒邪已去，标阳已炽，邪热伏于肌腠之间，非表非里，又非半表里，口燥烦渴，仍头痛发热者，必用葛根之甘寒，清肌退热可也……葛根之性专在解肌，解肌而热自退，解肌渴自止，解肌汗自收……如太阳汗出不彻、阳气怫郁……短气，更发汗则愈，宜葛根汤治之，郁解热除，汗出而邪自退，此所以本草诸书言能发汗者此也。

（4）《本草正义》：葛根，气味皆薄，性本轻清，而当春生长迅速，最能升发脾胃清阳之气……仲景本论葛根为阳明主药，乃表寒初传阳明，遏抑其清阳之气，阳不敷布，则气不疏达，而身热乃益甚，恒以葛之轻清者升发之，则清阳得以疏达，而热乃自解。

【应用】

1. 宣通肌表玄府

本品甘辛性凉，轻扬升散，与柴胡宣畅肌表玄府有相似性。适合风热闭郁肌表玄府。然性虽微寒但近于平，故外感风寒、风热皆可使用。用于治疗风寒外袭，阳热怫郁而出现的恶寒轻、发热重等症状，如柴葛解肌汤（《伤寒六书》）；治疗由于表邪外束，内热不得疏散，热邪蒸耗气血，而出现的麻疹、疹出不畅、甚则生脓等，如升麻葛根汤（《阎氏小儿方论》）。

2. 清宣滋润胃玄府

本品性辛凉，升发胃中阳气，宣畅胃玄府，宣畅气液。本品与其他风药辛燥之性不同，性甘润又可生胃肠津液，能够滋润胃玄府。用于治疗燥热郁闭胃玄府，气津不得宣畅而出现的口渴多饮、瘦弱乏力、气阴不足等，如玉泉丸（《沈氏尊生书》）。

薄荷

【性味归经】辛，凉。归肺、肝经。

【功效】疏散风热，清利头目，透疹利咽，疏肝行气。

【药论】

（1）《本草纲目》：薄荷……辛能发散，凉能清利，专于消风散热。故头痛、头风、眼目、咽喉、口齿诸病，小儿惊热，及瘰疬、疮疥为要药。

（2）《医学衷中参西录》：其力能内透筋骨，外达肌表，宣通脏腑，贯串经络，服之能透发凉汗，为温病宜汗解者之要药。

【应用】

1. 清宣肌表玄府

本品辛香而善走肌表，开通体表玄府。又因其性凉，凉可清泄体表玄府内怫郁热邪，故尤其长于治疗外感风热郁闭体表玄府而出现的恶寒轻发热重等症，如银翘散（《温病条辨》），与柴胡、葛根有相似之处。本品清轻宣散，又兼有祛风止痒的功效，用于治疗体表玄府被闭郁，麻疹初期透发不畅等，如竹叶柳蒡汤（《先醒斋医学广笔记》）。

2. 擅长宣畅咽喉头目玄府

本品味辛能散，性锐而轻清，善走头面而宣畅咽喉头目玄府，常与桑叶、菊花、蔓荆子等同用。

3. 宣畅肝胆玄府

本品入肝胆玄府，可用于治疗由于肝气郁结于肝玄府而出现的肝气不畅、胸胁满闷等症，如逍遥散（《太平惠民和剂局方》）。

淡豆豉

【性味归经】苦、辛，平微凉。归肺、胃经。

【功效】宣发郁热，解表，除烦。

【药论】

《本草汇言》：王氏（绍隆）曰：乃宣郁之上剂也。凡病一切有形无形，壅胀满闷，停结不化，不能发越致疾者，无不宣之。故统治阴阳互结，寒热迭侵，暑湿交感，食饮不运，以致伤寒寒热头痛，或汗吐下后虚烦不得眠，甚则反复颠倒，心中懊忱……一切沉滞浊气抟聚胸胃者，咸能治之。

【应用】

1. 宣畅体表玄府

本品辛散轻浮，能宣通肌表玄府。本品性平微凉，无论风寒、风热表证，皆可使用。用于治疗风寒感冒初起，寒邪郁闭肌表而出现的恶寒发热、无汗、头痛等症，如葱豉汤（《肘后备急方》）；治疗风热感冒，或温病初起，闭塞体表玄府，而出现的发热、微恶风寒、头痛口渴、咽痛等症，如银翘散（《温病条辨》）。

2. 宣通胸玄府

本品辛散苦泄性平微凉，外透腠理肌表，内散胸中热邪怫郁，使得胸中热邪从表而解。用于治疗外感热邪，邪热内郁胸中无法畅达宣散，扰动心神而出现的心中懊恼、烦热不眠等症，如栀子豉汤（《伤寒论》）。

三、祛风湿热开玄药

防己

【性味归经】苦、辛，寒。归膀胱、肺经。

【功效】祛风湿热，止痛，利水消肿。

【药论】

（1）张元素：去下焦湿肿及痛，并泄膀胱火邪。

（2）《神农本草经疏》：防己，洁古谓其大苦辛寒，为得之。然性燥而不淳，善走下行，长于除湿，以辛能走散，兼之气悍，故主风寒温疟，热气诸痫，除邪气，除湿下行，故利大小便，此《本经》所载也。《别录》疗水肿风肿，去膀胱热，通腠理，利九窍，止泄者，皆除湿之功也。

【应用】

1. 清宣肌表玄府

本品苦辛寒，性燥气悍，苦寒能燥湿，辛可助玄府畅通以助湿邪去，寒可泄热，用于治疗风湿热邪气闭郁肌表和关节。如治疗湿痹证（湿热偏盛）的宣痹汤（《温病条辨》）。

2. 清宣膀胱玄府

本品苦辛燥湿，可宣通膀胱玄府，利湿而助水肿从小便去，用于风水脉浮，身重汗出恶风者，如防己黄芪汤（《金匮要略》）；用于湿热腹胀水肿，如己椒苈黄丸（《金匮要略》）。

第二节 清火开玄药

生石膏

【性味归经】甘、辛，微寒。归肺、胃经。

【功效】清热泻火，除烦止渴。

【药论】

（1）《本草纲目》：除时气头痛身热，三焦大热，皮肤热，肠胃中结气，解肌发汗，止消渴烦逆，腹胀暴气，喘息咽热。

（2）《医学衷中参西录》：其性凉而能散，有透表解肌之力。

（3）《药性论》：治伤寒头痛如裂，壮热，皮如火燥，烦渴，解肌，出毒汗，主通胃中结，烦闷，心下急，烦躁，治唇口干焦。

【应用】

1. 宣透肌表玄府怫郁之热

本品性味辛甘微寒，在外可解怫郁体表玄府肌腠之热邪，为透发肌腠热盛怫郁之要药。治疗温热病邪郁滞于阳明气分而出现的壮热、烦渴、汗出、脉洪大等，如白虎汤（《伤寒论》）；治疗由于热邪郁于肌腠，外发不畅而出现的麻疹、风疹等，如消风散（《外科正宗》）。

2. 清宣肺玄府

本品辛散，可开通肺玄府。性寒，又可清肺中火热。治疗外有风寒之邪，内有邪热壅滞肺玄府而出现咳逆喘促、发热口渴者，如麻杏石甘汤（《伤寒论》）。

3. 宣畅胃玄府

本品辛甘微寒，在内可入胃经，清宣胃玄府郁热。又因本品味甘寒，可滋补郁热蒸化之津液，治疗阳热郁于胃玄府、津液亏虚而出现的消渴等疾病，如玉女煎（《景岳全书》）。

栀子

【**性味归经**】苦，寒。归心、肺、三焦经。

【**功效**】清宣郁热，泻火除烦，清热利湿，凉血解毒。

【**药论**】

（1）《本草纲目》引朱丹溪：泻三焦火，清胃脘血，治热厥心痛，解热郁，行结气……或用为利小便药，实非利小便，乃清肺也。肺清则化行，而膀胱津液之府，得此气化而出也。

（2）《本草思辨录》：心烦或懊憹或结痛，黄疸或寒热不食或腹满便赤，皆郁也……栀子解郁而性终下行……黄疸之瘀热在表，其本在胃，栀子入胃涤热下行，更以走表利便之茵陈辅之，则瘀消热解而疸以愈……肝郁则火生，胆火外扬，肝火内伏，栀子解郁火，故不治胆而治肝，古方如泻青丸、凉肝汤、越鞠丸、加味逍遥散之用栀子皆是。

【**应用**】

1. 清宣三焦玄府

本品气薄味浓，善走而通三焦，其性清降，可清三焦内郁火。用于治疗热病火毒炽盛，三焦怫热郁结，而见高热烦躁、神昏谵语者，如黄连解毒汤（《外台秘要》）。

2. 清宣心玄府

本品可宣通心玄府，性寒凉，又可清泻心玄府内怫郁热邪，长于治疗由外感或内伤类疾病产生怫热，怫热窜入心玄府，扰动心神而出现的心烦、躁扰不宁等症状，如栀子豉汤（《伤寒论》）。

3. 清宣肝玄府

本品苦寒泄热，长于开通肝玄府，又兼有利湿功效。玄府开则气顺，气顺则火、湿等病理产物无所依附，常与茵陈、大黄等同用，如茵陈蒿汤（《伤寒论》)。

4. 宣畅肺玄府

本品"气薄味浓，轻清上行，气浮而味降，阳中阴也"（张元素），轻可达肺，味降而清泻肺玄府内郁热。肺清则可化行水液，通调水道。本品性寒而降，降使热邪经三焦达膀胱玄府而出，用于治疗热淋涩痛等小便异常的疾病，如八正散（《太平惠民和剂局方》)。

第三节　除湿开玄药

滑石

【**性味归经**】甘、淡，寒。归膀胱、肺、胃经。

【**功效**】利尿通淋，清热解暑。

【**药论**】

（1）《本草纲目》：通九窍六腑津液，去留结。

（2）王好古：入滑能利窍，以通水道，为至燥之剂。

（3）李时珍：滑石利窍，不独小便也。上能利毛腠之窍，下能利精溺之窍。盖甘淡之味，先入于胃渗走经络，游溢津气，上输于肺，下通膀胱。肺主皮毛，为水之上源。膀胱司津液，气化则能出。故滑石上能发表，下利水道，为荡热燥湿之剂。发表是荡上中之热，利水道是荡中下之热；发表是燥上中之湿，利水道是燥中下之湿。

（4）《神农本草经疏》：滑以利诸窍，通壅滞，下垢腻。甘以和胃气，寒以散积热，甘寒滑利以合其用，是为祛暑散热、利水除湿、消积滞、利下窍之要药。

（5）《本草通玄》：利窍除热，清三焦，凉六腑，化暑气。

（6）《药品化义》：滑石体滑主利窍，味淡主渗热，能荡涤六腑而无克伐之弊。

【**应用**】

1. 清利膀胱玄府

本品甘寒滑利，清利膀胱玄府内湿热之邪，湿热去则上下水通路皆开，气液运行得以恢复，长于治疗湿热结于膀胱玄府而导致的小便异常，如八正散（《太平惠民和剂局方》)。

2. 清利胃肠玄府

本品性甘淡滑利，善走胃肠，祛湿热以开通胃肠玄府，治疗由于湿热郁滞胃肠玄府而出现的泄泻。

3. 清利肺玄府

本品性甘寒滑利，善祛湿热之邪，上可达于肺玄府，中可宣通胃玄府，下可清利膀胱玄府，长于治疗暑湿、湿温阻滞三焦玄府而出现的暑热烦渴、小便短赤等，如六一散（《黄帝素问宣明论方》）、三仁汤（《温病条辨》）。

茯苓

【性味归经】甘、淡，平。归心、肺、脾、肾经。

【功效】淡渗利湿，健脾，宁心安神。

【药论】

（1）《神农本草经疏》：甘能补中，淡而利窍，补中则心脾实，利窍则邪热解，心脾实则忧恚惊邪自止，邪热解则心下结痛、寒热烦满、咳逆，口焦舌干自除，中焦受湿热，则口发渴，湿在脾，脾气弱则好睡，大腹者，脾土虚不能利水，故腹胀大也。淋沥者，脾受湿邪，则水道不利也……开胸腑，调脏气，伐肾邪者，何莫非利水除湿，解热散结之功也。

（2）《本草正》：茯苓……能利窍去湿，利窍则开心益智，导浊生津。

（3）《本草求真》：书曰健脾，即水去而脾自健之谓也……且水既去，则小便自开，安有癃闭之虑乎，水去则内湿已消，安有小便多见之谓乎。

【应用】

1. 宣畅心玄府

本品能化痰祛湿利水，开心益智利窍，长于宣畅心玄府，治疗由于痰湿水阻滞于心玄府导致神不归于心而出现的心悸、失眠、健忘等症状，如归脾汤（《济生方》）。

2. 宣畅脾玄府

本品气味淡，药性平和，长于祛湿邪，祛湿邪则脾玄府得以开通，玄府开则脾气顺，脾主运化功能恢复正常，实为利水消肿之要药，可用于治疗一切水肿类疾病。长于治疗湿邪困脾、脾不运化而出现的尿少、水肿等疾病，如五苓散（《伤寒论》）、参苓白术散（《太平惠民和剂局方》）等。

猪苓

【性味归经】甘、淡、微苦，平。归肾、膀胱经。

【功效】淡渗利湿。

【药论】

（1）《本草纲目》：猪苓淡渗，气升而又能降，故能开腠理，利小便。

（2）《本草汇言》：猪苓，渗湿气，利水道，分解阴阳之的药也。此药味甘淡微苦，苦虽下降，而甘淡又能渗利走散，升而能降，降而能升，故善开腠理，分理表阳里阴之气而利小便。

【应用】

外开腠理玄府，下通膀胱玄府

本品淡渗，气升而又可降，在外可开腠理，在下可通膀胱玄府，上下水道通利则水肿可去，可用于治疗一切水肿类疾病，其开通膀胱玄府之力强于茯苓。治疗尿少水肿证，如《杨氏产乳方》治通身肿满，小便不利，单用一味猪苓为末，热水调服；以及治疗水湿的四苓散（《明医指掌》）。

厚朴

【性味归经】苦、辛，温。归脾、胃、肺、大肠经。

【功效】燥湿行气，消积，化痰平喘。

【药论】

《本草汇言》：厚朴，宽中化滞，平胃气之药也。凡气滞于中，郁而不散，食积于胃，羁而不行，或湿郁积而不去，湿痰聚而不清，用厚朴之温可以燥湿，辛可以清痰，苦可以下气也。

【应用】

1. 宣畅胃玄府

本品辛散温通，能开通胃玄府，助中焦气顺，气顺则积滞去；本品味苦，苦可燥湿，故本品又兼有燥湿的功效，既可以开通玄府，又可开通闭郁玄府的气机、湿邪、积滞，从两方面着手开通玄府。可用于治疗湿阻胃玄府导致的脘腹痞满、呕吐泄泻等，如平胃散（《太平惠民和剂局方》）；治疗由于食积、湿邪阻滞胃玄府导致的腹胀、便秘等，如大承气汤（《伤寒论》）。

2. 宣畅肺玄府

本品辛散，且药性温，理气开玄之力较强，上可开通肺玄府。可用于治疗寒饮郁闭肺玄府，引起肺玄府内实邪不散导致的胸闷气喘、喉间痰声辘辘、烦躁不安等症状，如厚朴麻黄汤（《金匮要略》）；治疗邪气郁结于肺之门户－喉咙，引起如鲠在喉的梅核气，如半夏厚朴汤（《金匮要略》）。

第四节　峻下逐水开玄药

牵牛子

【**性味归经**】苦，寒；有毒。归肺、肾、大肠经。

【**功效**】峻下逐水，通便，消痰涤饮，杀虫攻积。

【**药论**】

（1）《神农本草经疏》：若肺先受湿，湿气不得施化，致大小便不通，则宜暂用之。盖牵牛感南方热火之化所生，火能平金而泄肺，湿去则气得周流。

（2）《本草纲目》：牵牛能走气分，通三焦，气顺则痰逐饮消，上下通快矣。

（3）《本草正义》：牵牛，善泄湿热，通利水道，亦走大便。

【**应用**】

1. 清利玄府三焦停水

本品性寒，通利降泻，可泻三焦内郁闭的水湿之邪，使得三焦畅通无阻。三焦为水液运行的通路，路通则水液无所停聚。治疗大小便不利用禹功散（《儒门事亲》）；治水气蛊胀满者，如黑白牵牛子同用的一气散（《黄帝素问宣明论方》）；病情较重者，可与甘遂、京大戟等同用，以增强泻水逐饮宣畅三焦之力，如舟车丸（《景岳全书》）。

2. 清利肺胃玄府痰热

本品苦寒，可降泻肺胃玄府内郁闭的痰热之邪，痰热去则玄府顺达。用于治疗小儿肺玄府内痰热郁闭而出现的肺胀喘满、胸高气急、两胁扇动、痰涎潮塞等，如牛黄夺命散（《保婴集》）。

巴豆

【**性味归经**】辛，热；有大毒。归胃、大肠经。

【**功效**】峻下冷积，逐水退肿，豁痰利咽。

【**药论**】

（1）《神农本草经》：伤寒温疟寒热，破癥瘕结聚坚积，留饮痰癖，大腹水胀，荡涤五脏六腑，开通闭塞，利水谷道。

（2）《本草纲目》引《日华子本草》：通宣一切病，泄壅滞，除风补劳，健脾开胃，消痰破血，排脓消肿毒，杀腹脏虫，治恶疮息肉，及疥癞疔肿。

（3）《本草汇言》：巴豆，推荡脏腑，开通闭塞之药也。

【应用】

1. 畅达咽喉和胸腹玄府

本品味辛，性大热，开通体内玄府之力强，上可达喉部，通喉利咽消痰，中可荡涤胸中寒痰积滞，开通胸腹玄府。可用于治疗寒痰结胸而引起的痰涎壅塞、胸膈窒闷、肢冷汗出等，如三物白散（《伤寒论》）。

2. 温宣胃肠玄府

本品味辛，入胃肠玄府，性热可散寒，可荡涤胃肠玄府内郁闭的寒积等，如治疗寒邪食积阻结胃肠玄府，胃肠玄府内气液运行失常，而出现的大便不通、腹满胀痛等症状，如三物备急丸（《金匮要略》）。

3. 开通膀胱玄府

本品性通利，可开通膀胱玄府，有较强的逐水退肿的作用，如《肘后备急方》中，杏仁和巴豆同用，用于治疗鼓胀和二便不通。

第五节　化痰止咳开玄药

一、温化寒痰开玄药

半夏

【性味归经】辛，温；有毒。归脾、胃、肺经。

【功效】燥湿化痰，降逆止呕，消痞散结。

【药论】

（1）《本草纲目》：成无己曰：辛者散也，润肾燥也。半夏之辛，以散逆气结气，除烦呕……行水气。

（2）《本草纲目》：脾无留湿不生痰，故脾为生痰之源，肺为贮痰之器。半夏能主痰饮及腹胀者，为其体滑而味辛性温也，涎滑能润，辛温能散亦能润，故行湿而通大便，利窍而泄小便。所谓辛走气，能化液，辛以润之是矣。

【应用】

1. 宣畅肺玄府

本品性味辛散温通，可直接宣畅肺玄府，玄府开则气顺，痰自去；另一方面本品性滑利，可荡涤玄府痰郁，痰去则玄府开。由于其开玄祛痰力量强悍，故可用于治疗湿痰、寒痰、风痰阻滞肺玄府而出现的咳嗽声重，痰白质稀，如二陈汤（《太平惠民和剂局方》）；治疗痰饮阻于肺玄府，而导致的咳嗽、咳喘，如小青龙汤（《伤寒论》）。

2. 宣畅脾胃玄府

本品辛散开结，性滑利，入脾胃玄府，助脾胃玄府中气机升降恢复，故用于治疗脾胃玄府闭塞，气机上逆而出现的呕吐，如小半夏汤（《金匮要略》）。本品又有燥湿开玄的功效，可用于治疗由于痰、饮阻于胃肠玄府而出现的恶心呕吐等症状，常同生姜配伍使用。

皂荚

【**性味归经**】辛咸，温，有小毒。归肺、大肠经。

【**功效**】祛痰止咳，开窍通闭，杀虫散结。

【**药论**】

（1）《本草图经》：疏风气。

（2）《本草纲目》：吹之导之，则通上下诸窍；服之则治风湿痰喘肿满，杀虫；涂之则散肿消毒，搜风治疮。

【**应用**】

1. 宣畅鼻玄府

本品辛散温通，可直接入鼻玄府，治疗由于外感风寒之邪，邪滞鼻玄府而出现的鼻塞等症状，常外用研末搐鼻，疗效甚佳。

2. 宣畅脑玄府和咽玄府

本品辛香窜烈，入鼻则嚏，入喉则吐，故可强开受痰浊蒙蔽的脑玄府、咽喉等，用于治疗中风、痰厥、癫痫、喉痹等，常外用吹鼻取嚏，如通关散（《丹溪心法附余》）。

3. 清利肺玄府

本品辛散香窜，可直接宣畅肺玄府。本品味咸，又可去蒙蔽肺玄府的痰涎，尤其长于治疗顽痰，如皂荚丸（《金匮要略》）。

苦杏仁

【**性味归经**】苦，微温，有小毒。归肺、大肠经。

【**功效**】温化寒痰，降气止咳平喘，润肠通便。

【**药论**】

（1）《本草纲目》：杏仁能散能降，故解肌，散风，降气，润燥，消积，治伤损伤药中用之。

（2）《本草求真》：杏仁，既有发散风寒之能，复有下气除喘之力，缘辛则散邪，苦则下气，润则通秘，温则宣滞行痰。

（3）《长沙药解》：杏仁疏利开通，破壅降逆，善于开痹而止喘，消肿而润燥，调理气分之郁，无以易此。

【应用】

1. 宣畅肺玄府

本品味苦，性发散，可开通肺玄府，使得肺中上逆之气得以下降，肺玄府内壅塞之气得以宣发，气津运行得以顺畅，肺的宣降功能得以恢复。凡是治疗咳嗽，无论新久，外感或内伤，皆可使用。用于治疗风寒闭塞肺玄府而出现的咳喘、鼻塞、胸闷等，如三拗汤（《太平惠民和剂局方》）；治疗风热郁闭肺玄府而出现的咳嗽、发热口干等，如桑菊饮（《温病条辨》）；治疗外感凉燥闭塞肺玄府而出现的咳嗽、痰稀等，如杏苏散（《温病条辨》）；治疗邪热壅于肺玄府，出现的高热、咳嗽等，如麻杏石甘汤（《伤寒论》）。

2. 宣畅大肠玄府

本品可宣降壅塞上逆之肺气，开通肺肠玄府，使气机能够正常地运行，推动肠中大便下行，本品又质润，故无论寒热便秘，还是燥性便秘皆可使用。用于津枯肠燥便秘，如五仁丸（《世医得效方》）；治疗血虚便秘，如润肠丸（《沈氏尊生书》）。

二、清化热痰开玄药

葶苈子

【性味归经】辛、苦，大寒。归肺、膀胱经。

【功效】清化热痰，泻肺平喘，行水消肿。

【药论】

（1）《神农本草经疏》：葶苈……为手太阴经正药，故仲景泻肺汤用之。亦入手阳明、足太阳经。肺属金，主皮毛；膀胱属水，藏精液。肺气壅塞则膀胱与焉，譬之上窍闭则下窍不通，下窍不通则水湿泛溢，为喘满、为肿胀、为积聚，种种之病生矣。辛能散，苦能泄，大寒沉阴能下行逐水，故能疗《本经》所主诸病。

（2）《本草正义》：葶苈子苦降辛散，而性寒凉，故能破滞开结，定逆止喘，利水消肿。

【应用】

1. 清宣肺玄府

本品辛散，一方面专宣肺玄府，助气液宣通；另一方面，本品味苦，苦能降泻，降泻壅塞肺玄府中的水饮痰涎，痰涎去则玄府开，气机得以通畅；本品性大寒，又可去郁闭肺玄府热邪，以助气津运行顺畅。可用于治疗痰饮壅塞肺玄府，尤其长于治疗兼有热邪性质的痰饮之邪。由于本品攻邪力强，易伤正气，故肺虚者慎用。用于治疗痰饮壅盛，闭塞肺玄府而导致肺玄府气液逆乱，出现喘咳痰多、胸胁胀满、不得平卧等，如葶苈大枣泻肺汤（《金匮要略》）。

2. 宣畅膀胱玄府

本品辛散苦降，上可开通肺玄府，下可畅达膀胱玄府，水液运行上下通道无所闭阻，水道通调，饮邪便可从小便而去。尤其长于治疗小便不利兼有热邪之证。用于治疗水饮内停，郁闭玄府化热而出现的小便不利、口干舌燥等症状，如己椒苈黄丸（《金匮要略》）。

竹茹

【**性味归经**】甘，微寒。归肺、胃、心、胆经。

【**功效**】清化热痰，除烦，止呕。

【**药论**】

（1）《本草再新》：泻火除烦，润肺开郁化痰凉血，止吐血化瘀血，消痈痿肿毒。

（2）《药品化义》：竹茹，轻可去实，性凉，凉能去热，味苦，苦能降下，专清热痰，为宁神开郁佳品。

（3）《神农本草经疏》：阳明有热，则为呕哕；温气寒热，亦邪客阳明所致。甘寒解阳明之热，则邪气退而呕哕止矣。

（4）《本经逢原》：其性虽寒而滑，能利窍，可无郁遏客邪之虑。

【**应用**】

1. 清泻胃玄府、胆玄府

本品性微寒，专泻郁滞在胃玄府内热痰之邪，邪去则胃玄府气津运行恢复正常。用以清胆和胃，理气化痰，可用于治疗胆胃不和，痰热内扰，虚烦不眠，或呕吐、呃逆、惊悸不宁、癫痫等，如温胆汤（《三因极一病证方论》）；用于治疗胃热郁闭胃玄府而出现胃玄府气机不降反升，如竹茹饮（《延年秘录》）。

2. 清泻心玄府

本品甘寒，可去郁滞心玄府内的痰涎，涤痰开窍，如治疗中风痰阻心窍，舌强不能言的涤痰汤（《严氏济生方》）。

竹沥

【**性味归经**】甘，寒。归心、肺、肝经。

【**功效**】清化豁痰，定惊利窍。

【药论】

（1）《本草汇言》引《本草衍义》：竹沥行痰，通达上下百骸毛窍诸处。如痰在巅顶可降，痰在胸膈可开，痰在四肢可散，痰在脏府经络可利，痰在皮里膜外可行。又如癫痫狂乱，风热发疼者可定；痰厥失音，人事昏迷者可省，为痰家之圣剂也。

【应用】

1. 清利四肢百骸玄府

本品甘寒，性滑利，可通达四肢百骸毛窍，清利郁闭四肢百骸毛窍玄府的痰邪，以助玄府通利，祛痰能力很强。由于其所到之处范围较广，故无论壅塞何处玄府内的痰邪皆可以使用。因其性寒，故长于治疗热痰咳嗽、痰稠难咯、顽痰胶结者最为适宜。如治疗痰热壅塞肺玄府而出现咳逆胸闷者，可单用鲜竹沥水。

2. 清利心肝玄府

本品性滑利，可肃清壅塞心、肝玄府内的痰邪，因其性寒，尤其长于荡涤热痰，痰热去则玄府内的神魂清净安宁。故可开窍定惊，如用于治疗小儿心热、惊悸的竹沥磨犀角饮子（《太平圣惠方》）。

第六节　理气药

枳实

【性味归经】苦、辛、酸，微寒。归脾、胃经。

【功效】破气消积，化痰散痞。

【药论】

（1）《本草衍义》：（枳实）小则其性酷而速……故张仲景治伤寒仓猝之病，承气汤中用枳实，此其意也。皆取其疏通决泄、破结实之义。

（2）《药品化义》：枳实专泄胃实……开导坚结。

【应用】

1. 宣畅胃肠玄府

本品辛行苦降，辛散之力强，宣畅胃肠玄府功能作用迅猛，治疗由于胃肠玄府气滞而出现的运化失常的症状，又兼有消积导滞的功效，故不仅可用于治疗食积于胃肠玄府，还可用于治疗气滞于胃肠玄府。治疗食积、气滞郁滞于胃肠玄府而出现的脘腹胀满疼痛，如曲麦枳术丸（《医学正传》）；治疗阳明腑实热结便秘、腹痛腹胀者，如大承气汤（《伤寒论》）。

2. 开通胸玄府

本品有破气消痰的功效，消痰可开通胸玄府，胸中之气得以下降，故用于治疗由于痰阻气滞而出现的胸痹、结胸等症状。治疗痰热结胸，气机不畅，如小陷胸加枳实汤（《温病条辨》）。

枳壳

【性味归经】苦、辛、酸，微寒。归肺、脾、胃经。

【功效】理气宽中，行滞消胀。

【药论】

《神农本草经疏》：枳壳形大，其气散，其性缓，故其行稍迟，是以入胸膈肺胃之分及入大肠也……枳壳味苦，能泄至高之气。

【应用】

1. 宣畅肺和脾玄府

本品苦泄辛散，入肺和脾玄府。肺主皮毛，脾主肌肉。不同于枳实专走体内玄府，枳壳在开通肺脾玄府的同时，还由内畅外，宣通体表玄府，散郁滞风邪。用于治疗风湿郁于皮肤、腠理而出现的风疹瘙痒不止等，如《经验后方》中，单用一味枳壳治疗风疹瘙痒。

2. 宣畅胃肠玄府

本品宣通胃和大肠玄府，故可用于治疗胃及大肠玄府气滞而出现的里急后重的痢疾，如宽肠枳壳散（《婴童百问》）。

第七节 活血化瘀开玄药

川芎

【性味归经】辛，温。归肝、胆、心包经。

【功效】活血止痛，祛风行气。

【药论】

（1）《本草正》：川芎……其性善散……治头痛，破瘀蓄，通血脉，解结气，逐疼痛，排脓消肿，逐血通经。

（2）《本草正义》：芎䓖（川芎）有纹如雀脑，虽似坚结，其实空松，气雄味薄，功用专在气分，上升头顶，旁达肌肤，一往直前，走而不守。

（3）《本草汇言》：芎藭（川芎），上行头目，下调经水，中开郁结，血中气药。

【应用】

宣透脑玄府

本品辛散温通，味薄气雄，其性善于疏通，可上达巅顶，宣透脑玄府，治疗由于玄府郁滞而引起的头痛，无论是外感六淫邪气还是内伤郁滞皆可使用，尤其长于治疗巅顶头痛。其入玄府的范围较辛散开玄药更深，不仅可以作用于体表玄府，而且可由体表玄府直达血脉内玄府，故又称其为血中之气药，可用于治疗血中之郁滞。用于治疗风寒闭塞脑玄府而出现的头痛，如川芎茶调散（《太平惠民和剂局方》）；治疗风热闭塞脑玄府出现的头痛，如川芎散（《兰室秘藏》）；治疗外感风湿邪气闭塞脑玄府引起的头痛，如羌活胜湿汤（《脾胃论》）；治疗瘀血闭塞脑玄府引起的头痛，如通窍活血汤（《医林改错》）。

郁金

【性味归经】辛、苦，寒。归肝、胆、心、肺经。

【功效】活血止痛，行气解郁，清心凉血，利胆退黄。

【药论】

《本草汇言》：（郁金）其性轻扬，能散郁滞，顺逆气，上达高巅，善行下焦，心肺肝胃气血火痰郁遏不行者最验，故治胸胃膈痛，两胁胀满，肚腹攻疼，饮食不思等症。

【应用】

1. 宣畅肝玄府

本品性轻扬，辛散苦泻，可清利肝玄府闭塞的气血火痰郁，以助肝恢复疏泄功能。又因本品苦寒，故治疗气滞痰阻夹热证最为有效。治疗肝玄府闭塞，肝气不畅达，郁闭成热，出现的经前腹痛等症状，如宣郁通经汤（《傅青主女科》）。本品也可用于治疗湿热郁闭肝玄府而引起的湿热黄疸。

2. 清宣心玄府

本品辛散苦泻，性寒祛热邪，开通心玄府的力量尤强，用于治疗痰、瘀、热等实邪郁滞心玄府而出现的心神被扰等症状。治癫狂因忧郁而得，痰涎阻塞包络心窍者，如白金丸（《普济本事方》）。

第八节 息风开玄药

僵蚕

【**性味归经**】咸、辛，平。归肝、肺、胃经。

【**功效**】平肝息风，止痉，祛风止痛，化痰散结。

【**药论**】

（1）《药性论》：元素主皮肤诸风如虫行，皆取其性属阳，风热为阳邪，能入皮肤经络，发散诸邪热气也。

（2）《本草求真》：僵蚕，祛风散寒，燥湿化痰，温行血脉之品。故书载能入肝，兼入肺胃，以治中风失音、头风齿痛、喉痹咽肿，是皆风寒内入，结而为痰。又云能治丹毒瘙痒，亦是风与热炽，得此辛平之味，拔邪外出则热自解。

【**应用**】

1. 宣畅肝玄府

本品辛咸平，擅长开通肝玄府，肝内风热痰火得以外出。故本品有止痉的作用，用于治疗小儿痰热急惊风及破伤风痉挛抽搐、角弓反张等。也常用于风中经络，口眼歪斜、痉挛抽搐等症，如牵正散（《杨氏家藏方》）。

2. 清宣肺玄府

本品辛散可宣通肺玄府，宣散肺玄府郁闭的风热痰火，用于治疗咳嗽、哮喘等疾病。

3. 清宣肌表和五官玄府

本品辛散可宣通肌表和五官玄府，散体表、五官玄府内郁闭的风热痰火，用于治疗风疹瘙痒、头目肿痛等疾病。本品辛散宣通，咸能软坚散结，擅长治痰核瘰疬之证。

第九节 通腑开玄药

大黄

【**性味归经**】苦，寒。归脾、胃、大肠、肝、心包经。

【**功效**】峻下通腑，清热泻火，凉血解毒，逐瘀通经，利湿退黄。

【药论】

《增广和剂局方药性总论》：通宣一切气，调血脉，利关节，泄壅滞、水气，四肢冷热不调，温瘴热疟，利大小便，并敷一切疮疖痈毒。

【应用】

1. 荡涤积滞，开通胃肠玄府

本品苦寒泻下，荡涤积滞作用强，可通胃肠玄府，推陈出新，素有"将军"的称号。苦寒可以泄热，故用于胃肠玄府被积滞闭塞而引起的便秘。治疗阳明腑实证，如大承气汤（《伤寒论》）；治疗热结津伤者，如增液承气汤（《温病条辨》）。

2. 引热下行，开通肝胆玄府

本品苦寒，可引肝胆火热下行，开通肝胆玄府。治疗湿热蕴结肝胆所致的黄疸等，如茵陈蒿汤（《伤寒论》）。

第十节　消食导滞开玄药

莱菔子

【性味归经】辛、甘，平。归脾、胃、肺经。

【功效】消食除胀，降气化痰。

【药论】

（1）《本草纲目》：莱菔子之功，长于利气。生能升，熟能降，升则吐风痰，散风寒，发疮疹；降则定痰喘咳嗽，调下痢后重，止内痛，皆是利气之效。

（2）《医学衷中参西录》：无论或生或炒，皆能顺气开郁，消胀除满，此乃化气之品，非破气之品。

【应用】

1. 宣畅脾胃玄府

本品性味辛散，擅于开通脾胃玄府，玄府开则气顺，气顺则有利于推动食积运化，尤其长于治疗胃肠玄府被气机闭郁之证。用于治疗食积气滞所致的脘腹胀满或疼痛、大便秘结等，如保和丸（《丹溪心法》）。

2. 宣畅肺玄府

本品辛散甘平，入肺玄府，化肺中痰邪，则肺中气机得以顺利畅达，如用于治疗痰邪壅肺的三子养亲汤（《韩氏医通》）。

第十一节　开窍开玄药

麝香

【性味归经】辛，温。归心、脾经。

【功效】开窍醒神，活血通经，消肿止痛。

【药论】

（1）《仁斋直指方》：能化阳通腠理……能引药透达。

（2）《本草纲目》：通诸窍，开经络，透肌骨，解酒毒，消瓜果食积。

（3）《医学入门》：通关透窍，上达肌肤，内入骨髓。

（4）《神农本草经疏》：其香芳烈，为通关利窍之上药。

【应用】

1. 透达脑和心玄府

本品辛香窜烈性温，可通关透窍，可由内玄府透达外玄府，可由骨髓透达皮肤，开通玄府的力量极强，尤其长于开通心、脑玄府郁滞。治疗由于痰、热、气郁滞脑玄府而出现的昏迷等症状。用于治疗热闭神昏、痰迷心窍、温病热陷心包证，如安宫牛黄丸（《温病条辨》）、至宝丹（《太平惠民和剂局方》）；治疗瘀血阻于脑玄府而出现的头痛等症，如通窍活血汤（《医林改错》）；治疗瘀血阻滞心玄府而出现的厥逆心痛，如麝香汤（《圣济总录》）。

2. 宣通经脉玄府

本品辛香，开通走窜，还可由皮肤透达肌腠、骨髓，由外玄府直通内玄府，又可行血中之瘀滞，开经脉之壅遏，如治疗跌扑损伤，瘀血阻于肌肉筋骨的七厘散（《良方集腋》）、八厘散（《医宗金鉴》）。

3. 畅通五官玄府

本品辛香窜烈，可畅通五官玄府。可上达咽喉，开咽喉以助消肿止痛，治疗咽喉肿痛等，如六神丸（《中华人民共和国药典》）。

冰片

【性味归经】辛、苦，微寒。归心、脾、肺经。

【功效】开窍醒神，清热止痛。

【药论】

（1）《本草汇言》：开窍辟邪之药也，性善走窜，启发壅闭，开达诸窍，无往不通，然芳香之气能辟一切邪恶，辛烈之性能散一切风热。

（2）《本草纲目》：疗喉痹，脑痛，鼻息，齿痛，伤寒舌出，小儿痘陷。通诸窍，散郁火。

【应用】

1. 宣畅心和脑玄府

本品辛香开玄，启发壅闭，开达诸窍，无往不通。其开通玄府之力与麝香相比较为温和。又因冰片性微寒，味苦，更长于宣畅体内外玄府怫郁之热邪，故用于治疗伴有热性症状的疾病最为合适。用于治疗痰热蒙闭心包、热病昏厥等，如安宫牛黄丸（《温病条辨》）；治疗寒闭神昏，如苏合香丸（《太平惠民和剂局方》）；治疗气血瘀滞于心玄府而引起的心绞痛，如速效救心丸、复方丹参滴丸（《中华人民共和国药典》）。

2. 透达五官玄府

本品辛苦开玄，上可达五官玄府。因其性苦微寒，又可清降五官玄府内郁热之邪，具有很好的泻火解毒和消肿止痛的作用。用于治疗目赤肿痛，如八宝眼药水（《全国中成药处方集》）；治疗咽喉肿痛、口舌生疮、牙龈肿痛，如冰硼散（《外科正宗》）。

苏合香

【性味归经】辛，温。归心、脾经。

【功效】开窍醒神，辟秽，止痛。

【药论】

（1）《本经逢原》：苏合香，聚诸香之气而成……能透诸窍脏，辟一切不正之气。凡痰积气厥，必先以此开导，治痰以理气为本也。凡山岚瘴湿之气，袭于经络，拘急弛缓不均者，非此不能除。

（2）李时珍：苏合香气窜，能通诸窍脏腑，故其功能辟一切不正之气。

【应用】

1. 宣畅脑玄府

本品辛香温通，性烈走窜，同麝香相比，其开玄之功较弱，更长于开通体内脏腑之玄府，但本品又兼有化浊辟秽的功效，可祛脑玄府内的浊邪，尤其长于治疗由于寒邪、痰邪郁于脑玄府而出现的厥证、神昏等。可用于治疗痰邪郁闭脑玄府而出现的猝然昏倒、中风等，如苏合香丸（《太平惠民和剂局方》）。

2. 畅达心玄府

本品辛香走窜，性温可祛寒，可化浊开郁，入心玄府，可治疗由于寒邪凝滞于心玄府而出现的胸痹心痛、胸腹冷痛等，如冠心苏合丸（《中华人民共和国药典》）。

第十二节　温阳散寒开玄药

附子

【**性味归经**】辛、甘，大热；有毒。归心、肾、脾经。

【**功效**】回阳救逆，补火助阳，散寒止痛。

【**药论**】

（1）虞抟：附子禀雄壮之质，有斩关夺将之气，能引补气药行十二经，以追复散失之元阳……引发散药开腠理，以驱逐在表之风寒；引温暖药达下焦，以祛除在里之冷湿。

（2）《本草正义》：附子，本是辛温大热，其性善走，故为通行十二经纯阳之要药，外则达皮毛而除表寒，里则达下元而温痼冷，彻内彻外，凡三焦经络，诸脏诸腑，果有真寒，无不可治。

（3）《神农本草经读》：附子，味辛气温，火性迅发，无所不到，故为回阳救逆第一品药……上而心肺，下而肝肾，中而脾胃，以及血肉筋骨营卫，因寒湿而病者，无有不宜。

【**应用**】

1. 温阳散寒，通彻一身玄府

本品辛通大热，气味雄厚，温宣一身上下、内外之玄府，是"回阳救逆第一品药"。又可通行十二经络，通彻内外。凡有寒邪闭郁者，无论闭郁体表玄府还是体内玄府，皆可使用，常用于治疗急危重症。用于治疗久病体虚，由于阴寒内闭玄府，阳气孱弱不畅，而出现大汗、大吐、大泻、四肢厥逆、脉微欲绝者的亡阳证，如四逆汤（《伤寒论》）；治疗亡阳兼气脱者，如参附汤（《正体类要》）；治疗寒邪入里，直中三阴，郁闭体内外玄府，阳气无以畅达而见四肢厥冷，如回阳急救汤（《伤寒六书》）。

2. 温宣心、脾胃、肾玄府

本品辛甘大热，辛能宣散，大热能峻补元阳，上温宣心玄，中温宣脾玄，下温宣肾玄。用于治疗肾玄府不固而出现的遗精滑泄、夜尿频多等，如右归丸（《景岳全书》）；治疗由于心玄府不固而出现的心悸、气短、汗出等，如附子汤（《伤寒论》）；治疗脾肾寒湿内闭，玄府不通，而出现的腹痛、泄泻等，如附子理中汤（《太平惠民和剂局方》）。

3.开通体表玄府，散寒除湿

本品善走窜，气味雄烈，性大热，可温宣体表玄府而散肌表寒湿，可用于治疗寒痹痛剧，如甘草附子汤（《伤寒论》）。

肉桂

【性味归经】辛、甘，大热。归肾、脾、心、肝经。

【功效】补火助阳，散寒止痛，温通经脉，引火归元。

【药论】

（1）《本草纲目》：肉桂下行，益火之原，此东垣所谓肾苦燥，急食辛以润之，开腠理，致津液，通其气者也。

（2）《玉楸药解》：肉桂，温暖条畅，大补血中温气。香甘入土，辛甘入木，辛香之气，善行滞结，是以最解肝脾之郁。

【应用】

1.温宣肾玄府

本品辛散大热，宣通肾玄府的同时，甘味也可温补肾阳，有利于阳气的产生和流通，是补命门之火的要药。用于治疗肾阳不得温煦肾玄府而出现腰膝酸冷等症状，如肾气丸（《金匮要略》）、右归饮（《景岳全书》）等。本品可宣通肾玄府，玄府开则使得由于下元不固而上浮的虚阳有所归附，肺肃降之气得以通行。用于治疗虚阳上浮常与山茱萸、五味子、牡蛎等同用；治疗上实下虚的喘咳，如苏子降气汤（《太平惠民和剂局方》）。

2.开通肌表玄府

本品辛散宣通，可以开通肌表玄府，祛除肌表的寒湿之邪。如治疗痹证日久的独活寄生汤（《千金要方》）；治疗阴疽流注的阳和汤（《外科全生集》）。

3.温宣脾玄府

本品辛甘大热，一方面可温宣脾玄府，另一方面又可温补脾肾阳气，用于治疗心腹冷痛、寒疝腹痛等脾阳虚寒凝证。

干姜

【性味归经】辛，热。归脾、胃、肾、心、肺经。

【功效】温中散寒，回阳通脉，温肺化饮。

【药论】

《药品化义》：干姜干久，体质收束，气则走泄，味则含蓄，比生姜辛热过之，所以止而不行，专散里寒。

【应用】

1. 温宣肺玄府

本品辛热，同生姜不同的是，其温通作用较强，故主走体内脏腑之玄府。可用于温宣肺玄府，治疗由于寒饮内伏肺玄府而出现的玄府内气液代谢失常，导致咳嗽气喘等症状，如小青龙汤（《伤寒论》）。

2. 温固脾胃玄府

本品辛热，入中焦助阳而暖脾胃玄府，同时又有开通脾胃玄府的作用，以助闭郁之寒邪尽快宣散，用于治疗由于寒邪阻于脾胃玄府而出现的脘腹冷痛、呕吐泄泻等，如理中丸（《伤寒论》）；治疗由于寒阻于胃玄府而出现的气机升降失常导致的呕吐，如二姜丸（《太平惠民和剂局方》）。

3. 温固肾玄府，畅通一身阳气

本品辛热，入肾玄府，可暖肾玄府，又有回阳通脉的功效。常同附子配伍使用，用于治疗阴寒内盛导致的亡阳证，如四逆汤（《伤寒论》）。

第六章　刘完素开通玄府的常用方剂

第一节　防风通圣散

【出处】刘完素《黄帝素问宣明论方》。

【组成】防风　川芎　当归　芍药　大黄　薄荷叶　麻黄　连翘　芒硝各半两（15g）　石膏　黄芩　桔梗各一两（30g）　滑石三两（90g）　甘草二两（60g）　荆芥穗　白术　栀子各一分（7.5g）

【用法】上为末，每服二钱（6g），水一大盏，生姜三片，煎至六分，温服。涎嗽，加半夏半两（15g），姜炙。

【功用】解表散热，攻里泄热，开通玄府。

【主治】外有风寒内有里热，玄府郁闭，表里俱实证。憎寒壮热，头目昏眩，偏正头痛，目赤睛痛，口苦咽干，胸膈痞闷，咳呕喘满，涕唾稠黏，二便秘涩，疮疡肿毒，肠风痔漏，风瘙瘾疹，舌苔腻微黄，脉数。

【方解】本证多由外感风寒之邪入里化热，或者内有郁热又感受风寒之邪，导致外有风寒内有里热、玄府郁闭证。玄府郁闭既有体表玄府郁闭，又有体内玄府郁闭。治疗以解表散热、攻里泄热、开通玄府为主。方中防风、荆芥、薄荷、麻黄轻浮升散，解肌达表，开通肌表玄府，使风寒之邪和内郁之热从外玄府而散。大黄、芒硝破结通幽，栀子、滑石降火利湿，开通大肠和膀胱之玄府，使内郁之热从二便出而泄。生石膏、黄芩、连翘、桔梗清肺泻胃，开通肺胃之玄府，使火热得以分消。当归、川芎、芍药养血和血补肝，白术、甘草健脾和中。全方表里同治，上下分消，既开通体表玄府，又开通体内玄府。同时，散泻之中寓温养之意，汗不伤表，下不伤里。共奏疏风解表、攻里泄热、开通一身玄府之功。

【使用注意】本方汗、下之力峻猛，有损胎气，虚人及孕妇慎用。若胃气亏损者当审察，非大满大实不用。麻黄量不宜太大。

【临床应用】临床多用于皮肤病、呼吸道疾病、代谢性疾病、消化系统疾病、血管性头痛、肝炎等。皮肤病包括荨麻疹、皮肤瘙痒症、痤疮、银屑病、水痘、斑秃、神经性皮炎等；呼吸道疾病包括支气管哮喘、鼻窦炎、肺炎等；

代谢性疾病包括肥胖证、高脂血症、非酒精性脂肪肝等。

王金玲[1]对 2014 年以来选用防风通圣散加味治疗的 48 例慢性荨麻疹患者临床资料进行总结分析，显示治愈 33 例占 68.75%，好转 12 例占 25%，未愈 3 例，总有效率 93.75%。防风通圣散加味治疗慢性荨麻疹疗效满意。

谭俊杰[2]对 100 例老年医院获得性肺炎的患者进行临床观察，对照组采用西药治疗，试验组在西药治疗基础上加用加减防风通圣散治疗。结果试验组 C-反应蛋白、中性粒细胞计数优于对照组，差异有统计学意义（$P < 0.01$）。加减防风通圣散联合西药治疗老年医院获得性肺炎效果明显优于单纯西药治疗方案，可减少病程，有利于患者康复。

钱江等[3]应用防风通圣丸治疗 60 例单纯性肥胖患者，治疗 2 个月后发现，患者的体重、食欲、血清总胆固醇、高密度脂蛋白、脂肪肝均有明显改善。

区洁新等[4]用防风通圣散和补中益气汤治疗腹型肥胖合并高脂血症，经过治疗并随访 1 年，98 例患者中，显效 60 例，有效 33 例，无效 5 例，总有效率为 94.9%。

【各家评述】

（1）《医方考》：防风、麻黄解表药也，风热之在皮肤者，得之由汗而泄；荆芥、薄荷清上药也，风热之在巅顶者，得之由鼻而泄；大黄、芒硝通利药也，风热之在肠胃者，得之由后而泄；滑石、栀子水道药也，风热之在决渎者，得之由溺而泄。风淫于膈，肺胃受邪，石膏、桔梗清肺胃也，而连翘、黄芩又所以祛诸经之游火；风之为患，肝木主之，川芎、归、芍和肝血也，而甘草、白术又所以和胃气而健脾。

（2）《医方集解》：此足太阳、阳明表里血气药也。防风、荆芥、薄荷、麻黄轻浮升散，解表散寒，使风热从汗出而散之于上。大黄、芒硝破结通幽；栀子、滑石降火利水，使风热从便出而泄之于下。风淫于内，肺胃受邪，桔梗、石膏清肺泻胃；风之为患，肝木受之，川芎、归、芍和血补肝；黄芩清中上之火；连翘散气聚血凝；甘草缓峻而和中（重用甘草、滑石，亦犹六一利水泻火之意）；白术健脾而燥湿。上下分消，表里交治，由于散泻之中，犹寓温养之意，所以汗不伤表，下不伤里也。

（3）《王旭高医书六种·退思集类方歌注》：此为表里气血三焦通治之剂……汗不伤表，下不伤里，名曰通圣，极言其用之效耳。

（4）《医门法律》：此方乃表里通治之轻剂，用川芎、当归、芍药、白术以和血益脾。所以汗不伤表，下不伤里，可多服也。

（5）陈修园：夫在天之疫，邪从经络入，寒多者治以辛温，宜五积散；热多者治以辛凉，宜九味羌活汤；审其气虚不能作汗者，宜人参败毒散；热甚格邪不作汗者，宜防风通圣散。

（6）雷少逸：此方是河间所制，主治甚多，不能尽述，其药味表里气血皆备，医者不能拘守成方，务宜临时权变。

（7）吴仪洛《成方切用》：治一切风寒湿暑，饥饱劳役，内外诸邪所伤，气血怫郁，表里三焦俱实。

（8）《医宗金鉴·删补名医方论》：风热壅盛，表里三焦皆实者，此方主之。

（9）何廉臣：此方发表攻里，清上导下，气血兼顾，面面周到。河间制此，善治四时春温夏热，秋燥冬寒，凡邪在三阳，表里不解者，以两许为剂，加鲜葱白两茎，淡豆豉三钱，煎服之，候汗下兼行，表里即解。形气强者，两半为剂，形气弱者，五钱为剂。若初服因汗少不解，则为表实，倍加麻黄以汗之。因便硬不解，则为里实，倍加硝、黄以下之。连进二服，必令汗出下利而解，其法甚捷，莫不应手取效，从无寒中痞结之变。顾松园于本方去麻黄、川芎、当归、白术、生姜等五味，加原麦冬五分，名加减防风通圣散，云表里三焦，分消其势，治伏火初起之良方也。外科以此方治里有实热疥疮满身者，余每加鲜生地、白菊花、银花各一两，绿豆一合煎汤代水煎药，饮之殊效。

上述医家所述"表里气血三焦通治""表里通治""其药味表里气血皆备""治一切……气血怫郁，表里三焦俱实""发表攻里，清上导下，气血兼顾"，均体现了防风通圣散表里兼治，上下分消，既开通体表玄府，又开通体内玄府，具有开通机体上下内外玄府的功效。

【医案举例】

水肿

男性，68 岁。2018 年 11 月 23 日初诊：因"口干多饮 12 年余，加重伴下肢浮肿 1 月"入院。患者面色潮红，既往糖尿病史 12 年。近 1 个月出现下肢浮肿，化验尿常规示：尿蛋白（＋），尿糖（＋＋＋）。患者诉周身麻木，受凉加重，有手套袜套样感觉，口干、口苦，口气重，饮水多，气短，心中烦乱，大便秘结，小便频，泡沫尿，舌红苔黄厚，舌下静脉迂曲，脉关弦滑。西医诊断：糖尿病肾病Ⅳ期；中医辨病：水肿；中医辨证：湿热交阻；治法：解表清里，祛除湿热；方药：防风通圣散加减。处方如下：荆芥 6g，防风 6g，麻黄 9g，黄芩 15g，酒大黄 5g，甘草 9g，当归 30g，丹参 30g，佩兰 9g，丹皮 12g，桂枝 6g，白茅根 15g，茯苓 30g，泽泻 12g，薏苡仁 30g，羌活 12g，茵陈 12g。6 剂，每日 1 剂，水煎，早晚分服。2018 年 11 月 29 日二诊：服药 6 剂后病情好转，无明显气短，口干、口苦症状减轻，大便调，小便中泡沫减少，舌红苔黄，脉弦滑数。上方减佩兰、茵陈，加麦冬 30g、山药 15g。6 剂，每日 1 剂，水煎，早晚分服。2018 年 12 月 4 日三诊：服药 6 剂后浮肿较前明显好转，纳可，眠可，小便中偶有泡沫，舌红苔黄略腻，脉弦，尿常规示：蛋白质（±）、葡萄糖（＋）。上方有效，继服7剂，并嘱患者注意饮食，定期复查肾功能及尿常规。[5]

编者按：患者既往有糖尿病史，现出现水肿，尿中有泡沫，尿常规示尿蛋白阳性，诊断为糖尿病肾病，辨证属湿热阻滞兼有血瘀。根据其临床症状，符合防风通圣散的方证特点，治宜从表里上下开通玄府祛除湿热。在防风通圣散解表开玄、利水开玄、通腑开玄、清热开玄基础上加强健脾祛湿及活血化瘀之力，故方中增加了丹参、佩兰、丹皮、桂枝、白茅根、茯苓、泽泻、薏苡仁、羌活、茵陈等药物。服药后玄府通畅，湿去热散，气机畅达，故患者水肿及气短等症状好转。后加麦冬、山药益气养津兼顾其本，标本兼治，防止耗伤正气。该案用防风通圣丸加减化裁开通一身之玄府治疗糖尿病肾病水肿，颇有新意。

参考文献

［1］王金玲. 半张防风通圣散加味治疗慢性荨麻疹48例［J］. 光明中医，2016，31（16）：2359-2360.

［2］谭俊杰. 加减防风通圣散结合西药治疗老年医院获得性肺炎临床观察［J］. 世界中西医结合杂志，2016，6（6）：505-506，509.

［3］钱江，杨柳，陈清华. 防风通圣丸治疗单纯性肥胖60例［J］. 中国美容医学，2005，14（2）：223.

［4］区洁新，陈月宁. 防风通圣散合补中益气汤加减治疗腹型肥胖合并高脂血症［J］. 中国医药指南，2010，8（33）：103-104.

［5］高霞，原松竹，司廷林. 防风通圣散临床验案四例［J］. 现代医学，2020，48（7）：888-891.

第二节　益元散

【出处】刘完素《黄帝素问宣明论方》。

【组成】滑石六两（180g）　甘草一两（30g）

【用法】上为末。每服三钱（9g），蜜少许，温水调下，无蜜亦得，日三服，欲饮冷者，新汲水调下；解利伤寒发汗，煎葱白、豆豉汤调下四钱（12g），每服水一盏，葱白五寸、豆豉五十粒，煮取汁一盏调下，并三服，效为度。

【功用】清暑利湿，开通玄府。

【主治】身热，吐利泄泻，肠澼，下痢赤白，癃闭淋痛，石淋，肠胃中积聚寒热，心躁，腹胀痛闷；内伤阴痿，五劳七伤，一切虚损，痫痉，惊悸，健忘，烦满短气，脏伤咳嗽，饮食不下，肌肉疼痛；并口疮牙齿疳蚀，百药酒食邪毒，中外诸邪所伤，中暑、伤寒、疫疬，饥饱劳损，忧愁思虑，恚怒惊恐传染，并汗后遗热劳复诸疾；产后血衰，阴虚热甚，一切热证，兼吹奶乳痈。

【使用注意】孕妇忌服。

【方解】暑湿所致之病，治当清暑利湿。方中滑石为君药，其味甘淡性寒，质重而滑，淡能渗湿，寒能清热，滑能利窍，既能开通心玄府清心解暑热，又能开通膀胱玄府渗湿利小便。通过利湿开玄法，使三焦湿热从小便而出。甘草味甘性平，既能开通心玄府清心解暑热，又能开通膀胱玄府利小便，还能益气和中，与滑石配伍，加强了滑石清心利湿之功而不伤气津，且可防滑石之寒滑重坠以伤胃。共奏清暑利湿、开通玄府之功，湿去而热散，玄府亦自然通畅。

【临床应用】临床多用于中暑、急性尿道炎、急性膀胱炎、急性肠炎、小儿神经性遗尿、秋季腹泻等病。

任乃杰[1]采用益元散治疗小儿神经性遗尿，并进行临床实验。对照组50例单独使用醒脾养儿冲剂治疗。治疗组50例在此基础上加用清心散、益元散两药。治疗组总有效率88%；对照组总有效率62%。用清心散、益元散的治疗组明显优于单纯使用中成药的对照组。

路福顺[2]等使用香砂胃苓散及益元散治疗秋季腹泻148例，获得极好的临床治疗效果，效果明显优于应用复方苯乙哌啶的对照组。

【各家评述】

（1）《医方考》：滑石性寒，故能清六腑之热，甘草性平，故能缓诸火之势。

（2）《成方切用》：滑石重能清降，寒能泻热，滑能通窍，淡能行水，使肺气降而下通膀胱。故能祛暑住泻，止烦渴而利小便也。加甘草者，和其中气，又以缓滑石之滑降也，其数六一者，取天一生水，地六成之之义也。

上述医家所述益元散"清六腑之热""重能清降""寒能泻热""淡能行水""使肺气降而下通膀胱"，均体现了益元散清热开玄和利湿开玄的功效。

【医案举例】

1. 小儿口疮

孙某，男，3岁。患儿反复口舌溃疡已一年半，经治无效。1997年10月来诊，近3天发热，小便黄少，大便干结，口腔黏膜及舌边有大小不等溃疡，咽喉红肿，舌质红，苔薄，脉数。诊为口疮。治以清心火、利小便，予清心散、益元散，每3~4小时交替口服，1次0.8g，2天获愈。[3]

编者按：舌为心之苗，口为脾之窍。该患儿幼稚之体，复感外邪，郁热于心脾，上蒸于口而发为口疮。用本方清心火开玄府，利小便开玄府，引火邪从下焦而解，口疮即平复。

2. 小儿夜啼

冯某，男，40 天。1997 年 9 月来诊。家长诉：患儿近半月来每于夜间啼哭不安，见灯火更甚，白天如常。刻诊：小便短少，大便较干，面赤唇红，舌尖红，指纹暗紫。治以清心宁神。故投清心散、益元散，每 3~4 小时交替口服，1 次 0.1g，2 天好转，4 天获愈。[3]

编者按：夜啼之症，多见于 6 个月以内的婴儿，常因心热、脾虚、伤食、惊恐、心肾亏虚所致。本例乃心经积热，故见烦躁不安、啼哭阵阵。心属火恶热，故见灯火而啼哭更甚，心经移热于小肠则尿赤，舌红指纹暗紫，均为心经积热。清心散、益元散有清心火，利小便，开玄府，安神宁志之功，故收效满意。

参考文献

［1］任乃杰. 清心散和益元散的制备及临床应用［J］. 时珍国医国药，2005，16（6）：526.

［2］路福顺，关英. 香砂胃苓散及益元散治疗秋季腹泻 148 例临床观察［J］. 黑龙江中医药，1993（6）：35.

［3］王绍洁，刘景珍. 清心散、益元散应用举隅［J］. 辽宁中医杂志，1989，24（4）：22.

第三节　双解散

【出处】刘完素《黄帝素问宣明论方》。

【组成】益元散七两（210g）　防风通圣散七两（210g）

【用法】搅匀，每服三钱（9g），水一盏半，入葱白五寸、盐豉五十粒、生姜三片，煎至一盏，温服。

【功用】表里双解，开通玄府。

【主治】内伤诸邪所伤。风寒暑湿，饥饱劳役；自汗、汗后杂病；小儿生疮疹。

【方解】双解散由益元散、防风通圣散以 1∶1 的比例组成，刘完素认为此方具有"使邪快出""气通宣而愈"之功效。

益元散重用滑石，清利湿热、清泻暑热、清心除烦、开通玄府，配伍甘草可培补元气，合方名"益元"之意。

防风通圣散方中，防风、荆芥、薄荷、麻黄轻浮升散，解肌达表，开通肌表玄府，使风寒之邪和内郁之热从外玄府而散。大黄、芒硝破结通幽，栀子、滑石降火利湿，开通大肠和膀胱之玄府，使内郁之热从二便出而泄。生石膏、黄芩、连翘、桔梗清肺泻胃，开通肺胃之玄府，使火热得以分消。当归、川芎、芍药养血和血补肝，白术、甘草健脾和中。

益元散除湿热调气，防风通圣散表里双解而调气血。两方合用，则表里双解之效显增，使一身表里玄府调和，故名"双解散"。

【使用注意】中病即止，不可过服。

【临床应用】可用于太阳阳明表里合病，或温病两感、小儿发热夹滞。现代临床上多用于一般慢性皮肤病、变态反应性疾病、感染性疾病、内分泌性疾病、代谢性疾病和心脑血管疾病、精神神经系统疾病等。

【各家述评】

《伤寒论辨证广注》：上方气血兼走，汗下齐行，乃太阳阳明表里合病之药也。若云治太阳伤风，大误之极。戴人（即张从正，编者注）虽称此方为刘氏独得仲景之旨，要之用药杂乱，此方实为大变仲景之法，不足取也。都梁镏氏（即镏洪，编者注）云，通圣散中，大黄、芒硝、麻黄三味，须对证施人。自利，去大黄、芒硝。自汗，去麻黄。后学能如此加减，则庶乎其与病相合矣。

汪琥谓此方治疗太阳阳明表里合病，实为外感或内损，导致表里玄府不得通利，而有郁结之征，故非太阳伤风。此方用药杂而不乱，各药功效归经虽不同，其根本皆在于宣通玄府之气，邪气自去而愈，故非仲景常法。

【医案举例】

黄疸

蔺某，女，47岁，2002年8月27日初诊。患者于2个月前，因高热、寒战、身痛、巩膜及全身发黄，入住银川某医院，治疗月余未见好转，巩膜、皮肤发黄加深，体温持续在39~41.5℃之间。曾给予口服安宫牛黄丸，每次1粒，每天治疗2次，体温仍未降，症状无好转反加重。现症见：患者面色苍白，少气懒言，巩膜皮肤黄染，口苦，恶寒，发热，无汗，数天未排大便，脉细无力。中医诊断：黄疸；发热。证属外感热邪，入里久蕴不解，湿热熏蒸肝胆，胆汁外溢。方以双解散加减，处方：防风、白芍、白术、栀子、苍术各12g，荆芥、连翘、黄芩、大黄（后下）各10g，石膏、滑石（布包）各25g，茵陈20g，当归15g，玄明粉（冲服）8g，薄荷（后下）、麻黄、甘草各6g，生姜2片。服至3剂，患者病情稳定，精神好转。后以补中益气汤合生脉饮、丹参饮善后而愈。随访2年，患者健康生活。[1]

编者按：病之初起见高热、寒战等症，盖因患者外感邪气，正邪交争于肌表，而汗孔腠理为之郁闭，里外不通，故发热寒战。腠理、汗孔本是体表玄府，与内在玄府互为连通，身目发黄，是邪气逐渐化热挟湿，循内外玄府之道，入里困阻肝胆，肝胆玄府为之不利，发为黄疸，亦生口苦等症。湿热熏蒸，阻遏肠道，大肠玄府不得开通，其气结而不降，故而便秘。用双解散加减，防风、麻黄、荆芥等药辛散，使邪从外玄府腠理汗孔而走；栀子、连翘、黄芩、石膏之属合用，清热开通玄府之难；大黄、玄明粉通大肠开玄，滑石、茵陈通膀胱利小便开玄，此四味从大小二便入手，实为开玄之妙招；当归、白芍、白术等味，调补气血滋养玄府。邪气已去，虑其正气不足，后予补中益气汤合参脉饮、丹参饮，以复玄府之机。

参考文献

[1] 史满栋. 双解散退高热验案 1 则 [J]. 新中医，2006，38（2）：74.

第四节　神芎丸

【**出处**】刘完素《黄帝素问宣明论方》。

【**组成**】大黄　黄芩各二两（60g）　牵牛　滑石各四两（120g）　黄连　薄荷　川芎各半两（15g）

【**用法**】上为细末，滴水为丸，如小豆大。始用下十丸至十五丸，每服加十丸，日三服，温水送下，冷水下亦得，或炼蜜丸愈佳。以利为度。

【**功用**】宣通热结，利气除滞，开通玄府。

【**主治**】痰火内郁，风热上侵，心神不宁，口舌生疮，胸脘痞闷、大便干结、小便赤涩，小儿积热惊风皮肤瘙痒。

【**方解**】刘完素称此方"治一切热证"，能"除痰饮，消酒食，清头目，利咽膈，能令遍身结滞宣通，气利而愈"。方中大黄、牵牛推陈致新，扫肠中之积滞，使痰饮食积等邪从下而出，故魄门开而玄府通；黄连、黄芩清内郁之热，开通肝胆三焦之玄府；滑石清热利小便，开通膀胱之玄府，使内热从小便而出。滑石气寒味淡，质重滑利，善清热利湿，开通膀胱之玄府，使内热从小便而出。黄连、黄芩清热燥湿，开通肝胆脾胃三焦之玄府而给邪以出路；薄荷味辛，清香走窜，川芎辛散温通，味清气雄，两药相伍，开通体表玄府。诸药合用，上中下玄府皆开，湿热积滞得除。

【**使用注意**】孕妇不宜服用。

【**临床应用**】

可用于风热或内热引起的头目不利、惊风等症状，后世张从正还用此方治疗燥邪引起的肠胃干涸、皮肤皴揭诸症。

有学者研究认为神芎丸对动物脑缺血有一定保护作用，其抗缺氧作用显著，并具有明显降低脑血管通透性、改善动物学习记忆障碍等作用[1]。

【各家述评】

《证治准绳》：……此法与《千金》白薇散，皆河间所谓热甚，廷孔郁结，神无所用，不能收禁之意也。遗尿有实热者，用神芎导水丸（即神芎丸，编者注），每服百丸，空心白汤下。若一服利，止后服。此谓淫气遗溺，痹聚在肾，痹谓气血不通宣也。

【医案举例】

水肿

王某，男，36岁，1999年12月3日来诊。患者2个月前出现全身浮肿、疲乏、气短、尿少、头晕、呕吐、牙龈出血，曾用激素等西药综合治疗未见好转。入院时患者神迷昏睡，气促，尿少，全身浮肿，腹胀，大便3天未解，齿龈出血。经西医检查后诊断为急进性肾炎，尿毒症，病情危重。中医辨证认为水湿内渍，气化失职，三焦隧道不通，水邪停潴益甚，郁而化火，横逆莫制，内迫营血，即进加味神芎导水汤，以攻通实邪，方药：川芎12g，大黄20g（后下），黑白牵牛子12g，黄芩15g，黄连10g，滑石60g，苏叶30g，并以鲜积雪草捣汁200ml鼻饲服，加强清热解毒之功。连服3天，患者神志渐清，有饥饿感，齿龈出血减少，尿量增多，泻数次黄秽大便。去大黄、黑白牵牛子、黄连，重用茅根60g，加冬瓜皮15g、大腹皮15g、泽泻15g，加中药灌肠，取其泻下清热解毒之功。治疗1周，神清，气促减轻，能下床活动，纳改善，尿量正常。共住院治疗2个月出院，转门诊治疗。[2]

编者按：原案中言此病乃"三焦隧道不通"，三焦即玄府。"水湿内渍""气化失职""郁而化火"，皆为玄府不通病机。患者水肿、尿少，为玄府运行水液失职；气短、头晕，非系虚证，此为火郁玄府，火邪上冲，火邪耗气所致；又见大便不解、齿衄，为玄府不通，郁火愈甚，内迫营血，肠道气结所致。方用神芎丸加减，大黄、牵牛子、滑石、积雪草利二便以除邪热、开玄府。积雪草，有清热活血、利尿之功；黄芩、黄连，苦寒直折，直解玄府之郁热；又用川芎、苏叶辛散宣透，能开通肌表之玄府，有利于湿热从肌表外透。同时，苏叶与黄连相配伍为著名方剂连苏饮，用于治疗湿热蕴阻胃肠引起的恶心呕吐，有良好效果。服后患者大便已下，故去大黄之属，用冬瓜、大腹皮等物，重在从小便分消湿热。

参考文献

［1］曲莉莎，方玉珍．神芎丸抗脑缺血，耐缺氧及益智作用观察［J］．贵

阳中医学院学报，2004，26（4）：57-59.

　　[2]宁为民，董明国.何炎燊运用下法治疗内科急症举隅[J].中医研究，2000，13（4）：20-21.

第五节　三化汤

【出处】刘完素《素问病机气宜保命集》。

【组成】羌活　大黄　厚朴　枳实五两（150g）（原文：各等份，未给出具体剂量）

【用法】上锉，如麻豆大，每服三两（90g），水三升，煎至一升半，终日服之。以微利为度，无时。

【功用】通腑散结，调畅气机，开通玄府。

【主治】中风，外有六经之形，内有便溺阻隔。高热不退，发狂谵语，口眼歪斜，半身不遂，九窍俱闭，唇缓舌强，小便不通，大便燥闭，舌红，苔黄，脉滑数有力。

【方解】本方由于郁热导致心脑玄府闭塞，故出现高热不退、发狂谵语；由于五官九窍闭塞，气液不得宣通，故出现口眼歪斜、九窍俱闭、唇缓舌强、小便不通、大便燥闭；肝玄府闭塞，筋脉失养，故出现半身不遂。正如刘完素所说"所谓结者，怫郁而气液不能宣通也，非谓大便结硬也"（《素问玄机原病式》）。本证总属于玄府不通，神机失用。故治以通腑散结、调畅气机、开通玄府。

　　方中君药用羌活。羌活味辛苦、性温，发散宣透，气味雄厚。"高巅之上，唯风可到"，羌活能直接上达脑玄府，开通脑玄府而使神窍得通。而且，羌活对于全身的脏腑经络、玄府窍道亦能透达贯穿，玄府开则神机复。方中臣药用大黄。大黄苦寒降泻，入胃、大肠、肝经，清降怫郁热毒，荡涤积滞，具有通腑开玄的作用。腑气通，热随积滞而下。方中佐药用厚朴、枳实。厚朴辛温苦降，行气消积，燥湿开玄。枳实辛温苦降，归脾、胃经，具有破气消积、化痰散痞的作用。二药相互配伍，可以调畅中焦的气机，共奏开通胃肠玄府之功效。四药等份配伍，旨在宣通上中下玄府。刘完素曾说："所谓结者，怫郁而气液不能宣通也，故用药当以散结，令郁结开通，气液宣行。""盖辛热之药能开发郁结，使气液宣通，流湿润燥，气和而已。"本证为一派热象，但羌活、枳实、厚朴性味皆为辛温，若仅仅将其按照通腑泻热的小承气汤来理解，那么便不得其要旨。中风乃急症，当以急治。辛温之药可以强力开通一身上下之玄府，玄府开则怫郁散，气液宣行，神机得以恢复。

【使用注意】本方攻下宣通作用强，中风脱证慎用。

【临床应用】

三化汤主要用于中风急性期，相当于西医学中的急性脑出血、急性脑缺血患者。李霞[1]、刘健红[2]临床研究表明，三化汤治疗急性脑缺血性卒中疗效明显。樊凯芳[3]、张长国[4]等学者通过动物实验表明，三化汤可以改变大鼠血脑屏障的通透性，从而可应用于治疗急性脑卒中类疾病患者。郑国庆[5]认为，三化汤可以通利诸窍，升清降浊，条畅气血，临床上证实其具有明显的降压作用。故中风病不管中腑、中脏，还是缺血、出血，三化汤可以通腑开玄、开窍醒神，应作为中风病的基本治法贯穿其治疗过程中。

樊凯芳[6]认为，玄府闭塞是急性中风病的病机关键，而三化汤上能宣通脑之玄府，下能开通肠胃玄府，开通一身上下表里之玄府，使气血调和，津液畅通，神机通达，可以提高对中风病的疗效。

【各家评述】

（1）《医方考》：大黄、浓朴（厚朴）、枳实，小承气汤也。上焦满，治以浓朴；中焦满，破以枳实；下焦实，夺以大黄；用羌活者，不忘乎风也。服后二便微利，则三焦之气无所阻塞，而复其传化之职矣，故曰三化。此方唯实者可用，虚者勿妄与之；若实者不用，则又失乎通达之权，是当大寇而亡九伐之法矣，非安内之道也。

（2）《增补内经拾遗》：三者，风、滞、痰也。化，变化以清散之也。方用羌活以化风，厚朴、大黄以化滞，枳实以化痰，故曰三化。

上述论述中，"三焦之气无所阻塞""变化以清散""化风""化滞""化痰"等皆为宣通玄府之意，旨在开通一身上下内外壅遏之邪，使得气机调畅，气液宣行，神机得用。

【医案举例】

脑出血

王某，男，75岁，1998年5月7日中午入院。入院时神识恍惚，右侧肢体不遂2小时，经头部CT检查确诊为左侧壳核出血约24ml，舌质红，苔薄白，脉弦滑有力。入院时热象并不明显，当天早晨患者曾大便1次，故未予通腑中药，而是给予对症治疗。可是，次日晨起患者体温已达39℃，神昏，气息急促，口鼻干燥，大便未行，舌质深红，舌苔黄厚而干燥，脉弦滑大数，与入院时相比，病情迅速恶化。辨证以痰热腑实为主，急煎三化汤不拘时鼻饲，药用大黄10g（后下），枳实10g，厚朴10g，羌活10g。至夜仍未大便，又予前方1剂加芒硝10g冲服。服药2小时后，患者大便1次，初为燥粪，异常臭秽，继之稀便，此后热势渐退，继续以三化汤口服，维持每日通便1~2次，以大便稍稀为准，48

小时后患者神志转清，头痛减轻，病情逐渐好转，调治2周后，复查头部CT显示出血已吸收一半。[7]

编者按：患者入院后神昏，气息急促，此乃脑玄府壅滞，神机不通所致；口鼻干燥，大便不行，此乃五官九窍阳热怫郁，玄府不通，伤津耗液所致；舌苔黄厚而干燥，脉弦滑大数，此乃一身上下玄府壅滞，郁热内结所致。证属一身上下玄府不通，郁热内闭，扰乱神窍，神机失用。治以三化汤，大黄、枳实、厚朴荡涤胃肠积滞、通腑泻热、破气散结，开通中下焦玄府；羌活直上脑窍，宣畅上焦脑玄府。上药相配伍，一身闭郁之玄府得开，气液得以畅达，神识得以恢复，疾病得以好转。

参考文献

［1］李霞，窦逾常. 三化汤加味治疗中风60例［J］. 吉林中医药，2008，28（5）：337.

［2］刘健红. 三化汤治疗急性缺血性脑卒中28例［J］. 西部中医药，2011，24（7）：61-63.

［3］樊凯芳，梁晓东，李晓亮，等. 三化汤对脑缺血再灌注大鼠脑组织胞质附着蛋白表达的影响［J］. 中国实验方剂学杂志，2012，18（9）：216-219.

［4］张长国，郑国庆，黄汉津，等. 三化汤改善缺血性脑水肿水通道蛋白4的机制［J］. 中国中西医结合急救杂志，2007，14（6）：352-356，396.

［5］郑国庆. 玄府学说及其在中风病诊治中的应用［C］//浙江省中西医结合学会神经内科专业委员会第六次学术年会暨国家级继续教育学习班资料汇编，2008：50-54.

［6］樊凯芳，唐迎雪，赵建平. 三化汤开通玄府治疗急性中风病［J］. 新中医，2012，44（2）：5-6.

［7］赵德喜，姚金文. 三化汤在中风病急性期的应用［J］. 长春中医药大学学报，2006，22（4）：23.

第六节　大秦艽汤

【**出处**】刘完素《素问病机气宜保命集》。

【**组成**】秦艽三两（90g）　甘草　川芎　独活　当归　白芍一两（30g）　石膏各二两（60g）　羌活　防风　白芷　黄芩　白术　茯苓　生地　熟地各一两（30g）　细辛半两（15g）

【用法】上十六味剉，每服一两（30g），水煎，去滓，温服，无时（现代用法：水煎服）。

【功用】祛风清热，养血扶正，开通玄府。

【主治】外风引动内风之中风。手足不能运动，舌强不能言语，口眼歪斜，风邪散见，不拘一经者。

【方解】本证中风每多正气亏虚，而后风邪乘虚入中，气津闭阻，九窍玄府不通，出现口眼歪斜；由于气津闭阻，玄府不通，阴弱不能养筋，故出现足弱不能运动、舌强不能言语。风邪侵袭，不拘一经，善行而数变，往往数经并发，病情变化多端。本方适用于内有正气亏损，复外感风邪，气津闭阻，玄府不通，导致中风。治以祛风清热、养血扶正、开通玄府。

方中君药用秦艽。秦艽辛、苦、平，可"祛一身之风"（《医方集解》），清散玄府中内闭之风邪；臣药用羌活、独活、防风、白芷、细辛，此五药皆为辛温之品，祛散六经之风。羌活祛太阳之风，白芷祛阳明之风，细辛、独活祛少阴之风，川芎祛厥阴之风，防风随其他风药所引而无所不至。君臣药皆为风药，性辛温，辛散之性较强，不仅能开通体表的玄府，散外感之风，而且可以开通体内的玄府。玄府宣行，则气津得畅，九窍得通，手足能用。因其气味辛香走窜，还可直入脑，开通脑玄府，神机得复。《素问病机气宜保命集》云："《经》云风者，百病之始，善行而数变，行者，动也，风本生于热，以热为本，以风为标，凡言风者，热也。叔和云：热则生风，冷生气。是以热则风动，宜以静胜其躁，是养血也。"故在祛风药之中，加入熟地、当归、白芍、川芎等佐药，养血活血，以静制其风动。白术、茯苓、甘草，益气健脾，生化气血。生地、石膏、黄芩清散玄府内怫郁之热邪。诸药相配，旨在开玄畅通气液，气液畅通，疾病得以消除。

【使用注意】本方辛散温通作用强，阴虚之人慎用。

【临床应用】大秦艽汤可用于风邪初中经络者。现代可用于眼肌麻痹、脑卒中、面瘫、肩周炎、眩晕、风湿性关节炎、类风湿关节炎、缺血性视神经病变、玫瑰糠疹、周围性眩晕等疾病。赵勤[1]等学者通过实验表明，大秦艽汤可以改善炎症早期血管通透性，可用于急慢性炎症早期的治疗。

唐慧青[2]认为大秦艽汤的重要病因在于"郁"，主要病机在于邪犯经络后导致的经络闭阻不通，久之化"郁火"而发为各种躯体肢节的"不通"，治疗原则在于散郁、滋阴、通经、泻火。

陈晓芳[3]经过临床经验总结，应用大秦艽汤治疗产后风湿疾病疗效显著。病例总共 46 例，服药 2 个疗程后，痊愈 17 例，有效 25 例，无效 4 例，总有效率为 91.3%。

朱惠珊[4]等在治疗湿热蕴结型坐骨神经痛的临床实验中发现，无论是在临床腰椎 JOA 评分、SF–36 维度评分，还是在不良反应发生率方面，大秦艽汤的效果明显优于西药对照组。

屈小元[5]等在急性脑梗死的临床试验中发现，在急性脑梗死患者常规治疗的基础之上加大秦艽汤裁方治疗，可以改善神经功能及血液流变性多项指标，提高临床疗效。

丁伟娜[6]的临床实验表明，大秦艽汤可改善缺血性视神经病变的视力、视野，且无不良反应。

梁钦等[7]通过对 73 例周围性眩晕的临床实验研究表明，大秦艽汤具有益气养血祛风作用，有利于促使痰瘀毒邪消除，而促进血液流通解除周围性眩晕。

楚彩云等[8]对急性脑梗死后的上肢痉挛状态进行临床研究，结果表明，同单纯改良强制性运动疗法相比，大秦艽汤改善上肢功能更为明显，疗效更为显著。

余乐端[9]通过临床实验发现，同西药常规治疗相比较，大秦艽汤能够明显改善周围性面瘫（PFP）患者的临床症状，同时还能减少面神经功能障碍的发生发展。

高京宏等[10]经过临床实验研究发现，同西药常规治疗相比较，大秦艽汤可以有效地改善患者的颈椎功能与血压水平及血压节律变化，治疗颈椎病性高血压临床效果明显。

郭亚平等[11]对格林—巴利综合征（GBS）进行实验研究，对照组和治疗组均使用西药治疗，治疗组同时给予大秦艽汤加减治疗，实验结果表明，添加大秦艽汤的治疗组临床效果更好。

【各家评述】

《医方集解》：此六经中风轻者之通剂也。以秦艽为君者，祛一身之风也；以石膏为臣者，散胸中之火也；羌活散太阴之风，白芷散阳明之风，川芎散厥阴之风，细辛、独活散少阴之风，防风为风药卒徒，随所引而无所不主者也。大抵内伤必因外感而发；诸药虽云搜风，亦兼发表，风药多燥，表药多散，故疏风必先养血，而解表亦必固里。当归养血，生地滋阴，芎䓖活血，芍药敛阴和血，血活则风散而舌本柔矣。又气能生血，故用白术、茯苓、甘草，补气以壮中枢，脾运湿除，则手足健矣。又风能生热，故用黄芩清上，石膏泻中，生地凉下，以共平逆上之火也……昂按：此方用之颇众，获效亦多，未可与愈风、三化同日语也。此盖初中之时，外挟表邪，故用风药以解表，而用血药、气药以调里，非专于燥散者也。治风有解表、攻里、行中道三法，内外证俱有者，先解表而后攻里是也。

以上论述中，"石膏为臣者，散胸中之火""解表、攻里、行中道"为解表开玄、攻下开玄等疗法，开通一身上下、表里内外之玄府，玄府开则气液畅行，气血宣通，神机得以恢复如常。

【医案举例】

玫瑰糠疹案

男，21岁。2010年10月8日初诊。上身起淡红色丘疹5天。5天前先在左胁下起硬币大椭圆形淡红色斑片，继之，前胸、后背、上肢均出现类似丘疹，用尤卓尔软膏外涂，无明显疗效，现来我中医门诊求治。诊见：前胸、后背、上肢均可见淡红色丘疹，大小不等，边界清楚，上覆细小鳞屑，瘙痒，无薄膜现象及点状出血，身热恶风，心烦口渴，小便黄，大便干；舌红，苔黄，脉浮数。西医诊断：玫瑰糠疹。中医诊断：风热疮。辨证：风热蕴肤。治法：祛风清热，凉血止痒。方选大秦艽汤加减。药用：秦艽15g，川芎10g，当归10g，白芍10g，羌活5g，独活5g，防风10g，黄芩10g，石膏20g，栀子10g，北沙参15g，白术10g，茯苓10g，生地黄10g，牡丹皮10g，紫草10g，白鲜皮10g，蒺藜10g，炙甘草10g。水煎服，每日2次。第3遍煎液外洗，每日1次。

二诊（2010年10月13日）：上方用5剂，皮疹大部分消失，无新生皮疹，痒止，热退，心烦口渴消失，二便通调。上方去石膏、羌活、独活，又服5剂愈。[12]

编者按：患者为血热之体，感受风邪，风邪郁于肌肤，体内阳气无以畅达，怫郁于内，甚则内迫血脉、扰乱心神、耗伤津液，故而出现淡红色丘疹，兼见身热恶风、心烦口渴、小便黄、大便干，舌红，苔黄，脉浮数。此皆阳热怫郁于内，无以外达之象。治宜祛风清热、畅达玄府、凉血止痒。方用大秦艽汤，开通一身内外之玄府，清泄怫郁之热邪，又加牡丹皮、紫草清热凉血之品祛风清热，养血和血同时，又能凉血消疹，疗效甚佳。

参考文献

［1］赵勤，胡锐，葛明娟，等.大秦艽汤抗炎作用研究［J］.中药药理与临床，2012，28（3）：21-22.

［2］唐慧青，滕晶，刘丽丽，等.论大秦艽汤的病机新探［J］.四川中医，2015，33（2）：47-48.

［3］陈晓芳，蒋祁桂.大秦艽汤治疗产后风湿46例［J］.中国民间疗法，2012，20（8）：38.

［4］朱惠姗，孙文琳.大秦艽汤治疗湿热蕴结型坐骨神经痛56例疗效观察［J］.四川中医，2019，37（12）：105-107.

［5］屈小元，赵恒芳．大秦艽汤化裁治疗急性脑梗塞42例［J］．陕西中医，2005，26（11）：1155-1156．

［6］丁伟娜．祛风和血法治疗缺血性视神经病变的临床研究［D］．山东中医药大学，2010．

［7］梁钦，梁伏河，梁华杰．大秦艽汤加味治疗周围性眩晕73例［J］．河南中医，2013，33（4）：602．

［8］楚彩云．大秦艽汤改善急性脑梗死后上肢痉挛状态的效果分析［J］．北方药学，2018，15（4）：195-196．

［9］余乐端．大秦艽汤治疗周围性面瘫急性期36例临床观察［J］．中国民族民间医药，2019，28（6）：84-86．

［10］高京宏，于龙，王翠娟．大秦艽汤治疗颈椎病性高血压临床研究［J］．陕西中医，2019，40（5）：597-599，603．

［11］郭亚平，肖烈钢，朱成全．中西医结合治疗格林—巴利综合征36例临床观察［J］．实用中西医结合临床，2004，4（3）：10-11．

［12］周宝宽，周探．大秦艽汤治疗皮肤病验案［J］．山东中医杂志，2012，31（6）：450-451．

第七节　三一承气汤

【**出处**】刘完素《黄帝素问宣明论方》。

【**组成**】大黄（去皮）　芒硝　厚朴（去皮）　枳实各半两（15g）　甘草一两（30g）

【**用法**】上剉如扁豆大，水一盏半，生姜三片，煎至七分，纳硝，煎二沸，去滓服。

【**功用**】宣畅胃肠玄府。

【**主治**】

（1）阳明腑实证。症见潮热谵语，矢气频转，大便不通，手足濈然汗出，腹满按之硬，舌苔焦黄起刺，或焦黑燥裂，脉迟而滑，或沉迟有力。如见目中不了了，睛不和，宜本方急下。

（2）热结旁流。症见下利清水臭秽，脐腹疼痛，按之坚硬有块，口舌干燥，脉数而滑，或滑实有力。

（3）热厥、痉病或发狂，属于里热实证者。

【**方解**】本证是由伤寒之邪内传阳明之腑，入里化热，或温邪入胃肠，热盛灼津所致胃肠玄府不通。治疗方法以峻下热结、开通玄府为主。实热内结，胃肠气滞，胃肠玄府不通，故大便不通、频转矢气、脘腹痞满、腹痛拒按；里热炽盛，上扰神明，故谵语；舌苔黄燥起刺，或焦黑燥裂，脉沉实，为玄府津液不足、热盛伤津之征。"热结旁流"证，乃燥屎坚结于里，胃肠欲排便则不能，逼迫津液从燥屎之旁流下所致。热厥、痉病、发狂等，皆因实热内结，或气机阻滞，阳气被遏，玄府不通，不能外达于四肢；热盛伤筋、筋脉失养而挛急；或胃肠燥热上扰心神所致。

　　本方中大黄泄热通便，荡涤肠胃，开通肠胃玄府，为君药。芒硝，咸寒软坚，润燥通便，与大黄同用，峻下热结、开通玄府之力更强。热结便秘为有形实邪，气机阻滞，故佐以枳实、厚朴行气除满、散结消痞、开通玄府，助硝、黄推荡之力。生姜辛温，可开通体表玄府透达内郁之热。甘草，味甘补土，可防止峻下之药伤及脾胃正气，又能调和诸药。

　　【使用注意】孕妇禁用。

　　【临床应用】本方加减治疗肠梗阻、肠麻痹、急性阑尾炎、急性胰腺炎、细菌性痢疾、残胃无张力症、胆道疾病、肝炎、肺炎、破伤风、乙脑、中风、铅中毒等疾病，均具有很好的疗效[1]。

　　刘伟等[2]观察三一承气汤结合西医常规治疗方案治疗粘连性小肠不全梗阻的临床疗效。66 例粘连性小肠不全梗阻患者随机分为两组，对照组 34 例采用补液，胃肠减压，纠正酸碱平衡及电解质紊乱，抗炎治疗，治疗组 32 例在上述常规治疗基础上，以三一承气汤为基本方随症加减，行中药灌肠，排便排气后再采用中药煎剂口服，观察症状、体征缓解情况，并每天一次 X 线透视检查，评价疗效。疗程结束后进行统计分析，并对部分病例进行远期疗效随访。结果：治疗组和对照组总有效率分别为 93.75%、73.53%，治疗组优于对照组（$P < 0.05$）；在缓解腹痛时间、肛门排气时间、胃管拔出时间、缩短平均住院日等方面的疗效优于对照组（$P < 0.05$）。结论：三一承气汤治疗粘连性小肠不全梗阻疗效肯定，使用安全，可以用来通肠玄府。

　　【各家述评】

　　《医方类聚》引《修月鲁般经》：此方河间先生所制，缓下急下，善开发而解郁结，可通用三一承气，最为妙也。盖大黄苦寒，而通九窍二便，除五脏六腑积热；芒硝咸寒，破痰散热，润肠胃；枳实苦寒，为佐使，散滞气，消痞满，除腹胀；厚朴辛温，和脾胃，宽中通气；四味虽下剂，有泄有补，加甘草以和其中。然以甘草之甘，能缓其急结，湿能润燥，而又善以和合诸药而成功，是三承气而合成一也。善能随证消息，但用此方，则不须用大、小承气并调胃等方也。

上述述评中，所指出的三一承气汤散滞气、消痞满、除腹胀、宽中通气、缓急结等功效均与刘完素通腑以开通胃肠玄府的主旨相合。

【医案举例】

阳明腑实证

赵某，女，32岁。因病住院，前后达一年之久，先服西药，后又经该院中医科会诊，服中药十数剂，仅睡眠较好转，其他诸症，均乏效验，于1963年3月出院回家，出院时经西医内科诊为"神经衰弱""肝炎""内分泌失调"胃神经官能症"。于4月6日来我院门诊。现症：多食多便，每日进餐十余次，甚至口不离食，不食则心慌无主，日进食粮达三斤半许，且食后即感腹内隐痛里急，每天入厕达十数次之多，所便不多，每便后辄晕厥，少时自苏，故入厕必有人扶持。面胖如圆月，色现晦滞，腹大似鼓，肢体丰硕，经常心悸失寐，胸闷腹胀而气短，右胁疼痛，头目眩晕，只能多卧少坐，无力下床活动，脉右缓滑左沉涩，舌苔中黄而燥。推之病机，胃热则消谷，显系胃强脾弱，实热积滞之阳明腑实证，乃本虚标实，法宜通因通用，拟三一承气汤以泄腑实积热，先治其标，他症容当后图：生大黄9g，姜厚朴4.5g，炒枳实6g，玄明粉3g（冲），生甘草6g。水煎顿服。每日1剂。上方服8剂，大便逐渐减为3次（均系软便，夹有脓污胶质），食量次数均减少，唯便时排泻迟缓，约半小时方可。进药至4月17日，大便泄下一块状物，色褐黑如酱，长可达尺，顿觉肠腹松舒，但多食一症，去而不彻。在进泻剂过程中，曾有手臂麻木、口舌干燥、遍体浮肿、小便短少等症状交替出现。因脾统血，主四肢，脾弱则血虚，血不荣筋则肢麻；胃热伤津，津不上承则口舌干燥；脾弱不能运布津液下输膀胱，反而泛溢肌肤，则全身浮肿而小便短少。口舌干燥，胸闷胁痛，则用叶氏养胃汤加柴胡、芍药、枳壳、青皮等。浮肿尿少即用五皮饮加车前、牛膝、通草、丝瓜络等。交替投剂，标本兼顾，及至胃肠出纳正常，肿消浊利，病情大为好转之后，只遗心悸头眩，遂改服归脾汤以竟全功。

本症自1963年4月至是年9月，计进三一承气汤42剂，叶氏养胃汤加味10剂，五皮饮加味12剂，归脾汤加味20剂。患者健康大复，已能步行。饮食调养数月，恢复工作。[3]

编者按：本病例的病机是积滞内结、胃肠玄府不通，郁而化热，进而导致胃强脾弱。其多食是因为胃火亢盛所致的消谷善饥；多便是因为积滞内结伤脾，水谷不得运化所致；心悸失眠是因为郁火上扰；腹胀腹大似鼓是因为内有积滞；便后晕厥亦因玄府不通，气机郁闭不得上达所致。胃肠中有积滞的病人本应该食少便少，为何此病人反而食多便多？因为此病人虽有胃肠积滞，但胃肠积滞导致了胃肠玄府堵塞，玄府郁闭而生火热。胃火亢盛，导致胃肠功能亢进，故出现多食多便的情况。为何治疗时要先通积滞而非先清胃火？因为胃火产生的原因在于胃肠积滞郁闭胃肠玄府，积滞不去，玄府不通，则胃火无外达之路，故先清除胃肠积滞，以泻下通腑、开通玄府为入手点。该案步步为营，随证治之，最后疾病痊愈。

参考文献

［1］瞿延晖，文乐兮. 大承气汤的现代研究［J］. 中国中医药信息杂志，1996，3（12）：12-14.

［2］刘伟，刘莹莹，赵永艳，等. 三一承气汤缓服法治疗粘连性小肠不全梗阻32例临床观察［J］. 世界最新医学信息文摘，2019，19（92）：155，157.

［3］周凤梧. 临床经验选［J］. 浙江中医学院学报，1984，8（1）：32-33.

第七章 刘完素玄府学说的临床应用

第一节 呼吸系统疾病

呼吸系统，是人体与外界进行气体交换的一系列器官的总称，包括鼻、咽、喉、气管、支气管及由大量的肺泡、血管、淋巴管、神经构成的肺，以及胸膜等组织。呼吸系统疾病是一种常见病、多发病，主要病变在气管、支气管、肺部及胸腔，病变轻者多咳嗽、胸痛、呼吸受影响，重者呼吸困难、缺氧，甚至呼吸衰竭而致死。主要包括慢性阻塞性肺病（简称慢阻肺，包括慢性支气管炎、肺气肿、肺源性心脏病）、支气管哮喘、肺癌、肺部弥散性间质纤维化等疾病。

（一）从传统中医学角度认识

中医理论中呼吸系统主要与肺有关，肺上通于鼻，下与大肠为表里，与皮毛相应。肺位于胸中，主气司呼吸。通过肺的呼吸运动，呼出体内的浊气，吸入自然界的清气，吐故纳新，使体内的气体不断的交换。肺也主一身之气，能将吸入之清气和体内的水谷精气结合生成宗气。如果肺功能减退，就会影响宗气生成，从而出现呼吸无力，或少气不足以息、语声低微、身倦无力等气虚不足症状。

鼻是肺之门户，为气体出入之通道。其生理功能包括通气和嗅觉，主要依赖肺气的作用。肺气调和，则鼻窍通畅，呼吸通利，嗅觉灵敏。反之，若病邪犯肺，常有鼻的症状，轻者鼻塞流涕，不闻香臭，鼻衄，或鼻孔干涩，重者可使鼻翼扇动。另外，外邪伤人，多从口鼻而入，可直接影响肺，特别是温热邪气，多首先侵犯肺脏，从而出现发热、口渴、咳嗽、痰黄、鼻翼扇动等症状。可见，肺和鼻关系密切，相互影响传变。中医治疗鼻部疾病亦多从治肺入手。

（二）从刘完素玄府学说角度认识

玄府遍布全身脏腑、肢节、官窍中，是最为细小的微观结构，是人体气液升降出入的通道，发挥了流通气液、运转神机的重要作用。其生理特点与肺的生理功能具有相似的内涵。"肺主气，司呼吸"，人体之气的升降出入运动有赖肺气的宣肃和肺玄府的畅达；"肺主行水"，人体津液的代谢也有赖肺气的宣肃和肺玄府的畅达。病理状态下，若肺玄府郁闭，气液不通，则会痰湿内蕴、肺失宣肃，从而会出现咳嗽、哮喘、肺间质病变、肺癌等。

（三）临床应用

1. 咳嗽

咳嗽是内外之邪袭肺而肺失宣降而产生的一种症状，它虽然是机体的保护防御机制，但是长期的咳嗽会对患者造成生活、工作的不便和经济负担。

何春颖等[1]提出从风论治急慢性咳嗽取得了较好的临床效果。临床治疗 47 例，采用以风药为主的方剂进行治疗，基本方组成：麻黄 9g，炙甘草 6g，茯苓 20g，麸炒白术 15g，羌活 9g，白芷 9g，酒川芎 9g，猪苓 15g，麸炒苍术 20g，广藿香 20g，法半夏 15g。痰黄加胆南星 6g、鱼腥草 30g、竹茹 20g；咽痛加射干 15g、马勃 15g。结果治疗组总有效率为 80.85%。风药加减治疗咳嗽具有良好的效果，是因为风药具有开通肌表玄府、调节肌表营卫之气的作用，进而可以帮助肺的宣发肃降。同时，风药通过开通肌表玄府，更能将肺中蕴藏的风邪、寒邪、热邪、湿邪等邪气通过玄府外透出去。这就是风药开通玄府治疗咳嗽的机制所在。

2. 哮喘

哮喘，又称哮证，以呼吸困难、喉间哮鸣、发作有时、甚则喘息不得平卧为主症，是内科常见的肺部过敏性疾病，多为迁延数年之旧疾，虽四季均发，但秋冬多而春夏略少。其病因病机的主流认识是：由于宿痰伏肺，遇外邪、饮食、情志、劳欲等诱因引触，导致痰阻气道，气道挛急，肺失肃降，肺气上逆而发病。

姜春燕等[2]以玄府理论为基础，从玄府气郁、玄府水瘀、玄府血瘀、玄府亏虚 4 个方面来阐释其基本病机，并提出通玄祛风、通玄祛痰、通玄祛瘀、通玄补虚的基本治法。玄府气郁多是由于风寒邪气侵袭人体肌表，不能及时表散，玄府闭塞，邪气内闭，进而侵入肺脏，或脾胃之玄府郁滞，运化失司，痰热内生，均致肺之宣降失司，上逆发为哮喘。玄府水瘀多是由于玄府阻滞，津液不行，气机郁滞，津液郁滞，导致水淫玄府，或饮停玄府，或痰阻玄府，痰浊水饮与气相搏而喘。玄府血瘀多是由于瘀血阻于胁下，脉络瘀阻，玄府阻滞不通，使得肺气不畅，肺气不得肃降，上逆发为哮喘。玄府亏虚多是由于脾胃玄府空虚，气液化生无源，肺之玄府空虚，肺气不足或肾之玄府空虚，肾脏虚寒，摄纳无权，致气机上逆，可见哮喘。通玄祛风法多选用辛味药，其既有能升、能降的双向调节作用，又对机体内外玄府均有宣通作用，如防风、荆芥、羌活、薄荷、葛根、蝉蜕等祛风散邪药物。通玄祛痰法多选用小青龙汤、麻杏石甘汤、射干麻黄汤、瓜蒌薤白半夏汤等，常用药物有麻黄、杏仁、射干、瓜蒌、贝母、前胡等化饮祛痰，并酌予如苏子、沉香、半夏等利肺气之品。通玄祛瘀法多选用活血化瘀药开玄府之郁滞，尤其对久病哮喘者，一方面可清除宿根，另一方面减少哮喘急性发作次数。许多活血化瘀药物本身具有祛痰止咳平喘的作用，遣方时宜选这些具有双重功效的药物，如当归、赤芍、桃仁、红花、丹参等。通玄补虚多应用玉屏风散合四君子汤加味，常用药物有黄芪、白术、防风等或仙茅、淫羊藿温补肾阳。

冉志玲等[3]对咳喘常用开通玄府法、理气开玄法、活血开玄法、内病外治法以开通玄府，顺应玄府之"复其开合，贵其通利"。开通玄府法即汗法，是指开启玄府汗孔使气液流通，邪气自出的一种解表方法。病初轻症可选用性轻味淡之品，如薄荷、麻黄、紫苏叶等药，轻灵疏达，宣畅肺气，使哮喘渐退。理气开玄法即宣上、畅中、开鬼门等法结合应用，针对体内气结，《黄帝内经·素问》言"疏其壅塞，令上下无碍，气血通调"，如选用桔梗、苦杏仁、葶苈子、旋覆花等药辛能散，苦能降，发挥辛开苦降、宣肃并施之功。若伴见便秘之症，可选用桑白皮、知母等药清泄肺热、滋阴润肺，这属于间接开玄法之一。活血开玄法即活血化瘀，若肺炎喘嗽反复发作，迁延难愈，病久入络，瘀血内生，须用虫类药物以其质重味厚以祛瘀，开玄府之闭。内病外治法即穴位敷贴，现代研究认为玄府与西医学细胞膜的分子组成和结构、离子通道有许多共性。

3. 慢性支气管炎

慢性支气管炎是气管、支气管黏膜及其周围组织的慢性非特异性炎症，为呼吸系统的常见病、多发病，其临床特点是反复咳嗽、咯痰，或伴喘息。随着病情的迁延，可出现阻塞性肺气肿、肺动脉高压、肺源性心脏病等并发症，严重影响患者的生活质量，甚至可危及生命。

谭海川[4]运用薏苡附子败酱散治疗慢性支气管炎，选择 72 例门诊病人，年龄 46~78 岁，平均年龄 57 岁；男性 43 例，女性 29 例；病程 3~27 年；伴发肺气肿的 30 例，合并有糖尿病的 17 例。基本方：黄芪 15g、制附子 3g、败酱草 20g、鱼腥草 30g、细辛 3g、薏苡仁 30g、赤芍 12g、枇杷叶 25g、五味子 4g、桃仁 15g、浙贝 10g、浮海石 10g、甘草 5g。加减：急性发作咳甚时加麻黄、杏仁；以燥痰为主加瓜蒌仁；湿痰为主加半夏、茯苓；肾阳虚明显的加大附子用量，另加肉桂、淫羊藿；肺之阳气虚甚者加干姜；咳嗽不止，身体虚弱的加仙鹤草；久郁化热者加黄芩。迁延期加用冬虫夏草 3~4 条，煮水炖服，每周 1 次。结果临床控制 38 例，显效 18 例，好转 15 例，无效 1 例，总有效率 98.6%。随访 1 年，临床控制的 38 例患者未再复发。故慢性支气管炎的治疗以化痰祛瘀、通络开玄为主，辅以调节脏腑。方中黄芪补肺气；附子小剂量使用，取其通阳行络开玄府之功能；细辛走窜通络、开通玄府；桃仁、赤芍活血化瘀，浙贝清化郁痰，海浮石可以降热痰、软结痰、消顽痰，四药合用使得痰瘀分消；薏苡仁健脾渗湿；肺气久郁其宣发肃降功能失常，枇杷叶宣降肺气；痰湿久郁化热，败酱草和鱼腥草可以清肺之湿热之毒。诸药合用有化痰通络、开通玄府、扶正祛邪之功效。

4. 肺结节病

肺结节病是一种原因不明的自身免疫性疾病，以非干酪样坏死性上皮细胞肉芽肿为病理特点，起病缓慢，早期不易发现，且常累及多个器官。西医治疗以糖皮质激素和免疫抑制剂为主，为西医难治病。中医古籍中并无记载"结节病"的病名，现代多认为本病属于"咳嗽""癥瘕""积聚""痰核"等范畴。

张金波教授[5]在长期临床和文献研究中，将"玄府""络脉"理论相结合，认为肺结节病的主要病机是肺"玄府"郁闭，肺玄府闭塞，络脉僵紧，气血津液凝聚成邪。肺之玄府郁闭，其宣发肃降功能受阻，必将影响清气、谷气、宗气的升降出入，使气机不畅，常生积聚；气滞则水停，易生痰湿水饮，甚则形成痰核。"肺朝百脉"，肺之玄府闭塞，不能助心行血，以致络脉无以滋养而紧缩，气血运行通道狭窄而紧张，必然气血运行不畅，易生癥瘕。其在临床中拓宽传统解表药的使用范围，认为解表药不止作用于皮肤肌表，还可以作用于脏腑"玄府"，调节全身气血运行，灵活运用解表药的辛散走窜之性，开通闭塞玄府，扩宽络脉，外舒内展，宣通肺气，常起到显著的临床疗效。在治疗上以"解表扩络，化浊行血"之法为主，开通玄府是治病的关键，灵活运用解表药开通玄府需贯彻治病的始终。代表方剂为麻黄连翘赤小豆汤，由麻黄、连翘、赤小豆、桑白皮、杏仁、甘草、生姜、大枣组成，可以扩宽人体内外玄府，使周身络脉"外舒内展"，使气血津液运行通畅密切相关。麻黄透达之力上可达头目孔窍，内可达五脏六腑之表，开透玄府，其络脉也随之扩张而松弛，以致气液通畅，内邪可散。连翘可消肿散结，解郁结之热，李杲认为其有"散诸经血结气聚"之功。赤小豆，性微寒，其性下行，可清热利湿退黄。杏仁可平喘润肠，下气开痹，导湿热随糟粕外出。桑白皮入肺经，可泻肺中水气余火，利水消肿，与赤小豆相合共同导湿热郁滞从小便而去。合方配伍，可调节全身玄府的开阖，恢复全身脉络正常松弛度，维持气液通畅，使凝聚的痰气等实邪可以外达消散。

（四）总结

呼吸系统疾病与肺玄府和肌表玄府有着密切的关系。玄府理论丰富了中医学脏象理论，为阐释呼吸系统的生理功能和呼吸系统疾病的病理提供了新思路。

通过开通肺玄府和肌表玄府对呼吸系统疾病进行辨证论治，能够为诊治呼吸系统疾病提供有益的帮助。

参考文献

［1］何春颖，刘乐，张莉，等. 风药开通玄府治疗咳嗽临床观察［J］. 中国中医药现代远程教育，2020，18（21）：78-79.

［2］姜春燕，郑小伟. 基于玄府理论辨治哮喘体悟［J］. 中华中医药杂志，2019，34（10）：4665-4667.

［3］冉志玲，马君蓉，董丽. 以玄府为理探讨小儿肺炎喘嗽［C］// 第二十九次全国中医儿科学术大会暨"小儿感染性疾病的中医药防治"培训班论文汇编，2012：75-77.

［4］谭海川. 通络开玄府法治疗慢性支气管炎的临床观察［J］. 内蒙古中医药，2009，28（12）：12-13.

［5］张海蓉，张正辉，张金波，等. 张金波教授"解表扩络"法治疗肺结节病经验总结［J］. 世界中西医结合杂志，2019，14（9）：1232-1235.

第二节　消化系统疾病

消化系统由消化道和消化腺两大部分组成，消化道包括口腔、咽、食管、胃、小肠和大肠等；消化腺有小消化腺和大消化腺两种，小消化腺散在于消化管各部的管壁内，大消化腺有三对唾液腺（腮腺、下颌下腺、舌下腺）、肝脏和胰脏。消化系统的基本生理功能是摄取、转运、消化食物和吸收营养、排泄废物。

消化道疾病主要指胃肠疾病，包括急慢性胃炎、胃十二指肠溃疡、反流性食管炎、慢性结肠炎、消化道肿瘤等，这些疾病均属于中医脾胃病范畴。

（一）从传统中医学角度认识

中医学一般把消化系统疾病称为"脾胃病"。脾胃同居中焦，为后天之本，气血生化之源。脾主运化，胃主受纳，两者相互协调，共同完成水谷的消化、吸收和输布。人体后天生长发育所需要的一切营养物质都由脾胃消化吸收而来，人体五脏六腑要保持正常的功能都需要脾胃消化吸收的营养物质作为能源和动力。

如果脾胃的功能出了问题，就会出现食欲下降、胃胀满甚至疼痛、恶心、反酸、烧心、打嗝、腹胀、大便不通或腹泻等症状，长期消化吸收功能障碍，还会出现营养不良和贫血的表现，其他脏腑的功能也会受到影响。

（二）从刘完素玄府学说角度认识

刘完素在《素问玄机原病式·六气为病·热类》中曰："土为万物之母，胃为一身之本""若目无所见……肠不能渗泄者，悉由热气怫郁，玄府闭密而致""肠胃怫热郁结……以致气液不得宣通""寒热相击，而致肠胃阳气怫郁而为热"，可见，消化系统疾病，其发生与脾胃玄府闭塞、气液不得宣通、阳热怫郁密切相关。

（三）临床应用

1. 功能性消化不良

陈苏宁教授[1]认为功能性消化不良病机为本虚标实、虚实夹杂，本因中焦虚损，标为疏泄太过。无论虚实，产生滞的原因都是脾胃气机升降失和。玄府郁闭所导致。虚者，脾胃虚弱，中焦虚损则阳气无力推动，阴血无以化生，自然玄府开阖无力，随之闭塞。实者，肝气升发太过而疏泄流转不周，壅而闭之，玄府开阖不利，随而闭塞。治法为畅达中焦，开玄解闭。自拟胃痛消痞方，方药组成：党参、茯苓、焦白术、鸡内金、焦山楂、砂仁、炙甘草。方中党参、茯苓、焦白术、炙甘草取自四君子汤，起到健脾益气之功；鸡内金、焦山楂健脾助运；砂仁行气调中，和胃醒脾。全方共奏建中焦、畅气机、开玄府之功。其寒重者加干姜、肉桂等温中散寒；热重者加石膏、黄连等清利热邪；湿重者加大茯苓用量，并加泽泻、猪苓等淡渗利湿，豆蔻、草果等醒脾化湿；食积者，加焦神曲、焦麦芽助运，炒莱菔子、麸炒枳实等消积导滞；气滞者加木香、香附等行气止痛。

2. 便秘

白岩等[2]临床中善用开通脾胃玄府治疗便秘，即通过宣通、畅利腠理之法，通达脏腑肌肤留存的邪气，使气机升降有序的一种治疗方法。便秘虽然病位在大肠，但治疗重点应是恢复脏腑气机，使脾胃之气升降有序，肝气疏泄有度，肺肾通调相因。临床中常常采用疏补同用、佐以风药的治疗原则。在治疗上提倡针药结合方法。常选取支沟穴作为第一要穴进行临床治疗。支沟穴为手少阳三焦经穴，又名飞虎穴。飞虎穴为穴内阳气风行之状，其性开泄，其功发散。肝郁证候组以自拟益气通腑汤加减：郁金、合欢皮、枳实、白芍、肉苁蓉。针灸处方：选用期门（双）、膻中、太冲（双）行气疏肝。若肝郁化火上方加栀子、火麻仁、夏枯草并加刺合谷、曲池、行间穴；若火邪伤津上方加当归、熟地、柏子仁并加刺复溜、太溪穴；便秘日久导致瘀血，上方加桃仁、酒大黄并加刺血海、三阴交、膈俞以活血化瘀。脾虚证候组以济川煎加减。外治法用隔姜灸气海、关元、腹结（左），每日1次。肺气不足者上方加黄芪、沙参、桔梗、杏仁、瓜蒌仁、紫苏，配合灸肺俞、大肠俞；肾气亏损者加炮附子、天冬、黄精、干姜，并加灸太溪、肾俞、命门穴；久虚气陷者合入补中益气汤，并加灸百会、天枢穴。在主证与兼证辨证论治基础上，均合入小剂量柴胡、防风、麻黄、苍术、藁本等通玄府之"风药"，并加刺支沟穴。

3. 消化道黏膜病

消化道黏膜病包括反流性食管炎、消化性溃疡、溃疡性结肠炎、胃肠息肉、克罗恩病等。刘完素广义玄府学说认为消化道黏膜表面与肌表皮肤一样均有玄府。消化道黏膜玄府郁闭则脾胃运化腐熟、肠腑分清泌浊、传导糟粕的功能失调，可见腹胀、腹痛、泄泻、脓血便、里急后重等相应脏腑功能失调的症状。

国医大师徐景藩[3]治疗消化道黏膜病从风药开玄、透毒通玄、虫类通玄、护膜固玄4个方面进行：①风药开玄主要是因其可辛散开玄，玄府通则脾胃升清降浊或肠腑分清泌浊功能可恢复。例如：升麻能升举阳气，宣发玄府之郁，且为脾胃经的重要引经药，常用于脾虚泄泻、气虚下陷、脾胃虚寒等脾胃疾病。柴胡入厥阴肝经，擅疏肝木，抑木而扶土，疏泄脾土之滞气，脾脏玄府通则枢机舒畅，清气得升而治疗脾胃疾病。防风可作为引经药以入脾胃，也擅于散肝经之郁滞，开肝脏玄府之郁闭，木达则土安，而治疗肝郁乘脾诸症。②透毒通玄常用于治疗溃疡性结肠炎、胃溃疡、克罗恩病等消化道黏膜之"疡病"，亦可借鉴肌肤疮疡治疗之大法，对胃溃疡创口的修复有促进作用，促进瘢痕形成，缩短病程。托里透毒法包括扶正及解毒，攻补兼施。"托里"即扶正以驱邪，常用药物有黄芪、当归、肉桂等辛温补益之品。黄芪有托毒生肌之效，当归补血活血，此类辛温补益气血、敛疮生肌之品尤其适用于正虚毒盛不能托毒外出之证，溃疡日久耗伤正气或素体虚弱者用药时可酌情加重"托里"的分量，扶正以助加强"透毒"之效。徐老认为治疗溃疡性结肠炎当以健脾为先，常用黄芪，以益元气、补脾胃，兼托毒排脓、敛疮生肌，并拟有黄芪香参汤。"透毒"即透脓解毒，用治内膜病非取其透脓之用，究其根本乃透痰、湿、热、瘀等内毒外出，以开通玄府壅塞，玄府通则脏腑气血津液出入升降有常，内膜损伤自可修复。常用软坚散结、化腐生肌、消肿溃痈的药物，如皂角刺、穿山甲、白芷等药。③虫类通玄中徐老擅长用蜣螂、土鳖虫、九香虫等虫类治疗胃疾。贲门失弛缓剑突部不适、刺痛感，或伴恶心呕吐时，徐老经验性配用土鳖虫逐瘀破癥，通络活血，取得良效；上腹部有跌打损伤史，胃部时觉隐痛，痛位较固定，久治未愈，内有瘀血，亦可配土鳖虫；胃脘疼痛久病时发，痛位固定，痛甚常窜及下胸、背、胁等部位，可配用九香虫理气活血；胃中有息肉，表现为胃脘痞胀、隐痛等症，据证配加蜣螂破瘀散结，重用薏苡仁，二者合用可根除瘀积痰结所致的瘜肉。④护膜固玄常用于已损之内膜，以止损且促进内膜修复。对于将损之内膜，正所谓"邪之所凑，其气必虚"，应不忘投以补益之剂以护膜固玄。脾虚证存在于胃与食管黏膜损害疾病的各个证型中，健脾应贯穿护膜的始终。徐老常辨证配用黄芪、山药、饴糖、大枣等补益脾胃之品，可能因药物含有一定多糖、蛋白质等成分而起到护膜的治疗作用。

（四）总结

玄府是中医理论的基本内容之一，其遍布全身，发挥着流通气液、运转神机及调节阴阳等重要作用。玄府是脾胃气机升降出入的细微通道，消化系统疾病的产生与脾胃玄府郁闭有密切关系。发挥脾胃玄府学说，有利于消化系统疾病的治疗。

参考文献

［1］王波，陈苏宁，陈丽荣，等. 陈苏宁开玄府法治疗功能性消化不良经验总结［J］. 北京中医药，2014，33（6）：422-423.

［2］白岩，王波. 基于"脾胃玄府学说"慢传输型便秘证治探析［J］. 辽宁中医药大学学报，2020，22（10）：24-26.

［3］卢海霞，曾树宏，陆为民. 从玄府学说探讨国医大师徐景藩治疗消化道黏膜病特色［J］. 四川中医，2020，38（10）：20-23.

第三节　心血管系统疾病

心血管系统又称"循环系统"，由心脏、动脉、毛细血管、静脉和流动于其中的血液组成。它是一个密闭的循环管道，血液在其中流动，将氧、各种营养物质、激素等供给器官和组织，又将组织代谢的废物运送到排泄器官，以保持机体内环境的稳态、新陈代谢的进行和维持正常的生命活动。心血管疾病有很多症状，如心慌、心前区疼痛、呼吸困难、手脚冰凉等。同时，患者还可能出现神经衰弱、多梦、急躁、易怒、心烦、食欲不振、头晕等症状。如果是心律失常，多见心悸、出汗、心律不齐等；如果是冠心病、心绞痛等，多见胸闷、胸痛等症状，在体力劳动或者情绪激动时，病情会明显加重。如果病情严重可能会出现呼吸困难、下肢水肿、晕厥甚至猝死。

（一）从传统中医学角度认识

中医学认为心血管疾病主要是由心血瘀阻、心气不足所致，气虚血瘀是心血管病发病的常见证型。一方面，各种疾病耗伤元气；另一方面，人体随着年龄的增长，元气受到消耗。由于气虚无力推动血行，导致瘀血阻滞，形成"虚实夹杂""气虚血瘀"的局面。

（二）从刘完素玄府学说角度认识

近年来有学者提出"心之玄府"来解释心血管病的发病，并以调营卫作为治疗心血管病的方法。其理论基础源于《难经·十四难》"损其心者，调其营卫"。营卫在五脏中与心密切相关，心主血脉及行使其他生理功能依赖于营卫和谐。《医学衷中参西录》曰："人之营卫皆在太阳部位，卫主皮毛，皮毛之内有白膜一层名为腠理，腠理之内遍布微丝血管即营也。"

《中藏经》云："痹者，闭也。"痹有闭塞不通之意。玄府为心脏之门户，心之玄府闭塞可导致心血管系统疾病。心血管系统疾病的基本病机可概括为"心络阻滞，玄府闭塞"。

（三）临床应用

1. 冠心病

冠状动脉粥样硬化性心脏病（以下简称"冠心病"）是中老年人常见的心血管疾病之一，具有高发病率、高病死率的特点。冠心病属中医学"胸痹""心痛"范畴。由于人至中年，饮食不节、情志失调、起居无常等致阳气虚衰，痰浊和瘀血内生，引起气血津液运行失常，心玄府痹阻不畅。

张男男等[1]认为其发生发展是"心玄府闭塞—气血输布失常—脏腑功能失调"的动态演变过程，据此治疗当以开通玄府为要，并辨证佐以理气、化浊、活血、补虚，以提高疗效。①理气开玄：若见心胸满闷，痛无定处，遇情志不遂时诱发或加重，善太息，忧郁寡欢，舌苔薄白或薄黄，脉弦细，治以理气开玄，方选丹栀逍遥散加减。②化浊开玄：若见心胸窒闷，形体肥胖，痰多，口中黏腻，肢体困重，心烦易怒，舌苔黄腻，脉弦滑，治以化浊开玄，方选黄连温胆汤加减；若胸痛较为明显者，合用瓜蒌薤白白酒汤。③活血开玄：若见心胸刺痛，痛有定处，入夜尤甚，或痛引肩背，日久不愈，情绪烦躁，失眠健忘，舌质紫暗，或有瘀斑，脉结代，治以活血开玄，方选血府逐瘀汤加减。④补虚开玄：若见心胸隐隐作痛，时作时止，心悸，动则益甚，心烦失眠，健忘，倦怠乏力，舌苔薄白，脉细弱，治以补虚开玄，方用复脉汤加减。

钟霞等[2]认为，总结玄府生理特性有四，即广泛性、微观性、开阖性、通利性。并指出冠心病治疗应以开通玄府为基本治则。冠心病系本虚标实之证，开通玄府自当分虚实辨治。寒凝、气滞、血瘀、痰湿、郁热、气虚为玄府壅闭致病的重要因素。总结出解表开玄、理气开玄、活血开玄、化痰开玄、清热开玄、温阳开玄、益气开玄七法以指导冠心病的辨证治疗。

王安铸[3]以补虚通玄、祛湿祛痰通玄、活血通玄、解毒通玄四法顺应玄府"复其开合，贵于通利"的特性对冠心病进行治疗。其中，补虚通玄法针对气血阴阳不同情况加用不同药物，如气虚的病人加用人参、黄芪等补气之品；偏阳虚者加附子、干姜、肉桂等温补阳气，并适当配伍辛温开通之品，如荆芥、防风、羌活等，使开通之力更强。祛湿祛痰通玄法在常规祛痰药的基础上加用风药，更有利于开通玄府，常用的药物有麻黄、桂枝、生姜、葛根等。活血通玄法使用全蝎、蜈蚣、僵蚕、地龙等虫类药物在开通玄府方面效果显著。解毒通玄法是指无论六淫邪气日久化毒还是瘀血致毒，在胸痹心痛病的治疗过程中都应重视清热解毒的作用。热郁玄府，热去则玄府开，某些清热解毒药物本身具有宣散疏通的作用。但要注意不应一味使用寒凉药物，而应配伍少量辛温药物，去性存用，增大开通玄府的作用。

王明杰[4]认为心绞痛的病机演变是一个动态发展过程，起始环节是心脉玄府闭塞，终末环节是心脏玄府闭塞。病机可概括为"正气虚—玄府闭—痰瘀生—心脉阻—气血郁—玄府闭"。气血津液输布障碍为其基本病机，而玄府闭塞是其病机形成的关键所在。基于玄府闭塞的病机，王明杰拟订了以开通玄府为主的治疗心绞痛基本方——羌蝎开痹汤：羌活 9g，葛根 20g，川芎 12g，白芷 9g，细辛 6g，桂枝 6g，地龙 10g，全蝎（研末冲服）3g，水蛭 3g，土鳖虫 9g，黄芪 20g，党参 20g，当归 12g，甘草 5g，水煎服。本方在黄芪、党参、甘草、当归益气养血基础上，集中运用羌活、葛根、川芎、桂枝、白芷、细辛 6 味风药与全蝎、水蛭、地龙、土鳖虫 4 味虫药开通玄府闭塞。诸药合用，标本兼顾而以通为主，开通力量强而无伤正之虞。加减法：气虚甚者，加人参；阳虚者，加附子、干姜；阴虚燥热者，黄芪留半，去桂枝、羌活，加生地黄、麦冬、丹皮；痰湿内蕴者，加瓜蒌、半夏；疼痛剧烈者加蜈蚣。

2. 心力衰竭

慢性心力衰竭是各种心血管病和非心血管病的终末阶段，其过程是一个从代偿阶段逐渐进入失代偿阶段的慢性过程。中医药治疗心衰具有悠久的历史，并形成了较为系统的理论体系，心衰属中医学"心悸""胸痹"等范畴，其病理改变的实质则是由气、血、水等病理因素构成的。而气和水病理因素的形成与三焦、玄府功能异常密切相关。

郑玲玲等[5]认为心衰的病机虚实错杂，脏腑—玄府相关，气液失调，阴阳变易，形气同病。治疗原则上，根据"脏腑—气液—玄府"不同的切入点，既要"化气"以助脏腑之气化调节正常，从而宣化气液，以助其流通畅利；又须兼顾微观之玄府开阖得利，气血宣通。机体气化正常，气液才得以宣化，自无水、湿、痰、饮、瘀之形成，则玄府开阖通利如常。临证中，药物亦依赖于机体脏腑功能的气化作用，促使痰、饮、水、湿、浊、毒、瘀等"变有形为无形"，消失于无形之中，外在喘咳、肿胀等自然得以消除。

张宝成等[6]认为水饮是导致心衰的重要病理因素。心衰多由于心气、心阳亏虚，心脏搏动乏力，不能鼓动气血的运行，导致瘀血阻滞，水饮痰湿内停，因此气虚、血瘀、水饮三者是互为因果，相互为患，共同形成恶性循环，呈现由轻到重不断加剧的病理进程。并以"开玄府—气化三焦"治疗心衰，选用《伤寒杂病论》中的苓桂术甘汤，方中茯苓为君药，用量最大，其益脾助阳，淡渗利窍，除湿化痰，降浊生新；桂枝辛温发散，振奋阳气，解肌发表，开通玄府；白术为臣药，其苦能燥湿，甘温能补脾胃，健运中州，运化痰饮水湿；而甘草之甘，补中益气，气旺则玄府开阖如常，三焦运行得畅，水液自布。在中医临床以"开玄府—气化三焦"法治疗心衰的方剂除苓桂术甘汤外，还有小青龙汤、真武汤、越婢汤等。

崔德成等[7]认为三焦气化失司致水道不利、水饮内停凌心是心衰急性加重期的重要病机。玄府关乎气液之流通的调节，玄府开则气液运行布散，三焦畅达；玄府闭则气滞液停，三焦不通，水饮内聚，饮邪上凌于心发为心衰。以参附龙牡救逆汤或保元汤为基础方治疗心衰急性加重期，暴喘明显或尿少或休克等危重症则两方合用。水饮证者，喘满咳唾伴胸腔积液加桑白皮30~45g，葶苈子30g宣肺逐饮；饮在心下即超声心动见心包积液或心脏增大者可加水红花子活血利水、干姜温阳化饮；下肢水肿明显加防己、泽兰除湿利水；血瘀证者可加水蛭或丹参；阴虚证有血压低、灌注不足之表现者加山萸肉45~60g；咳痰多，痰出不畅可予单方鲜竹沥不拘时服之，化痰效如桴鼓。通常无汗出、欲着厚衣有明显表实证但里虚不明显者用生麻黄5~10g，既可启玄府透邪外出，又可止咳逆上气、平喘、散水肿，使玄府开阖正常则水道自利。此外，急性加重期患者必须重视脾胃的调护，"有胃气则生"，可于方中加炒白术、茯苓、炒鸡内金运脾健胃消食。

3. 病毒性心肌炎

病毒性心肌炎是一种间质性炎症，病发部位在心肌间质。属中医学"心悸""怔忡""胸痹"范畴。急性期因正气不足，外感温热或湿热毒邪侵袭，入里化热，蓄结于心，耗气伤阴，"阳热易为郁结""如火炼物，热极相合，而不能相离，故热郁则闭塞而不通畅也"，病情缠绵不愈。慢性期则为热毒郁结不散，闭塞心之玄府，气血津液运行不畅，气滞、痰凝、血瘀随之产生，且三者之间相互为患，胶着不解，病久入络、入血，遂邪毒深入经隧脉道。

董丽等[8]认为病毒性心肌炎的根本病机为"热毒怫郁，玄府不利"，急性期以正气不足，腠理空虚，邪毒趁虚淫心，玄府密闭，气血怫郁为主，慢性期以痰瘀涩滞，玄府闭塞，气阴两伤为主。纵观本病，清心通玄法为其根本治疗大法。创制以清心通玄法为治疗法则的心安颗粒，由黄芪、苦参、赤芍、板蓝根等中药组成。方中黄芪为君药益气御风托毒；"毒"是关键肇始因子，以苦参、板蓝根清热解毒，赤芍凉血活血，玄府自通。临证以本方为基础，急性期可加连翘、防风之属，"上焦如羽，非轻不举"，借风药轻灵之性，开阖玄府郁结之气；慢性期可加蝉蜕、僵蚕、地龙之品，借虫类风药入络搜风，痰瘀涩滞得除，玄府以通，气液得以宣通。

（四）总结

从"玄府"辨治心血管疾病的应用与探索，使中医对于心血管疾病的认识上升到了新的高度。心之玄府闭塞为心血管疾病的致病关键，开通玄府是治疗的根本大法。中医玄府–西医微观结构这种模式，有望成为中西医结合攻克疑难危重疾病的新途径。

参考文献

[1]张男男，徐士欣，张军平，等. 从"玄府郁闭"角度探讨冠心病合并抑郁的防治[J]. 中国中医药信息杂志，2019，26（6）：111–113.

[2]钟霞，焦华琛，李运伦，等. 从玄府理论辨治冠心病研究进展[J]. 中国中医基础医学杂志，2020，26（7）：1021–1024.

[3]王安铸，马晓昌. 从玄府论治胸痹心痛[J]. 环球中医药，2020，13（9）：1617–1619.

[4]黄新春，王明杰. 王明杰教授运用中医玄府理论治疗心绞痛的经验[J]. 西南医科大学学报，2017，40（5）：490–492.

[5]郑玲玲，杜武勋，丛紫东，等. 从"脏腑—气液—玄府"管窥心衰之病机[J]. 辽宁中医杂志，2014，41（10）：2088–2089.

[6]张宝成，李雪萍，等. 苓桂术甘汤"开玄府—气化三焦"治疗慢性心力衰竭的探讨[J]. 中华中医药杂志，2019，34（3）：1006–1008.

[7]符竣杰，王巍，崔德成. 崔德成主任医师治疗慢性心力衰竭急性加重期经验拾萃[J]. 中国中医急症，2020，29（12）：2214–2217.

［8］董丽，李波，白雪，等．基于玄府理论探讨清心通玄法在病毒性心肌炎的运用［J］．泸州医学院学报，2014，37（4）：396–397．

第四节　脑血管系统疾病

脑血管疾病是由缺血或出血引起的短暂或持久的局部脑组织损害，以一支或多支脑部血管病变为基础的，引起脑组织损伤及神经功能缺失为主要的疾病，通常分为出血性脑血管病（蛛网膜下隙出血、脑出血）和缺血性脑血管病（脑栓塞、短暂性脑缺血发作、脑血栓形成）两大类。

（一）从传统中医学角度认识

脑为元神之府，主宰人的生命活动和精神思维。中医学对于脑血管疾病的研究主要有"中医体质学说""毒损脑络""阳明下法"等理论，这些理论完善了脑血管病的认识，为认识和治疗脑血管病提供了理论支撑。但从理论和临床实践来看，现阶段对于脑血管病的病机阐释和治疗效果上，仍然有发展的空间。近年来有专家学者提出"玄府的开通失司"是脑血管病发生的关键。脑血管病发生时，脑部气液周流失常，玄府闭塞，导致神机失常。只有开通玄府，才能使脑部气血周流顺畅。应用玄府理论去认识脑血管疾病，对脑血管疾病的内涵和发展变化规律有积极作用，对降低脑血管病的致残率和发病率均具有较高的临床和理论意义。

（二）从刘完素玄府学说角度认识

王永炎院士提出"五脏六腑皆有玄府，脑亦不例外"的著名论断。脑为元神之府，诸阳之会，人的一系列的生理活动都与脑玄府功能的开通密切相关。若脑之玄府郁闭，大脑功能异常，则易发生脑血管病。通过开通脑之玄府郁结，使脑部气机升与降、出和入顺畅，脑组织代谢正常运转。以玄府理论为指导，运用开通玄府法来治疗脑血管病，对降低脑血管病的发生率和致残率有重要的帮助。

（三）临床应用

中风病

郝学敏等[1]在临床实践中，以玄府辨证治疗急性中风病，其关键在辨"实"与"虚"。"实"主要体现在气机郁滞，糟粕内停，腑气不通，而出现腹满腹胀而头痛、眩晕、烦乱昏迷等。"虚"主要体现在脾肾之阳虚，阳虚则营气不能守脉内、卫不能守脉外，是以诸风邪气皆从腠理而致，停于脉中则血伤，停于脑络，则发为中风。故治疗急性中风病多采用通腑散结、祛风扶正以达到气机调畅、玄府开通的目的。临床治疗急性脑缺血性中风病 60 例，于入院第 2 天起进行辨证分型治疗：①正气不虚，痰热腑实：治以通腑散结、调畅气机。拟三化汤：大黄，枳实，厚朴，羌活。②正气已虚，风邪外袭：治以祛风扶正、温经通络。拟小续命汤加减：麻黄，桂枝，防风，杏仁，川芎，炮附子，防己，黄芩，党参，白芍，甘草，生姜。经临床研究证实，急性中风病西医规范化治疗的同时，加用玄府辨证治疗，可以显著提高急性中风病的临床救治效果：①临床有效率更高，神经功能缺损评分均得到明显改善。②残疾程度得到明显改善。③低密度脂蛋白胆固醇水平明显下降，提示玄府辨证治疗能有效地改善急性缺血性中风病患者的脑动脉血液循环，抑制血栓形成。

董丽等[2]认为"玄府-血脑屏障"参与脑病的发生发展过程，气、血、津、液、精、神的升降出入障碍，导致玄府密闭，是脑病发生的关键所在。病机主要有 4 种类型：①气机逆乱、玄府郁闭。②水淫玄府、浊毒损脑。③开阖失司、玄府瘀滞。④开阖不利、神机不用。并提出开玄理气、解毒开玄、利水开玄、通腑开玄、开玄醒脑、通玄补虚 6 种方法进行治疗。

崔金涛等[3]在临床中常用小续命汤对中风病进行治疗，并认为小续命汤能够开玄府、透伏邪、宣阳益气。脑窍生理功能的正常维持，依赖于阳气阴血的充盈，脑病的发生多因气病而起，气为血之帅，病中多见气血同病。小续命汤方中麻黄、防风、杏仁、生姜开表泄闭，疏通经络而驱风邪外出，人参、甘草、附子、桂枝益气温阳以扶正，川芎、芍药调气血，有助正气恢复；并取苦寒之黄芩、防己，一以清泄风邪外入、里气不宣所产生之郁热，一以缓方中诸药之过于温燥。共成祛风扶正、温经通络之剂。

（四）总结

玄府遍及五脏六腑，玄府的开阖有序能够保障气血、营卫、津液、神机枢转等生命活动的正常进行。玄府的郁结可能会使得全身的气机出现障碍，使得全身机体产生不同部位、结构及功能的障碍。王永炎院士提出"五脏六腑皆有玄府，脑亦不例外"的著名论断。近年，从脑玄府学说入手辨治脑血管系统疾病，得到很多医家的重视并取得了可喜的成绩，值得进一步深入研究。

参考文献

［1］郝学敏，陈少枚，林安基，等．玄府辨证治疗急性缺血性中风病的临

床研究［J］. 中国继续医学教育，2015，7（28）：167-169.

　　［2］董丽，张德绸，江云东，等."风药开玄"理论在脑病治疗中的应用［J］. 中华中医药杂志，2019，34（10）：4933-4934.

　　［3］崔金涛，柳健雄. 从"开玄府，透伏邪"探讨小续命汤治疗中风［J］. 四川中医，2014，32（2）：44-46.

第五节　泌尿系统疾病

　　泌尿系统是人体的重要组成部分，泌尿系统一般是由肾上腺、肾脏、输尿管、膀胱、前列腺、尿道等组成。泌尿系统疾病既可由身体其他系统病变引起，又可影响其他系统甚至全身。其主要表现在泌尿系统本身，如排尿改变、尿的改变、肿块、疼痛等，但亦可表现在其他方面，如高血压、水肿、贫血等。泌尿系统疾病包括肾小球病、泌尿系统感染、前列腺疾病、泌尿系统结石、肿瘤等。

（一）从传统中医学角度认识

　　中医理论中泌尿系统主要与肾、膀胱有关，两者通过经络相互联系。肾对精微物质有闭藏的作用，肾中精气的气化功能，对于体内津液的代谢输布和排泄，维持体内津液代谢的平衡，起着极为重要的调节作用。膀胱为贮尿的器官，在水液代谢方面也发挥着重要作用。若肾、膀胱功能失调，精微物质不能固摄，则会引起水肿、尿液改变等病理现象。

（二）从刘完素玄府学说角度认识

　　西医学认为，肾脏的代谢产物通过肾小球滤过屏障完成，肾小球滤过屏障分为肾小球毛细血管的有孔内皮细胞、肾小球基底膜及足细胞的裂孔隔膜。肾小球滤过屏障包括选择一定大小分子通过的分子屏障和自身带负电荷的电荷屏障，以起到有效阻止血浆中白蛋白及更大分子量物质进入尿液的作用。肾小球滤过屏障肉眼不可见，需通过电子显微镜才能看清，它遍布每个肾小球中的毛细血管袢，如同气血津液流通的门户，有开有阖，开阖有度。当体内津血流通经过肾小球滤过屏障时，可起到固摄肾精、排泄糟粕的作用。因此，有学者将肾小球滤过屏障类比肾玄府，两者在结构和功能上特点高度相似性，由此提出了"肾玄府"观点[1]。

（三）临床应用

1. 慢性肾炎

慢性肾小球肾炎简称为慢性肾炎，以蛋白尿、血尿、高血压、水肿为基本临床表现，尿常规检查有不同程度的蛋白尿和血尿，起病方式各有不同，病情迁延，病变缓慢进展，有不同程度肾功能减退，最终发展为慢性肾衰竭。中医学将其归于"水肿""虚劳""腰痛""血尿"等范畴。

任继学[2]提出肾小球肾炎应与中医学"肾风"相对应。肾风具有颜面浮肿、下肢浮肿、腰膝酸痛等临床特点，而肾小球肾炎具有肾风的症状，其中起病缓慢、病程较长、在一年以上为慢性肾小球肾炎者属"慢性肾风"。

张惜燕等[3]基于风扰肾络，玄府失司之病机，提出"肾风从风论治"的治疗大法，以祛风通络、开通玄府，肾元得安，肾风自去。外感风邪夹寒、热、湿、毒内侵是导致肾风的重要病因，慢性肾风从急性肾风转变而至者，与链球菌感染密切相关，故以祛除风邪为治疗之首。祛风当擅用风药，开通玄府，外风得以宣散。脏腑功能失调，湿、热、瘀、毒蕴结，痹阻肾络，玄府失司，肾风内动。故当辨证论治，祛邪通络，开通玄府，以去内风，截断或延缓病情发展。"风能胜湿"，风药多辛香温燥，乃治湿要药，且能直接疏通血络。在慢性肾风的治疗中，合理适时应用辛味风药以开玄至关重要。风药既能开发肌表的玄府，又能开通四肢百骸、五官九窍、脏腑经络之玄府，激发脏腑活力，振奋人体气化，鼓舞气血流通，玄府气液流行，五脏元真通畅，玄府得通，根本得护。风药与补肾药配伍，动静相伍，能鼓舞气化，以收阳生阴长之功。风药与补脾药配伍，风药性燥，以风胜湿，振奋脾运。风药升浮，助脾气上升，清阳升腾。脾肾得健，水湿精微正常输布，慢性肾风则能得到有效治疗。

2. 糖尿病肾病

糖尿病肾病是指由糖尿病所致的慢性肾脏疾病，是糖尿病主要的微血管并发症之一，糖尿病肾病的临床诊断标志是出现蛋白尿。中医学认为糖尿病肾病属于消渴病变证，据其证候表现可将其归为水肿、尿浊、关格等范畴。

张茂平教授[4]提出以"辛温开玄通络"理论为核心治疗糖尿病肾病。临床选取60例糖尿病肾病（Ⅲ、Ⅳ期）脾肾阳虚痰瘀证的患者，按照1∶1随机分组进行随机、对照试验。对照组用西医常规治疗，治疗组在西医治疗基础上加用自拟益肾开玄通络方（肾气丸加人参、黄芪、赤芍、猪苓、麻黄）。采用中医症状分级量化评分，结合血肌酐、尿素氮、24小时尿蛋白定量、尿蛋白定性、胱抑素C、C反应蛋白等指标评估疗效。结果表明，以"辛温开玄通络"为指导，对糖尿病肾病早、中期患者，早期使用活血通络益肾法，可减少尿蛋白的排出，促进水肿的消除，缓解临床症状，改善肾功能，延缓病情进展。

杜小静等[5]以"玄府论"为理论基础，认为早期糖尿病肾病的基本病机是"玄府郁闭，气液失宣，燥热互结，浊毒不泄，内蕴脏腑"，治疗遵刘完素之法，以宣开玄府、清热泻浊为原则，创立了糖肾清宣合剂。临床选取 96 例早期糖尿病肾病患者，随机分为治疗组和对照组。对照组给予贝那普利治疗，治疗组给予糖肾清宣合剂（炙麻黄 3g，防风 15g，川芎 15g，葛根 20g，黄连 9g，黄柏 9g，黄芪 30g，生地 15g，栀子 6g，泽泻 12g，酒大黄 3g，五味子 6g）口服。观察治疗前后两组空腹血糖、餐后 2 小时血糖、糖化血红蛋白、24 小时尿蛋白、尿微量白蛋白及中医证候积分变化。结果表明糖肾清宣合剂不但可以改善中医证候，还能显著降低早期糖尿病肾病患者 24 小时尿蛋白、尿微量白蛋白含量。方中麻黄辛温发散，《本经疏证》认为其"气味轻清，能彻上彻下，彻内彻外，故在里则使精血津液流通，在表则使骨节肌肉毛窍不闭"，取其辛窜之力来散"热气怫郁"，是治疗玄府病变的要药。防风禀性轻灵，上行下达，走而不守，其性温散，既能开发肤表玄府，又能助络中热毒透散于外。黄连、黄柏、栀子清热燥湿、泻火解毒，大黄、泽泻清热利湿泄浊，五味子酸敛防麻黄辛散太过。

杨辰华教授[6]认为玄府不通、肾络瘀闭是糖尿病肾病产生尿浊的基本病机。故以"开玄通络"为基本治则，创制了糖肾宁方，具有化瘀通络、开通玄府的作用。药物组成：黄芪 60g，杜仲 20g，山萸肉 15g，葛根 20g，丹参 20g，白花蛇舌草 20g，蝉蜕 15g，僵蚕 15g，牛蒡子 15g，制大黄 3g，姜黄 15g。方中重用黄芪大补元气、利水消肿；杜仲、山萸肉补肝肾、强筋骨、敛阴涩精；葛根升阳，生津止渴；白花蛇舌草清湿热；丹参化瘀血、通经络；僵蚕、蝉蜕升阳中之清阳；姜黄、大黄降阴中之浊阴，一升一降，相辅相成；牛蒡子能升能降。全方以辛味药为主方，具有化瘀通络、开通玄府的作用，能保护肾功能，减少蛋白尿。选取 82 例随机分为治疗组和对照组，对照组常规治疗及培哚普利治疗，治疗组在对照组的基础上加用辛味通玄药糖肾宁胶囊。治疗 24 周，治疗前后测定血中超敏 CRP 及 24 小时尿微量白蛋白水平。结果表明在常规及口服培哚普利的基础上加服辛味通玄药糖肾宁胶囊可明显降低血中超敏 CRP 及 24 小时尿微量白蛋白水平[7]。

（四）总结

泌尿系统与"肾玄府"有着密切的关系，"肾玄府"有助于从微观角度阐释泌尿系统疾病的病机与治疗。在临床中可从玄府通畅出发，采用不同的治疗方法对泌尿系统疾病给予治疗，这必将对开阔泌尿疾病的诊疗思路提供有益的帮助。

参考文献

［1］朱勤，陈洪宇．浅议肾玄府理论及辛味风药在肾病中的运用［J］．中医杂志，2018，59（4）：281-284．

［2］杨利，任喜洁，任喜尧，等．任继学教授慢性肾风系列方的临床研究［J］．长春中医学院学报，2004，20（2）：12-13，33．

［3］张惜燕，邢玉瑞．从"风－络脉－玄府"论治慢性肾风［J］．辽宁中医杂志，2018，45（12）：2507-2509．

［4］赵庆．张茂平教授学术思想及治疗糖尿病肾病经验的临床研究［D］．成都中医药大学，2016．

［5］杜小静，杨悦，滕涛，等．"宣开玄府、清热泻浊"法治疗早期糖尿病肾病的临床研究［J］．时珍国医国药，2016，27（6）：1426-1428．

［6］朱翠翠．杨辰华主任医师基于"肾络－玄府"理论治疗糖尿病肾病经验［J］．中医研究，2020，33（8）：47-49．

［7］张社峰，杨辰华．辛味通玄对糖尿病肾病24h尿微量白蛋白及超敏C反应蛋白的影响［J］．中医药临床杂志，2016，28（3）：366-368．

第六节　内分泌系统疾病

内分泌系统可分为两大类：一是在形态结构上独立存在的肉眼可见器官，即内分泌器官，如垂体、松果体、甲状腺、甲状旁腺、胸腺及肾上腺等；二为分散存在于其他器官组织中的内分泌细胞团，即内分泌组织，如胰腺内的胰岛、睾丸内的间质细胞、卵巢内的卵泡细胞及黄体细胞。内分泌疾病是指内分泌腺或内分泌组织本身的分泌功能和（或）结构异常时发生的证候群，还包括激素来源异常、激素受体异常和由于激素或物质代谢失常引起的生理紊乱所发生的证候群。主要包括糖尿病、甲状腺疾病、垂体功能减退症、肾上腺皮质疾病、嗜铬细胞瘤等疾病。

（一）从传统中医学角度认识

内分泌系统疾病表现形式多样，多不具典型性，虽然在中医理论体系中没有与内分泌相应的概念。但是，内分泌系统的功能分散在不同的脏腑之中，这一点已得到广泛的证实，如：肾阳虚、脾气虚与垂体—甲状腺轴激素的相关性；肝郁证与血浆皮质酮等内分泌水平的关系等[1]。中医目前在内分泌领域治疗代谢系统疾病及甲状腺系统疾病也具有较好的治疗效果[2]。

（二）从刘完素玄府学说角度认识

《素问·水热穴论》曰："勇而劳甚，则肾汗出，肾汗出逢于风，内不得入于脏腑，外不得越于皮肤，客于玄府……所谓玄府者，汗空也"。金代刘完素在《素问玄机原病式》中进一步归纳、扩展玄府概念，认为玄府为遍布全身的细微通道和门户。无论是内分泌器官，还是内分泌组织，其向外分泌激素的通道很类似中医之玄府。玄府通，则激素分泌畅通；玄府闭，则激素分泌受阻。因此，玄府学说对内分泌疾病如糖尿病、甲状腺功能亢进等疾病治疗具有重要的指导作用。

（三）临床应用

1.糖尿病及并发症

糖尿病是一种以血糖升高为主要表现并可引起一系列临床并发症的代谢性疾病，根据其临床表现，可归为中医学"消渴""消瘅"等范畴。

岳仁宋教授认为[3]玄府闭郁不得宣通这个病理过程贯穿糖尿病始终，且闭郁轻重影响糖尿病及其并发症的轻重缓急及预后转归。消渴日久至目睛玄府闭郁，气液不通，则生目盲；燥热内结，周身玄府闭郁，瘀浊内生，蕴毒成脓则发为疮疖痈疽；四肢玄府郁闭，开合失度，气液流行受阻，则肢麻；脑内玄府郁闭，气液不行，可致中风偏瘫、认知功能障碍等。故在治疗糖尿病时应遵循刘完素所提出的"以辛散结""令郁结开通，气液宣行""辛热能发散开通郁结，苦能燥湿，寒能胜热，使气宣平而已""若以辛苦寒药，按法治之，使微者甚者皆得郁结开通，湿去燥除，热散气和而愈，无不中其病而免加其害"。根据刘完素玄府气液理论，岳仁宋教授等采用葛根芩连汤加减治疗糖尿病及其并发症，取得了较好的临床疗效。

杨辰华教授[4-5]以刘完素《素问玄机原病式》之理论为基础，采用玄府理论治疗糖尿病，认为五脏六腑皆有玄府，并指出糖尿病是玄府郁闭、气液代谢失调所致，主张以辛润开通玄府法贯穿糖尿病治疗的始末。临证治疗糖尿病常根据疾病发展、演变和玄府郁闭状态进行分期，给予不同的治疗方法。初期玄府郁闭轻，三多一少的症状典型，多表现为实证、热证，相当于糖尿病前期阶段，若此时加以干预治疗，可延缓病情进入临床糖尿病期，临床常以白虎苍术汤合三黄泻心汤为基础方，多用生石膏、知母、天花粉、人参、黄芩、黄连、大黄、苍术、佩兰等清热利湿、开通玄府、布津润燥，方药以辛苦寒为主，佐以辛苦温，避免寒凉伤胃，以达到清热泻火、化湿醒脾、调畅气机的目的。中期玄府郁闭逐渐加重，常表现出虚实互见、虚实夹杂，以脾虚为主，多夹湿、夹热、夹瘀等，此期与糖尿病伴胰岛素抵抗具有相似性。临证治疗常以健脾化湿为主，多用辛温芳化之品祛湿，湿去脾健，津液输布正常，则口渴、出汗、尿频缓解，常在健脾化湿的基础上配合活血、养阴、清热、温阳等药物，临床多以大黄、黄连、苍术、佩兰、葛根为基本方，寒温并用，健脾燥湿，开玄府，布津液。并发症期玄府郁闭较重，津停血瘀，损伤肾之阴阳。临床常以续断、桑寄生、牛膝、黄芪、丹参为主药，补肝肾，强筋骨，补气活血，宣通气液。

杨辰华教授[6]运用糖易宁胶囊治疗2型糖尿病，将90例院内分泌科门诊和住院的2型糖尿病患者采用随机数字表法随机分为两组。两组均给予饮食控制和运动治疗。对照组30例给予盐酸二甲双胍片，每次1片，每日3次，口服。治疗组60例在对照组治疗基础上加服糖易宁胶囊（葛根、苍术、黄连、黄芩、蝉蜕、僵蚕、大黄、姜黄、人参），每次4粒，每日3次，口服。两组均以30天为1个疗程，治疗2个疗程。结果显示治疗组显效30例，有效27例，无效3例，有效率占95.00%；对照组显效5例，有效18例，无效7例，有效率占76.67%。两组对比，差别有统计学意义（$P < 0.01$）。表明以开通玄府法为治则的糖易宁胶囊能够降低空腹、餐后血糖，改善胰岛素抵抗，控制体质量，减少炎症因子的表达，具有多重保护作用，是较为理想的降糖复方制剂。糖易宁胶囊方中人参益气健脾；苍术、黄连、黄芩益气健脾，祛湿清热；白僵蚕辛苦，气薄轻浮而升，为阳中之阳，能祛风除湿、清热解郁、除痰散结，辟一切怫郁之邪气；蝉蜕甘寒，开宣肺窍，祛风除湿，凉散风热，涤热解毒；姜黄辛苦温，行气散郁，祛邪辟疫；大黄苦、大寒，上下通行，抑制亢盛之阳。全方辛开苦降，寒热并用，开玄府，布津液，清湿热。

李燕等[7]提出消渴病乃因嗜食肥甘燥热偏盛，使三焦、胃肠玄府郁闭，气血灌注失常，津液不能外泄以荣养肌肤、四肢肌肉所致，认为燥热太甚、玄府郁闭、水津不布为消渴病基本病机。病变早期，玄府开阖失常，病在气在液，病情较轻，预后良好；病变后期，玄府闭塞，气液运行受阻，气液代谢失常，病在气血经络，气、血、水互结，蕴毒成脓则发为疮疡痈疽，阻滞经络，泛溢肌肤，出现多种严重并发症，转归预后较差。曾治疗一糖尿病视网膜病变患者，证属气阴两虚，瘀血阻络，治疗当益气养阴、化瘀通络。选用方药：黄芪、葛根、地黄、玄参、丹参、苍术、墨旱莲、女贞子、僵蚕、地龙、全蝎。根据刘完素在《三消论》中的论述，消渴乃是"三焦肠胃之腠理（玄府）怫郁结滞，致密壅塞"，引起水液输布障碍而至。作为其他并发症，糖尿病视网膜病变是累及目中玄府所致，玄府郁闭，气机不畅，津液不布，目失所养则视力减退，视物模糊，治疗则"令郁结开通，气液宣行"，故应注重开通玄府。该方源于当代中医治疗糖尿病名家祝谌予教授的降糖基本方。方中黄芪配生地黄降尿糖，苍术配玄参降血糖，加上葛根、丹参活血通络，开通玄府。黄芪益气，生地黄滋阴，苍术运脾化湿，玄参清热软坚，葛根辛而升阳布津，丹参活血化瘀，开通郁结，调畅气机，气液得以宣通，切合糖尿病视网膜病变的基本病机。女贞、墨旱莲即二至丸，滋补肝肾而明目，清热凉血而止血，合用以加强基本方作用。妙在加入僵蚕、地龙、全蝎三味虫药搜剔通玄，为本方特色。三味虫药加入方中，不仅有化瘀通络、通玄明目之功，而且能增强基本方益气养阴调治消渴之力。

2. 甲状腺结节

甲状腺结节是指位于甲状腺内的局限性小团块，大多数结节并不引起明显的临床症状，触诊和（或）超声能将其和周围甲状腺组织清楚分界。它是内分泌系统的常见病和多发病，临床十分广泛。

刘秋艳[8]提出甲状腺结节是由于情志不畅或其他因素而导致玄府郁闭，气机失调，津液内停，气液不得宣通，气滞、痰浊、瘀血等病理产物郁于颈部而发，"气郁"是致使结节形成的始动因素并贯穿疾病始终，气郁为先，而后痰郁、血郁成形，郁闭玄府是甲状腺结节发生发展的病机关键。其治疗当以开郁散结、宣通玄府为要务，使玄府通畅，气液得以宣通，则无气滞、痰湿、瘀血停留之弊，亦无结节之患。同时，兼顾化痰消瘀散结以消已成之结节，标本兼治。根据多年临床经验拟逍遥散结汤（柴胡、当归、白芍、茯苓、浙贝母、玄参、夏枯草、莪术等）加减治疗。通过观察逍遥散结汤治疗良性甲状腺结节的临床疗效及安全性，探讨开通玄府法在治疗良性甲状腺结节过程中的可能机制。将符合良性甲状腺结节诊断标准的 66 例患者按照随机数字表随机分为两组，因剔除和脱落等原因，实际入组病例为治疗组 31 例、对照组 30 例。治疗组予以中药逍遥散结汤口服，对照组仅随访观察，对两组患者健康教育，指导患者调畅情志、清淡饮食，3 个月为一个观察周期，评估两组患者在治疗前后临床症状和体征以及相关指标的变化，并记录治疗过程中出现的不良反应。结果显示开通玄府法能显著改善良性甲状腺结节患者的症状和体征，有效缩小结节，且无毒副作用。

（四）总结

玄府气液学说与内分泌系统疾病有密切的关系。内分泌系统疾病的产生与玄府郁闭、气液代谢失调密切相关。开通玄府郁闭，畅达气血津液运行，为内分泌系统疾病的治疗提供了一个新的思路。

参考文献

［1］李灿东. 中医舌诊与内分泌相关性研究的进展［J］. 福建中医学院学报，2001，11（2）：58-60.

［2］马丽，李凯利，王伟丽. 中医病案分析结合指南在内分泌教学中的应用［J］. 新疆中医药，2010，28（5）：55-57.

［3］岳仁宋，廖秋双，王丹. 开通玄府治疗糖尿病［J］. 光明中医，2010，25（11）：1988-1989.

［4］何建芳，王瑞，杨辰华. 杨辰华教授运用玄府理论治疗糖尿病经验［J］. 中医研究，2015，28（3）：42-44.

［5］杨辰华. 从"三焦—玄府"解析糖尿病气液病机与治则［J］. 中医研究，2021，34（1）：9-12.

［6］杨辰华，张社峰，吴媛. 开通玄府法治疗 2 型糖尿病 60 例［J］. 中医研究，2012，25（9）：25-26.

［7］李燕，吕德，王振春，等. 基于玄府理论论治糖尿病及并发症［J］. 成都中医药大学学报，2015，38（4）：86-88.

［8］刘秋艳. 开通玄府法治疗良性甲状腺结节的临床研究［D］. 成都中医药大学，2017.

第七节　精神系统疾病

精神疾病俗称精神病，指的是人的大脑在社会环境因素、心理学及生物学等多方面因素影响下出现功能失调而表现为行为、意志、情感以及认知等精神活动障碍的疾病。常见的精神疾病包括精神分裂症、人格障碍、躁狂症、双相情感障碍、抑郁症、恶劣心境、创伤后应激障碍、分离性转换障碍、焦虑症、强迫症、疑病症、恐惧症、神经衰弱等。

（一）从传统中医学角度认识

中医学对精神疾病的认识历史悠久，花癫、温病发狂、伤寒谵妄、脏躁、梅核气及产后发狂等都早有记录。中医学认为，七情为人的正常精神活动，七情失去正常节制而发病被称为七情致病。中医学认为，精神疾病的发生与七情内伤关系密切，其病位在脑，涉及心、肝、脾、肾诸脏器。病机在于脏腑功能紊乱、阴阳失调，造成瘀、火、痰、血、气相互搏结，心窍蒙蔽，神机紊乱。《素问·宣明五气篇》中记载"邪入于阳则狂，邪入于阴则癫，搏阳则为巅疾"[1]。

（二）从刘完素玄府学说角度认识

神机的活动依赖于气血津液等营养物质的充养，且随气血津液而升降出入。玄府是气血津液运行的通道，也是神机运转的通道。玄府与神机运转密切相关，玄府开阖通利正常，神机才能运转有度。正是玄府的这个生理功能，维持了人体组织中物质与信息、能量的流通与交换[2]。

（三）临床应用

1. 狂躁症

狂躁症是以情感的病理性高涨为特征的一种精神疾病，常常表现为自我评价过高，高傲自大，目空一切，自命不凡，盛气凌人，不可一世。

玄府在结构上呈现孔隙性质，玄府之孔贵于开阖，玄府之隙贵于流通。若某些玄府开阖通利太过，气液流通超常，则神机运转超度，表现为亢奋有余的一派征象，导致狂躁症[3]。一些玄府过于通利，必然会导致另一些玄府郁滞。因此，开通玄府仍是治疗狂躁症的方法之一。玄府开通后，郁闭的气机升降出入就会正常，津液就会输布，精血就会渗灌濡养，神机自然也会正常运转[4]。

2. 抑郁症

抑郁症是由各种原因引起的情感性障碍，又称为抑郁障碍，多表现为心境低落、思维迟缓、认知功能损伤及意志活动减退，多数患者还伴有躯体症状，严重者可导致自杀。属中医学"郁证"范畴。

王明杰教授[5]提出玄府郁闭、神机失运为抑郁症的基本病机，临床以开通玄府、畅达气机为治疗基本原则。在药物选用上，使用风药组方，发挥风药调畅气机、开发郁结、引经报使、宣导自药的多种功能，通过开通玄府，实现多靶点、多途径的综合性治疗作用。运用祛风药为主组成疏风开郁方（麻黄、细辛、羌活、白芷、川芎、防风、葛根、柴胡、石菖蒲、炙甘草），开通机体内外、五脏六腑及脑部的玄府，使郁闭的玄府通利、失运的神机畅达，达到治疗目的。在临床运用时兼有郁热者，加黄连、栀子等；兼有阳虚者，加附子、肉桂等；兼有气虚者，加人参、黄芪等；兼有痰湿者，加半夏、陈皮等，随症加减，收效甚捷。

（四）总结

玄府是中医理论的重要内容之一，其遍布全身，与运转神机密切相关。通过查阅文献，可以发现有些医家在临床中应用玄府理论治疗精神系统疾病，并取得良好疗效，为中医药治疗精神系统疾病提供了一个新的思路。

参考文献

［1］张晓霞. 中医药治疗精神疾病的研究进展［J］. 中医药管理杂志，2020，28（2）：216-218.

［2］向圣锦，路雪婧，张富文，等. 中医玄府理论研究述评［J］. 中华中医药杂志，2020，35（8）：3803-3807.

［3］常富业，王永炎，高颖，等. 玄府概念诠释（六）——玄府为神机运转之道路门户［J］. 北京中医药大学学报，2005，28（5）：12-13.

［4］敬樱，罗再琼，彭宁静，等. 试论开通玄府法治疗神志病［J］. 光明中医，2014，29（10）：2062-2063.

［5］彭宁静，罗再琼，江玉，等. 王明杰运用玄府理论治疗抑郁症经验［J］. 中医杂志，2013，54（21）：1872-1873.

第八节　神经系统疾病

神经系统是机体内对生理功能活动的调节起主导作用的系统，主要由神经组织组成，分为中枢神经系统和周围神经系统两大部分。中枢神经系统（CNS）是神经系统的主要部分，由脑和脊髓组成，其主要功能为接受全身各处的传入信息，经它整合加工后成为协调的运动性传出，或者储存在中枢神经系统内成为学习、记忆的神经基础，人类的思维活动也是中枢神经系统的功能。周围神经系统（PNS）是由中枢神经系统发出，导向人体各部分的神经，也称外周神经系统，根据连于中枢的部位不同分为连于脑的脑神经和连于脊髓的脊神经，还可根据分布的对象不同可分为躯体神经系统和内脏神经，其担负着与身体各部分的联络工作，起传入和传出信息的作用。

神经系统疾病，主要是指发生在中枢神经系统、周围神经系统以及自主神经系统的疾病，以感觉、听觉、触觉、运动、意识和自主神经功能障碍为主要特征的疾病。神经系统疾病作为一种发生在人体神经系统方面的疾病总称，病因多样，症状表现也较广泛。神经系统疾病包括：①神经系统变性病，如运动神经元病、阿兹海默病等。②中枢神经系统感染，如病毒感染性疾病、细菌感染性疾病等。③中枢神经系统脱髓鞘疾病，如视神经脊髓炎、急性播散性脑脊髓炎等。④运动障碍性疾病，如帕金森病、小舞蹈病、肝豆状核变性病、肌张力障碍等。⑤癫痫。⑥脊髓疾病等。⑦周围神经病，如三叉神经痛、面肌痉挛等。⑧自主神经系统疾病，如雷诺病、红斑性肢痛症等。⑨神经肌肉接头及肌肉疾病，如重症肌无力、周期性瘫痪等。⑩神经系统遗传性疾病，如遗传性共济失调、遗传性痉挛性截瘫等。⑪ 神经系统发育异常性疾病，如脑性瘫痪、先天性脑积水等。⑫ 其他有睡眠障碍、发作性睡病、不安腿综合征以及头痛等疾病。

（一）从传统中医学角度认识

中医学认为，脑为元神之府，为"人神之所居，十二经脉三百六十五络之气血皆汇聚于头"的处所。脑内气血流通旺盛，血气灌注颇丰，在此过程中脑之神机也不断升降出入，纵横上下，传递着思维、情感及动作指令，"神机"由此产生。

脑为"清窍之府"，轻灵通利，若脑内气机升降出入异常，造成神机失用，轻者会造成头晕、目眩等症状。若气机内闭，郁而化火，则会出现头胀头痛、面红耳赤或耳鸣耳胀、目视昏瞀、暴躁易怒、失眠多梦、便秘溲赤等症状。

（二）从刘完素玄府学说角度认识

若玄府闭塞，神机不遂，则会造成头痛、癫痫、帕金森病等神机失用的神经系统疾病。因此，治疗因脑玄府内闭造成的神经系统疾病，其基本治则是开通玄府。常用的芳香开窍药有麝香和冰片，温里药有附子和肉桂，这些药物可发挥开窍豁痰、提神醒脑，兼温经活血、息风止痉之功效[1]。

（三）临床应用

1. 神经性头痛

神经性头痛源于头部肌肉紧张收缩，头部呈紧束或压迫样，有沉重感，常为跳扯痛，吸烟饮酒过度时会加剧，多因生活不规律、烟酒无度、睡眠不足引起。

玄府理论认为，头痛各种证型都具有的病理变化为风邪犯上、玄府郁闭。因此，治疗头痛的基本原则是开通玄府郁闭。古代各医家大多提倡使用风药以开通玄府，包括解表药、祛风药、平肝息风药等，此类药物皆具有疏风解表、调畅气机、辛散走窜之功，可运用于头痛内外风所致的各种证型。当久病入络时，可选用虫类药物破血化瘀、搜风通络。使用风药时还可配伍滋阴润燥之品以防风药耗伤津液，配伍疏肝理气、清热泻火、利水渗湿、补脾益气、活血养血、破血逐瘀类药物以对症治疗。另外，引经药的应用也十分广泛，如阳明头痛使用葛根、白芷，少阳头痛使用川芎、柴胡，太阳头痛使用蔓荆子、羌活、藁本，厥阴头痛使用吴茱萸等，均可疏散风邪、开玄通塞，有效治疗头痛[2]。

吴深涛教授[3]应用刘完素"玄府气液学说"治疗间歇性发作的神经性头痛，取得了较好疗效。选用"宣发玄府类药物"合桂枝汤加减：滑石 20g、生石膏 30g、葱白四段、生甘草 10g、桂枝 30g、白芍 30g、干姜 6g、川芎 20g、白芷 15g、青蒿 20g、柴胡 20g、黄芩 10g、茺蔚子 20g、荆芥穗 15g，共 7 剂，水煎服。二诊，患者头痛发作一次，较前明显减轻；继续服用 14 剂。三诊，头痛未再发作。本方中柴胡、川芎、白芷、荆芥穗、葱白、青蒿宣发玄府，桂枝、白芍、干姜调和营卫，生石膏、滑石、生甘草、黄芩、茺蔚子清内郁之热，故服用 7 剂后，玄府闭塞得开，气机畅通则病愈。

王明杰教授[4]使用七味追风散加减治疗血管性头痛，收效甚捷。他曾用川芎 30g，葛根 30g，白芍 30g，当归 12g，生地 20g，玄胡 12g，羌活 12g，白芷 12g，地龙 12g，僵蚕 12g，全蝎 5g（研末冲服），甘草 6g，每日 1 剂，水煎服，3 剂后患者头痛明显缓解，上方去地龙，加蜈蚣，制作丸剂，每服 9g，一日 3 次，服用 1 个月后病愈，随访 1 年未复发。七味追风散是在《太平惠民和剂局方》追风散（川乌、草乌、防风、川芎、白僵蚕、荆芥、石膏、炙甘草、白附子、羌活、全蝎、白芷、天南星、天麻、地龙、乳香、没药、雄黄）基础上筛选精简而成，追风散原方主治偏头痛、头眩目晕、百节酸疼、脑昏目痛、项背拘急、皮肤瘙痒等症。王明杰认为追风散体现前人风药虫药并用、内风外风同治之法，可用于多种脑病的治疗，但方中药味较多，遂删繁就简，保留 4 味风药与 3 味虫类药作为基本方。七味追风散方中全蝎、地龙、僵蚕属于血肉有情走窜之品，具有通经达络、剔透病邪的独特性能；羌活、白芷、川芎、天麻均为风药，与虫类药并用，开通玄府力量进一步增强。七味药物均宜制作丸散剂，适合慢性脑病患者较长时间服用，所谓"缓图为宜，勿事速达"。

2. 神经性眩晕

眩指眼花或眼前发黑，晕是指头晕甚或感觉自身或外界景物旋转。两者常常同时出现，故统称为"眩晕"。轻者闭目即可缓解，重者如坐车船，视物旋转，无法站立，或兼有恶心、呕吐、汗出、面色苍白等症状。

王明杰教授[5]基于玄府理论，运用天虫定眩饮加减（天麻 15g，土鳖虫 12g，僵蚕 10g，地龙 10g，白芍 18g，防风 9g，羌活 9g，葛根 30g，川芎 12g，黄芪 30g，当归 12g，鸡血藤 30g，沙苑子 20g，菟丝子 20g，白术 12g，法半夏 12g，炙甘草 6g）治疗椎 - 基底动脉供血不足性眩晕，方中以白术、半夏、黄芪健脾除湿，以当归、白芍、鸡血藤养血活血，以葛根、天麻、防风、川芎、羌活等风药辛开轻散，与虫药僵蚕、土鳖虫等走窜之品相配，共奏开通玄府之效，且可引诸药上达头面。风药、虫药具有独特的开通玄府功效，在治疗中有着重要作用，成为本病取得疗效的关键。

3. 老年性痴呆

玄府理论认为，老年性痴呆的基本病机为精血亏少、髓海不足、玄府郁滞。其病位在脑，与心、肝、肾、脾均相关。其病性多属本虚标实。临床多以补虚开玄法辨证论治老年性痴呆。

李桂梅[6]等使用远志散加减（石菖蒲、远志、朝白参各10g，白茯苓20g，黄连3g，肉苁蓉15g，熟地黄15g，钩藤10g，当归9g，川芎9g），在治疗老年性痴呆患者时取得了较好的临床疗效。本方中石菖蒲性辛温，归心、胃经，既可芳香利窍宣其痰湿，又可宁神益智化痰开窍；远志辛苦微温，性苦降以泄痰窒，可交通心肾、安定神志、益智强识，二药相须相使，使脑络－玄府得以宣通，神机得以恢复。人参甘微苦微温，归肺、脾、心经，能大补元气安神益智。茯苓味甘而淡，归心脾肾经，健脾化痰，宁心安神。痰浊日久易生热成毒，停留脑络，损伤神机，热毒盛而难清，佐少量黄连，大苦大寒，可清热泻火，燥湿解毒，化玄府之闭，清脑络之热，醒脑络之机。加入肉苁蓉、熟地黄以补其阴阳；加入钩藤能通脑络玄府之闭，又可定晕；加入当归、川芎以活血养血且化瘀有利于祛痰，瘀血消除。

常富业等[7]创制痴呆方"醒脑散"以宣通脑玄府之闭塞，治疗老年性痴呆，方用附子、川芎、泽泻、栀子、白花蛇舌草、蔓荆子、夏枯草、决明子、石菖蒲、远志等，结果显示其治疗的总有效率为88.1%，可明显改善患者智力状态。方中附子辛热开通玄府；川芎辛温行气活血；泽泻淡渗分利，加速气液流通，以消除淤滞浊气；栀子解除热气郁滞；白花蛇舌草解毒郁之气；蔓荆子、夏枯草、决明子解肝气之郁，通利脑之玄府；石菖蒲、远志祛痰行滞，开心气，利脑气，解除心脑郁滞。

（四）总结

基于玄府理论论治神经系统疾病是对中医理论的创新，发挥了中医药治疗优势，丰富了神经系统疾病的中医病因病机、治则治法及方药内涵，具有重要的临床指导价值。

参考文献

［1］王明杰，罗再琼. 玄府学说［M］. 北京：人民卫生出版社，2018：235-236.

［2］王永丽，胡坤，赵永烈. 从玄府理论探讨（偏）头痛发病机制及治疗［J］. 世界中西医结合杂志，2017，12（8）：1161-1184.

［3］吴琼，吴深涛. 吴深涛教授治疗玄府闭塞之头痛验案一则［J］. 现代养生，2016，269（6）：175.

［4］江玉，潘洪，闫颖，等. 王明杰教授从风论治脑病的学术思想与临床经验［J］. 时珍国医国药，2015，26（3）：710-712.

［5］闫颖，王倩，江玉. 王明杰玄府论治椎 - 基底动脉供血不足性眩晕的经验［J］. 中华中医药杂志，2016，31（8）：3135-3137.

［6］李桂梅，曾庆荣，王雷，等. 立足慢性复杂性疾病及"脑络 - 玄府 - 神机"浅议老年性痴呆［J］. 中医药导报，2019，25（9）：28-31.

［7］常富业，张云岭，王永炎，等. 中医药醒脑散治疗老年性痴呆的临床研究［J］. 天津中医药，2008，25（5）：367-368.

第九节 皮肤疾病

皮肤病是发生在皮肤和皮肤附属器官疾病的总称。皮肤是人体最大的器官，皮肤病的种类不但繁多，多种内脏发生的疾病也可以在皮肤上有表现。引起皮肤病的因素有外在因素和内在因素两种，如机械性、物理性、化学性、生物性、内分泌性、免疫性等。目前常见的皮肤疾病主要包括：①病毒性皮肤病：常见的有单纯疱疹、带状疱疹、疣、水痘、风疹、手足口病等。②细菌性皮肤病：常见的有毛囊炎、疖、痈、蜂窝织炎、丹毒等。③真菌性皮肤病：常见的有头癣、体股癣、手足癣等。④动物引起的皮肤病：如疥疮等。⑤性传播疾病：如梅毒、淋病及尖锐湿疣等。⑥过敏性与自身免疫性皮肤病：常见的有接触性皮炎、湿疹、荨麻疹等。⑦物理性皮肤病：常见的有冻疮、手足皲裂、压疮等。⑧神经功能障碍性皮肤病：常见的有瘙痒症、神经性皮炎等。⑨红斑丘疹鳞屑性皮肤病：常见的有银屑病等。⑩结缔组织疾病：常见的有红斑狼疮、干燥综合征等。⑪大疱性皮肤病。⑫色素障碍性皮肤病：常见的有黄褐斑、白癜风、雀斑等。⑬皮肤附属器疾病：常见的有痤疮、酒渣鼻、脂溢性皮炎、斑秃、秃发等。⑭遗传性皮肤病：常见的有鱼鳞病等。⑮营养与代谢障碍性皮肤病。⑯皮肤肿瘤、癌前病变等。

（一）从传统中医学角度认识

《黄帝内经》说："正气存内，邪不可干""风雨寒暑不得虚，邪不能独伤人"。《诸病源候论》曰："夫内热外虚，为风湿所乘，则生疮，所以然者，肺主气，候于皮毛，脾主肌肉，气虚则肤腠开，为风湿所乘，内热则脾气温，脾气温则肌肉生热也，湿热相搏，故头面身体皆生疮。"《外科启玄》说："天地有六淫之气，乃风寒暑湿燥火，人感受之则营气不从，逆于肉理，变生痈肿疔疮。"可见，皮肤病病因病机复杂，但归纳起来不外乎内因、外因。内因主要是七情内伤、饮食劳倦、禀赋不足、肝肾亏损；外因主要是风、寒、暑、湿、燥、火、虫、毒。其病机主要因气血不和、脏腑失调、邪毒结聚，而致生风、生湿、化燥、致虚、致瘀、化热、伤阴等。治疗主要通过祛除邪气和扶助正气两方面来加以治疗。

（二）从刘完素玄府学说角度认识

狭义的玄府就是指皮肤上的汗孔，即《黄帝内经》中所记载的"所谓玄府者，汗孔也"。它是气血津液在皮肤表面流通的主要通道。肌表玄府畅通无阻，则皮肤正常不发生疾病。反之，如果因外感六淫邪气、七情所伤、饮食劳倦、水饮痰湿、瘀血阻滞等邪气侵袭肌表，或因体质虚弱、气血阴阳不足，肌表失养，都可导致肌表玄府郁闭。肌表玄府郁闭，肌肤失养，就会发生皮肤疾病。治疗皮肤病大法是开通肌表玄府。皮肤病初期，多因外邪侵袭，正邪交争，玄府郁闭，因此，治疗以"宣""通""清"为主。疾病后期，正气虚损，多虚实夹杂，因此治疗宜攻补兼施。治疗时注意在扶助正气的基础上，少佐辛温之药以开通玄府，祛邪外出[1]。

（三）临床应用

1. 急慢性荨麻疹

李东海等人[2]认为，急性荨麻疹多因感受风邪发病，夹杂寒热湿燥之邪，邪气侵袭肌肤并与血相搏，气血运行不畅故呈现风团，此时邪盛正虚，玄府开合失司，闭塞不通，故治疗应以辛温开通为主，常用方剂为桂枝汤、麻黄汤、荆防败毒散、桂麻各半汤等。当病邪出表入里，久病入络而气滞血瘀时，可加用行气活血之品，常用方剂为桃红四物汤、血府逐瘀汤等。对于慢性荨麻疹，此时机体为正虚邪盛，营卫失和，腠理不固，玄府开合失司而导致外邪入侵机体发病，故治疗应以开玄通塞、调和营卫为主，药物多选用调理脏腑气血之品，可添加少量辛温走窜类药物，以开通玄府闭塞，祛邪外出。但正气已虚时，不可过用辛温走窜之品，以防玄府开合过度，耗伤正气，常用肾气丸、六味地黄丸、补中益气汤、八珍汤、黄芪桂枝五物汤等加减。

郝小玲[3]运用经方麻黄汤加味（麻黄 3g，干姜皮 3g，浮萍 3g，杏仁 4.5g，白鲜皮 15g，丹参 15g，陈皮 9g，丹皮 9g，僵蚕 9g，橘皮 10g，枳壳 10g，鸡内金 5g）辨证治疗慢性荨麻疹，开玄府之闭塞，予患者每日 1 剂，一日 3 次口服；

服药 7 剂后，患者皮疹明显减少，瘙痒大减，夜间入睡好转；继续服药 20 剂，皮疹全部消失，至今未见复发。

2. 痤疮

唐可等人[4]认为，玄府郁闭不通，气血津液输布不畅为痤疮的主要病机，因此，宣通玄府、畅通气液则是治疗该病的关键。本病主要分为肠胃湿热证、肺经风热证、痰湿瘀滞证三种证型，风、热、湿、痰、瘀为本病的主要致病因素，分别采用茵陈蒿汤、枇杷清肺饮、二陈汤合桃红四物汤加减进行治疗，治法为疏风清热、宣肺化痰、活血化瘀，旨在畅通气血津液的运行，开通玄府之郁闭。由湿热郁蒸，闭塞玄府造成的痤疮可用茵陈蒿汤清热利湿，开玄府之郁闭；由风热袭肺，玄府闭塞不通，郁于肌表造成的痤疮可用枇杷清肺饮宣肺化痰、疏风散热、畅通玄府；由玄府闭塞，津液郁而化热，炼液成痰而阻滞肌肤造成痤疮可用二陈汤合桃红四物汤加减以活血化瘀、祛湿除痰、畅通玄府。

3. 银屑病

银屑病归属中医"干癣""松皮癣""白壳疮""白疕"等范畴。有些学者[5-7]认为本病病位在玄府，因感受外邪后气血失和，玄府闭塞所致，故治疗应以调气血、通玄府、息络风为根本治疗方法，且该病常与气血阴阳亏损、热毒、血瘀、风寒湿燥侵袭相关，复杂多变，缠绵难愈，故古代医家还从燥、毒、虚论治该病。

庄康国教授[8]运用开通玄府法治疗寻常型银屑病，疗效甚好，选取宣通玄府、凉血消斑之方药：炙麻黄 6g，杏仁 10g，石膏 30g，甘草 10g，桂枝 10g，白芍 10g，生姜 10g，大枣 10g，白花蛇舌草 30g，羚羊角粉 0.6g（分冲），生地黄 30g，玄参 10g，天冬、麦冬各 10g，玉竹 10g，石斛 10g，丹参 15g，当归 10g，水煎服，外用自制湿毒软膏、复方苯甲酸软膏涂抹。患者每月复诊，均以上方为主加减口服，连续服用 6 个月后，全身皮疹基本消失，遗留色素沉着斑片。

宋坪等[9]使用疏通玄府、通络解毒法治疗斑块状银屑病，方药选用炙麻黄、桂枝、苦杏仁、黑附片（先下）各 9g，生石膏（先下）30g，羚羊角粉（冲服）0.6g，细辛 3g，紫草 15g，莪术 9g，白花蛇舌草 20g，生姜 10g，大枣 15g，甘草 6g，结果显示其临床疗效确切，可以显著改善患者皮损及瘙痒程度，安全性良好。

范瑛等[10]应用开通玄府、补肾培元法治疗银屑病，疗效甚佳。患者初诊时选用生麻黄 9g、制附子 9g、藿香 15g、佩兰 15g、全蝎 3g、桑枝 10g、路路通 10g、白英 20g、蛇莓 20g、小茴香 10g、砂仁 10g，30 剂，水煎服，每日 1 剂；二诊时改用开通玄府、补肾培元，兼以解毒法治疗，方药选取生麻黄 9g、桂枝 20g、大青叶 15g、仙茅 9g、淫羊藿 15g、全蝎 3g、桑枝 10g、路路通 10g、土茯苓 30g 等，30 剂，水煎服，每日 1 剂口服；后在二诊方去大青叶、桑枝、路路通，改生麻黄 12g，加蜈蚣 2 条、威灵仙 15g、制乳香 6g、制没药 6g，30 剂，水煎服，每日 1 剂口服，1 个月后患者皮损基本消退，继用前方 1 个月后停药，后随访 6 个月未见皮损复发。

4. 干燥综合征

干燥综合征是一种累及外分泌腺体的慢性、炎症性、自身免疫疾病，主要表现为唾液腺及泪腺分泌功能的下降。女性发病较多，临床表现多样化，病情复杂，可累及多个脏器及系统损害，该病病因和发病机制仍不明确，已成为中医内科中难治的疾病之一。

干燥综合征属于中医"燥证""燥痹"等范畴，但没有对应的病名。对于该病的病因病机，更是众说纷纭。有些医家认为，干燥综合征的病机关键在于素体阴虚，瘀血燥邪聚于体内，阻碍玄府开合灌注而发病。在治疗该病时应遵循"燥者濡之"的治疗原则，以滋阴润燥、开通玄府为主要治疗方法[11]。

（四）总结

从刘完素玄府学说治疗皮肤病，临床疗效非常确切，说明开通玄府治疗皮肤病的诊疗思路与方法具有重要的指导价值。

参考文献

[1] 王明杰，罗再琼. 玄府学说 [M]. 北京：人民卫生出版社，2018：235-236

[2] 李东海，李勇，张横柳. 从玄府开合角度探讨荨麻疹证治 [J]. 新中医，2010，42，（11）：116-117

[3] 郝小玲. 麻黄方加味治疗慢性荨麻疹验案 [J]. 河南中医，2008，28（2）：15-16

[4] 唐可，黄兰莹，周杨帆，等. 从玄府角度探讨痤疮的发病机制及治疗 [J]. 辽宁中医杂志，2019，46（6）：1169-1170

[5] 高云逸，张晓彤，李宗友等. 基于玄府理论治疗寻常型银屑病 [J]. 中国中医药信息杂志，2020，27（3）：113-116

[6] 任晓燕，许鹏光. 从"玄府-气血-络脉"学说探讨银屑病治疗 [J]. 中医学报，2020，35（271）：2544-2547

[7] 宋坪，杨柳，吴志奎等. 从玄府理论新视角论治银屑病 [J]. 北京中医药大学学报，2009，32（2）：136-138

[8] 王煜明，吴小红，宋坪. 庄国康运用玄府开窍法治疗银屑病经验 [J].

中医杂志，2012，3（9）：738-739

[9] 宋坪，王晓旭，杨茂誉，等. 开通玄府、通络解毒法治疗斑块状银屑病120例疗效观察 [J]. 中医杂志，2013，54（17）：1476-1479

[10] 范瑛，庄晨，宋坪. 基于干细胞探讨开通玄府、补肾培元法治疗银屑病 [J]. 北京中医药，2015，34（4）：310-312

[11] 王蕊，金涛. 干燥综合征中医研究进展 [J]. 新中医，2019，51（11）：32-34

第十节　耳鼻喉科疾病

耳鼻喉科疾病，包括耳、鼻、咽喉及其相关头颈区域。常见的五官科疾病有：①鼻科疾病：过敏性鼻炎、鼻出血、鼻窦炎等。②耳科疾病：耳炎、耳鸣、耳聋、外耳炎、鼓膜穿孔。③喉科疾病：咽喉炎、咽炎、扁桃体炎等。

（一）从传统中医学角度认识

"肺气通于鼻，肺和则鼻能知香臭矣"，肺的升降出入正常鼻才能发挥其正常的生理功能。若因外感邪气、邪热郁闭、气滞血瘀、脏腑虚衰等致鼻窍闭塞不通，气机升降出入异常，则表现为鼻鼽、鼻渊、鼻衄、鼻息肉等疾病。

耳位于头部，是人类十分重要的感觉器官，主听觉与平衡觉。耳病实证多由寒湿、湿热、瘀血等所致，虚证多由肾气亏虚或气血亏虚所致。外感六淫、七情内伤、气血亏虚、饮食劳倦皆可导致耳窍气机升降出入异常，出现耳鸣、耳聋、耳痛、耳胀等症状。

（二）从刘完素玄府学说角度认识

鼻玄府是一种遍布鼻窍的微小通路。鼻玄府畅通则气血津液得以正常流通，则鼻能正常识香辨味。鼻部诸病多因鼻玄府郁闭、气血津液流通不畅导致，故基本治法为开通玄府、宣通鼻窍。

耳玄府是一种遍布耳窍的微小通路。耳病无论虚实，也多与耳玄府郁闭有关。治法可疏通玄府，促进耳内气血津液流通，恢复神机运转，药物主要选用辛温发散、补气活血类中药，并可临证加减[1]。

（三）临床应用

1.过敏性鼻炎

陈震萍等[2]以疏通玄府、升阳益气为治法，自拟"疏玄汤"（麻黄6 g，升麻10g，辛夷10g，白芷10g，黄芪15g，露蜂房10g，仙鹤草30g，白鲜皮15g，鹅不食草10g，野菊花10g，甘草5 g）治疗慢性变应性鼻炎，疗效显著。方中选用辛温诸药，可发散宣通鼻玄府。其中麻黄、升麻、辛夷、白芷可发散解表、升阳除湿；由于患者病程较长，易产生气虚症状，故以黄芪、蜂房补虚；仙鹤草和白鲜皮为陈氏所在医院治疗过敏性疾病的经验药对；加鹅不食草以宣通鼻窍；加野菊花以助力宣通、解除郁热；以甘草调和诸药。诸药相配共同发挥疏通玄府、升阳益气的疗效。

刘萍等[3]以开玄通塞为治疗方法，选用五味石膏汤加减（五味子3g，桔梗9g，生石膏3g，杏仁9g，橘皮9g，半夏9g，玄参9g，茯苓9g，生姜9g，甘草6g，辛夷6g）中药颗粒剂治疗过敏性鼻炎，令患者持续服药2周后观察其病情变化。结果显示，使用该方剂可显著改善患者的鼻塞、鼻痒等症状、体征及中医证候，该方法治疗的安全性高，值得在临床上广泛推广。方中五味子为君，味酸、甘，性温，归肺、心、肾经，可敛肺滋肾，能止衄止嚏，使嚏止涕收；生石膏味辛甘性大寒，入肺胃经，可清热除烦；桔梗和玄参相伍，开肺气、润燥解毒；杏仁和橘皮相伍共奏清理肺气、化痰降逆之效；半夏与生姜相伍，和胃降逆，散寒解表；茯苓与甘草相伍，利水渗湿，补脾益气，调和诸药；辛夷，味辛，性温，归肺胃经，具有发散风寒、通鼻窍之功。诸药合用，可共奏开玄通塞之功。

2.急慢性鼻窦炎

庄瑞斐等人[4]认为，急慢性鼻炎与肺、脾、胆的关系密切，热邪为急慢性鼻炎主要病因，玄府郁闭、气液不通是急慢性鼻炎的基本病机。临床应以宣散壅塞、清热利窍、疏和脏腑为治疗原则。

蔡玮等人[5]认为，在鼻窍未酿脓时，可选用辛散通利鼻窍之药以开通玄府，如细辛、鹅不食草、薄荷、苍耳子、白芷、辛夷等。若鼻窍酿脓已成，则可选用清热解毒、化瘀散结之品以宣发玄府郁热、开通郁闭，如黄芩、黄连、金银花、蒲公英、连翘、栀子、牡丹皮、桃仁等。若酿脓已久，头面昏沉而疼痛不剧，为正气虚损之表现，可选用补虚之品以扶正祛邪，宣发玄府郁闭，如黄芪、党参、当归等。若脓成溢出，色黄鲜明而臭秽，可选用托毒排脓之品以逐邪外出，如鱼腥草、败酱草、薏苡仁、桔梗等。

3. 耳鸣耳聋

王振春等[6]提出，加味通气散是临床治疗耳鸣耳聋病的有效方，其药物组成有川芎、柴胡、香附、石菖蒲、丹参等。其中风药川芎、柴胡可平肝息风、疏肝解郁，同时配合丹参、香附可行气活血，加石菖蒲以化痰开窍，共奏宣通玄府、解郁通闭之效。

贺敏等[7]将开通耳玄府的药物总结为直接通玄药和间接通玄药两类，以辛温发散、宣通气血、开玄通塞治疗耳鸣，疗效显著。中药处方选用白芍 30g、香附 15g、钩藤 15g、刺蒺藜 15g、川芎 10g、柴胡 10g、法半夏 10g、胆南星 10g、枳壳 10g，共 6 剂，患者服完后症状基本消失，继服 6 剂后，随访 3 个月后未再复发。方中以柴胡清泻肝胆为主；胆南星、法半夏祛除湿浊以开窍闭；白芍养肝开郁通窍；钩藤、刺蒺藜平肝息风；川芎、香附、枳壳行气开郁。上述诸药直接或间接开通耳玄府，使耳鸣得除。

（四）总结

玄府是迄今为止中医学中人体结构的最小单位。深入研究刘完素玄府学说，将有助于我们更为深入地理解耳鼻喉科疾病的病因病机，提高临床疗效。

参考文献

［1］王明杰，罗再琼. 玄府学说［M］. 北京：人民卫生出版社，2018：235–236.

［2］陈震萍，牟晶晶. 基于玄府学说探析变应性鼻炎的治疗［J］. 国医论坛，2019，34（3）：15–16.

［3］刘萍，李京，等. 五味石膏汤加减治疗过敏性鼻炎的疗效及其对 IgE、EOS、ECP 的影响［J］. 辽宁中医杂志，2018，45，（5）：970–973.

［4］庄瑞斐，周峰峰，顾庆华. 鼻渊的病机探讨［J］. 四川中医，2016，34（8）：19–21.

［5］蔡玮，付文洋，等.“开流、澄源、复旧”治疗鼻渊探讨［J］. 辽宁中医药大学学报，21（2）：314–315.

［6］王振春，罗再琼，等. 耳玄府理论初探［J］. 辽宁中医杂志，2017，44（8）：1614–1615.

［7］贺敏，邢朝年，熊大经. 耳之玄府闭塞与耳鸣耳聋治疗体会［J］. 中华现代眼耳鼻喉科杂志，2010，7（2）：104–106.

第十一节　眼科疾病

眼睛是人类感官器官中最重要的组成之一，大脑中约有 80% 的知识和记忆是通过眼睛获取的。无论是读书写字，还是欣赏人物美景都需要眼睛的参与。

临床上较为常见的眼科疾病有角膜炎、结膜炎、沙眼、白内障、青光眼、夜盲症、黄斑变性、睑缘炎、泪囊炎、近视眼、远视眼、弱视等。

（一）从传统中医学角度认识

中医学认为，目为五官之首，通过眼周的脉络和全身五脏六腑密切联系。《灵枢·大惑论》云"五脏六腑之精气，皆上注于目"，由此可知脏腑的生理病理与眼密切相关。眼尤其与肝关系密切，肝开窍于目，肝主藏血，肝受血而能视，肝气通于目，肝脉上连目系。

中医学认为六淫、疠气、七情、饮食不节、劳倦、外伤等都可引起眼病。在诊治时常按脏腑经络理论，并结合四诊八纲，将眼的局部与全身各个脏器联系起来，进行辨证施治。

（二）从刘完素玄府学说角度认识

刘完素创立了眼玄府学说，如《素问玄机原病式》曰："目赤肿痛，翳膜眦疡，皆为热也。及目瞑俗谓之眼黑，亦为热也。然平白目无所见者，热气郁甚也……然玄府者，无物不有，人之脏腑、皮毛、肌肉、筋膜、骨髓、爪牙，至于世间万物，尽皆有之，乃气出入升降之道路门户也……人之眼、耳、鼻、舌、身、意、神识能为用者，皆由升降出入之通利也。有所闭塞者，不能为用也。若目无所见，耳无所闻……悉由热气怫郁，玄府闭密而致，气液、血脉、荣卫、精神，不能升降出入故也。"刘完素指出疑难眼病，如目无所见、目视盲、目昏、视如蝇翅、黑花等眼病因病机，源于"热气怫郁，玄府闭密"，此为眼玄府之渊薮，揭开了眼科玄府学说的序幕。

明清医家在继承古代中医先贤论述的基础上发展创新了玄府学说，如楼英在《医学纲目》充分肯定了刘完素"玄府学说"的同时，进一步提出血虚为玄府无以出入升降而致目疾的主要病因，并列举开通玄府郁结之药物。王肯堂在《证治准绳》中将眼病归纳为玄府郁滞和玄府有伤两类。除此之外，《审视瑶函》《原机启微》《眼科金镜》等眼科学著作都对刘完素玄府学说加以继承和发展。

现代医家多将刘完素玄府学说应用于治疗干眼、青光眼、视神经萎缩、甲状腺相关性眼病、糖尿病视网膜病变、缺血性视神经病变、结膜炎等。

（三）临床应用

1. 干眼

干眼为临床常见的眼科疾病之一，中医将其归为"神水将枯""白涩症""干涩昏花"等范畴。干眼是以泪膜稳态失衡为主要特征并伴有眼部不适症状的多因素眼病。临床以眼部刺痛、干涩、畏光、异物感、灼烧感、视觉功能紊乱等为主要表现。

眼科名家邹菊生教授采用"宣通玄府，解郁生津"法治疗干眼收效颇佳[1]。陈小华等[2]主张从肝论治干眼，并认为目前干眼年轻化累及肾者少，伤及肝者多。肝郁轻清之津不能上承，木郁不达，则目失濡养。肝气调和畅达，脏腑之精、血、津液才能源源不断上注于目，所以舒肝解郁是开玄府、散郁结的重要组成部分。

李小丹等[3]将视频相关性干眼症患者72例随机分成薄冰凉雾剂1组（药物组成：薄荷、冰片、麻黄）和薄冰凉雾剂2组（药物组成：薄荷、冰片），薄冰凉雾剂1组治疗前后在各主观症状评分、泪膜破裂时间、泪液分泌量、角膜染色方面均优于2组，证实麻黄作为辛温解表开窍类药物，可发散风邪，宣通玄府，输布精液，润燥濡目，使干眼症患者临床症状得到明显改善。

刘桂霞等[4]以神水将枯为病机，选药组方以川芎20g、茺蔚子20g、桃仁15g、红花15g、柴胡20g、茯苓15g、昆布10g、丹参15g煎煮熏眼，直接作用于病所，宣通玄府，解郁生津，濡养目窍，有效率高于玻璃酸钠滴眼液点眼法。

2. 青光眼

青光眼是指眼内压间断或持续升高的一种常见疑难眼病。持续的高眼压可以给眼球各部分组织和视功能带来损害，导致视神经萎缩、视野缩小、视力减退，如不及时治疗，视野可以全部丧失而至失明。中医学认为其应归属于"五风内障"的范畴，尤与其中的"青风内障"最为相近。

廖品正教授[5]倡导开通玄府，恢复其"开阖通利"之特性，临床常用麝香、川芎、赤芍、当归、地龙、石菖蒲等开窍活血通络等药，以宣通气血运行，而达到通玄府、护神光的功效。

李国新等[6]论述："青光眼急性发作，配合点眼药，降低眼压，应用中药可以起到清肝经郁热、启闭玄府、利水疏络、散结通利、防止视功能受损的作用，尤其对术后眼压仍然较高者更为适宜"。

陈辉[7]认为慢性闭角型青光眼主要致病原因是脾湿生痰、阴阳阻滞、经脉不畅、气血失和导致的玄府闭塞，采用中医辨证施治的方法进行治疗，效果明显。冯驰等[8]报道运用玄府理论中西医结合防治新生血管性青光眼在减少青光眼发生、控制眼压、缩短高眼压持续时间、改善眼部症状方面优势明显。梁凤鸣等[9]通过临床实践证实用息风汤加麻黄等治疗阴虚阳亢、玄府闭塞型慢性闭角型青光眼有效。

3. 视神经萎缩

眼科大家姚芳蔚等[10]在论治青盲时强调玄府郁闭是其重要的发病机制，将开通玄府法作为本病的重要治则之一。

4. 甲状腺相关性眼病

吕瑞等[11]认为甲状腺相关性眼病基本病机是由于肝郁化火、痰瘀阻络、脾虚痰湿、肝肾阴虚引起眼中玄府郁闭，津液运行不畅，眼络涩滞，经气不利，导致目珠胀硬突出眼眶，可通过开通玄府、祛除瘀滞、宣通气液提高临床疗效。

5. 糖尿病视网膜病变

张仕忠等[12]将视网膜的血液循环系统和内外屏障类比为糖尿病眼底的玄府，火（郁）热、瘀血和痰湿3种病理产物阻塞血管，破坏内外屏障，引起"玄府有伤"；气血两虚、脾肾亏虚和肝肾不足导致血管空虚，充盈受限，引起"玄府无以出入升降"，3种不足也可导致屏障功能失常，固摄失常，引起虚证之玄府破损，故以祛实补虚、开通玄府立法，采用补虚和玄、祛实和玄的方法治疗，临床疗效肯定。

6. 缺血性视神经病变

谢意等[13]提出无论是非动脉炎性前部缺血性视神经病变急性期或缓解期均可归为目中"玄府闭塞"，气血精微无法输布而发病，因此以"开通玄府"为基本治则，使目中"玄府"恢复其输布功能，气血精微上注于目，从而治疗该病。急性期多以"理气活血化瘀"为主，选用血府逐瘀汤等，宣通气血，通达"玄府"，水肿消退后以"补益肝肾，益气养精"为治法，选用左归饮等方剂，使精气充沛，气运血行，目中衰竭自闭的"玄府"方可恢复其功能，神光通畅，目即能视。

7. 结膜炎

张殷建[14]采用宣通玄府之法，以川桂枝6g、西河柳12g、浮萍12g、云母石12g、南北沙参各12g随证加减治疗干燥性角膜结膜炎患者30例，有效率为76.67%。

（四）总结

刘完素首次提出了眼玄府学说。正是眼玄府的通畅，保证了气液和神机的正常转运和对眼的滋养作用，适应了眼球精细结构的特点。在治法上诸多医家主张开通玄府，并创立方剂，形成了具有中医特色的眼病治疗方法。

参考文献

［1］朱华英．宣通玄府法治疗干眼综合征疗效观察［J］．辽宁中医杂志，2005（12）：1280．

［2］陈小华，白世淼，戎曙欣．玄府学说在干眼症治疗中的应用阐微［J］．中国中医基础医学杂志，2013，19（6）：627+652．

［3］李小丹，李慧丽，余海，等．论麻黄宣通玄府治疗视频相关性干眼症的疗效观察［J］．中国中医急症，2017，26（2）：308–310．

［4］刘桂霞，周丹．中药熏眼治疗玄府郁滞型干眼症48例临床观察［J］．中国现代医生，2011，49（23）：153–154．

［5］赵颖，潘金花，张来林，等．国医大师廖品正基于玄府理论探析青光眼的视神经保护［J］．中国中医眼科杂志，2018，28（5）：313–315．

［6］李国新，卢奇志．眼科玄府学说的形成及其机制探讨［J］．中国中医眼科杂志，1999，9（2）：105–107．

［7］陈辉．中医治疗慢性闭角型青光眼的临床疗效及护理探究［J］．中国现代药物应用，2019，13（18）：55–56．

［8］冯驰，冉起．运用玄府理论中西医结合防治新生血管性青光眼的临床观察［J］．光明中医，2018，33（14）：2106–2109．

［9］梁凤鸣，王明芳．眼科玄府理论及临床意义［J］．江苏中医，1997，18（3）：39．

［10］刘红娣．姚芳蔚老师治疗视神经萎缩的经验［J］．中西医结合眼科杂志，1997，15（3）：57–58．

［11］吕瑞，周莉霞，俞欣玮．从河间玄府理论论治甲状腺相关性眼病探析［J］．浙江中医杂志，2009，44（3）：186–187．

［12］张仕忠，忻胜芳，董丽娜，等．基于玄府学说论治糖尿病视网膜病变［J］．中医药导报，2020，26（9）：198–200，206．

［13］谢意，龙迭戈，向圣锦，等．从"开通玄府"法论治非动脉炎性前部缺血性视神经病变［J］．中国中医眼科杂志，2020，30（3）：206–209．

［14］张殷建．宣通玄府治疗干燥性角膜结膜炎［J］．中国中医眼科杂志，2000，10（3）：39–40．

第十二节 骨科疾病

人体骨骼分为头骨、躯干骨和四肢骨三部分，构成身体的支架，能维持体形、支撑体重和保护内部器官。

骨科疾病常见有脊柱疾病、关节疾病、创伤疾病、骨病4个方面。脊柱疾病常见为腰椎压缩性骨折、腰椎横突骨折、脊髓损伤、神经鞘瘤；关节疾病常见为半月板损伤、髌骨骨折、胫骨平台骨折、股骨内外侧髁部骨折、膝关节韧带损伤、肩锁关节脱位等；创伤疾病常见为四肢骨折、皮肤裂伤、骨缺损、骨不连、延迟愈合等；骨病常见为腰椎间盘突出、骨肿瘤、骨质增生等。

（一）从传统中医学角度认识

中医学认为，骨骼疾病主要受内外因素的影响，在内主要受肝脾肾等脏器影响，在外主要受风寒湿等邪气侵袭，出现肢体麻木不仁、肌肉萎缩等表现。

肝具有贮藏血液和调节血量的功能，人安静休息时，血液归藏于肝；活动时，血液则输送到手足。李东垣《医学发明》记载："血者，皆肝之所主，恶血必归于肝，不问何经之伤，必留于胁下。"意思是说，创伤、劳伤等瘀血为主的筋骨疾患与肝有关。

脾的主要功能是运化水谷精微，作为气血生化之源，四肢百骸皆赖其濡养。肾精的先天之精也依赖后天之精的滋养。如果脾失健运，则化源不足，骨病难以恢复。

"髓能养骨"，骨骼的生长发育依赖骨髓对骨的充养，而骨髓的生成依赖于肾中精气的转化，故有"肾主骨"的说法。肾精不足，人体就容易发育迟缓或早衰，比如幼年时期智力低下，小儿可出现五迟（立迟、行迟、语迟、齿迟、发迟）、五软（手足软、口软、颈软、肌肉软）等病证，成年人会过早出现骨质疏松、发齿早落、耳聋目花、记忆力减退、身体衰弱等。

（二）从刘完素玄府学说角度认识

刘完素在《素问玄机原病式·热类》曰："玄府者，无物不有，人之脏腑、皮毛、肌肉、筋膜、骨髓、爪牙，至于世之万物，尽皆有之"，指出骨中有玄府。现代研究证实，骨骼并非完全为实性结构，其中存在大量微细的孔、窍、道等空腔，分布有形态各异的血管、淋巴管及神经[1]。从中医象思维考虑，骨骼中的细小空腔结构与腠理有相似之处，同为内外进出的门户，归属于中医学玄府的概念范畴[2]。

骨玄府为骨中气血的门户，主要发挥运行气血、滋养骨骼、沟通内外、支撑运动的作用，其开阖通畅是骨正筋柔、气血流畅的重要前提。骨玄府在病理上具有易于郁滞、易于折损、易于疏松、难于恢复的特点[3]。

（三）临床应用

1.膝骨关节炎

膝骨关节炎在中医学中称之为"膝痹"，常见于中老年人，其发病病程较长，发展缓慢，以关节疼痛、肿胀、拘急不适为主要特征，病因责之于素体正气亏虚，加之风、寒、湿等邪气侵袭。从"玄府理论"的角度来看，有学者认为"骨玄府"为至微之处，极易发生衰萎、塌陷、变形、断裂、堵塞等病理变化，影响物质的输布和代谢，无法实现"益他"的功能，则骨之内外营卫气血不充反而风寒湿等邪气留存则发病[4]。

卢敏教授[5]认为膝骨关节炎的根本原因在于骨玄府的衰老、破毁、堵塞而导致玄府失用，结合多年临床经验在独活寄生汤原方基础上加制南星、黄芩、木瓜、淫羊藿组成加味独活寄生合剂，该方既补气养血、益精填髓，又能濡养骨玄府，调节玄府的功能结构。

2.股骨头坏死

股骨头缺血坏死在中医古医籍中称之为"骨蚀"，常见病因有创伤、酒精中毒、糖皮质激素的运用、高脂血症和减压病等。玄府是人体气血升降之门户，玄府闭壅则气血行微，导致股骨头缺乏气血濡养而坏死[6]。王明杰教授提出"玄府郁闭为百病之根"，因此"开通玄府为治病之纲"[7]。党生文等[6]在治疗股骨头坏死时配伍开通玄府的药物，使玄府通利，气血运行恢复，筋骨重新受气血濡养而加快恢复。

3.外伤性骨折

文化等[8]纳入60例四肢闭合性骨折早期气滞血瘀证的患者，继承全国名老中医王明杰教授的经验，在传统活血化瘀治疗基础上加用风药开通玄府，方用防风汤合桃红四物汤化裁治疗，治疗效果优于传统方法组。

4.椎动脉型颈椎病

椎动脉型颈椎病临床常表现为眩晕、耳鸣、视物模糊、手部麻木等一系列症状。根据其临床症状及体征，中医学可将其归属为眩晕、项痹、头痛等范畴。谢林教授[9-10]认为本病的发病机制为肾精不足、肝脾失养为本，肝郁脾虚、痰浊阻窍为标。痰浊阻窍则玄府不通，治疗时在化痰通窍、活血行气基础上，佐以补肾填精、疏肝健脾之法，以固本求元，达到标本兼治的目的。根据长期临床观察，总结经验方葛断定眩汤，临床使用每获良效。

　　5. 痛风性关节炎

　　痛风性关节炎是由于尿酸盐沉积在关节而引起病损及炎性反应。中医学亦有"痛风"之病名，病理因素主要为痰浊与血瘀互为影响。黄高孝等[11]认为玄府闭塞则气血互渗受阻，出现气血津液失调，进一步发展可使邪气壅滞，络脉瘀阻，痰浊瘀血内生，留于关节肌肉而产生痛风性关节炎。治疗时应以桂枝芍药知母汤、白虎加桂枝汤、麻杏苡甘汤等"开玄府，通络脉"。

（四）总结

　　骨膜、骨质、骨髓中都存在有骨玄府，具有运行气血、滋养骨骼、沟通内外、支撑运动的作用。当骨玄府郁结不通时，在辨证论治的基础上配以开通玄府之药，助药性直达病所，有利于提高治疗骨科疾病的疗效。

参考文献

　　[1] Diana Lopes, Mc Claudia, MB Oliveira, et al. Bone physiology as inspiration for tissue regenerative therapies [J]. Biomaterials, 2018（185）：240–275.

　　[2] 陆鹏，由凤鸣，胡幼平，等. 玄府—络脉体系概论 [J]. 中国中医基础医学杂志，2017，23（1）：29–30+92.

　　[3] 曹金凤，赵宏艳，徐慧慧，等."骨玄府"理论初探 [J]. 中医杂志，2020，61（12）：1037–1041.

　　[4] 江花，王明杰，王鸿度. 试论"骨玄府" [J]. 中医文献杂志，2017，35（1）：6–10.

　　[5] 段航，卢敏，李晨春，等. 基于"玄府理论"探究加味独活寄生合剂治疗膝骨关节炎的作用机制 [J]. 湖南中医杂志，2020，36（5）：113–114.

　　[6] 党生文，党生菊，周梅. 浅谈开通玄府治疗股骨头缺血坏死 [J]. 四川中医，2015，33（10）：27–28.

　　[7] 王明杰."玄府"论 [J]. 成都中医学院学报，1985（3）：1–4.

　　[8] 文化，漆伟. 开通玄府治疗外伤性骨折初期临床观察 [J]. 实用中医药杂志，2016，32（10）：966–967.

　　[9] 张翔，康然，邓蓉蓉，等. 谢林教授治疗椎动脉型颈椎病经验采撷 [J]. 四川中医，2018，36（8）：1–2.

　　[10] 钱宇章，王楠，董煜祺，等. 谢林从玄府论治椎动脉型颈椎病经验 [J]. 上海中医药杂志，2020，54（7）：52–54+61.

　　[11] 黄高孝，张宝成，黎氏宝玲，等. 基于"开玄府，通络脉"理论探

讨风药泄浊化瘀在痛风性关节炎治疗中的应用［J］. 中国中医急症，2019，28（10）：1806-1809.

第十三节　妇科疾病

女性内生殖器主要有子宫、双侧卵巢和双侧输卵管。子宫的主要作用就是孕育胎儿。卵巢是女性的生殖腺，其功能是产生卵细胞，分泌雌激素和孕激素。输卵管主要作用就是运输精子和卵子。外生殖器又称外阴，是女性生殖器官的外露部分，包括阴阜、大阴唇、小阴唇、阴蒂、阴道前庭。

妇科疾病包括外阴疾病、阴道疾病、子宫疾病、输卵管疾病、卵巢疾病等。

（一）从传统中医学角度认识

妇科疾病的病因多归为外感和内伤两大类，外感常以风、寒、热、湿为主，内伤则以忧、思、悲、惊和房事不节者居多。上述致病因素，引起气血失调，损伤冲任二脉，从而产生经、带、胎、产方面的疾病。对妇科病的治疗方法，和其他临床各科一样，着重在调整和恢复全身机能，在此基础上尤其注重气血和冲任的调护，关注恢复心、肝、脾、肾的功能。

（二）从刘完素玄府学说角度认识

天癸是源于先天肾脏所藏之阴精，具有促进人体生长、发育、生殖功能的精微物质[1]。天癸要发挥其功能则需要通过玄府构成其运行通道，促使冲任经血下蓄胞宫。女子可因外感六淫、内伤七情或饮食劳倦、痰饮瘀血等因素，导致气滞、血瘀、痰湿阻滞、火郁等病理变化，使肾、冲任、胞宫之玄府郁闭，天癸失调，导致"肾－天癸－冲任－胞宫"的生殖轴失调，从而出现月事不调、不孕、癥瘕等病证。

（三）临床应用

1. 原发性痛经

原发性痛经即功能性痛经，是指月经期下腹部痉挛性疼痛，严重者可伴随恶心呕吐、冷汗淋漓、手足厥冷，甚至昏厥。若先天禀赋不足，肝肾亏虚，精亏血少，脾胃虚弱，气血生化乏源，则天癸分泌不足，冲任无以充盈，胞脉失于濡养，玄府郁闭，"不荣则痛"，发为痛经。若因肝郁、痰浊、湿热、寒湿、瘀血蓄于胞宫，阻滞胞脉，玄府郁闭，天癸运行之路瘀阻不通，经行不畅，"不通则痛"，发为痛经[2]。

李绍林等[3]认为顺玄府通利之性，开通玄府为本病的治疗原则，根据病因的不同可采用补虚开玄、辛散开玄、活血开玄、清热开玄等治疗方法。

2. 郁而崩漏

崩漏是指女子不在行经期间，阴道突然大量出血不止，或下血淋漓不尽，突然大量出血称"崩中"，下血淋漓不断者称"漏下"。

"郁结血崩"的概念出自清代《傅青主女科》，"妇人有怀抱甚郁，口干舌渴，呕吐吞酸，而血下崩者，人皆以火治之，时而效，时而不效，其故何也？是不识为肝气之郁结也"。康严等[4]提出崩漏属于血病，无论其病机如何，治疗不可脱离"气"。肺在上焦，主治节朝百脉，上焦不宣，下焦之气难上，中焦之气难转，因此开肺玄府之闭郁，通达气血精液之路为郁结崩漏之治则。利用风药宣肺调畅气机，引血归经可增加临床疗效。

3. 围月经期哮喘

围月经期哮喘是指女子在月经前期或月经期哮喘症状加重。在患者"肾—天癸—冲任—胞宫"生殖轴素有不通的基础上，玄府气液宣通失常是导致围月经期哮喘的直接原因。可以采用消导补益、通络开玄与调经导滞、固本培元相结合，针对围月经期哮喘虚实夹杂、痰瘀互结病机，通过清肺化痰开玄、活血化瘀开玄、补养肾精通玄之法标本兼治[5]。

4. 多囊卵巢综合征

多囊卵巢综合征是由多遗传因素、多基因和多环境因素等引起的以下丘脑—垂体—卵巢功能紊乱、持续性无排卵、月经失调、不孕、高雄激素血症、胰岛素抵抗和卵巢多囊性改变等为特征的疾病。中医学多将其归属于"闭经""不孕""崩漏"等范畴。

"玄府郁闭，天癸泌至失常"是本病发病的根本病机，"开玄调癸法"为治疗的根本大法。先天禀赋不足、后天生化乏源导致"天癸泌至不足"，临床主要表现为女子月经初潮迟至，或月经后期、量少，色淡质稀，甚渐至停闭等，采用"开玄养癸法"滋养后天脾胃，恢复肾主藏精，临床常选用圣愈汤、大补元煎等方。气滞、血瘀、痰湿、火郁等病因，影响肾、冲任、胞宫的玄府系统，导致"天癸泌至太过"，临床主要表现为女子生长发育过快，性早熟，月经提前，或形体肥胖，体、阴毛浓密易出现痤疮等，采用"开玄通癸法"祛除影响玄府郁闭的诱因，恢复玄府自身流通气血，渗灌津液的功能，临床常选用龙胆泻肝汤、乌药散等[6]。

（四）总结

虽然目前玄府理论在妇科临床中运用较少，但玄府既是女子天癸、气血津液的运行通路，又是气机升降出入的门户，理应受到重视。我们相信，通过对玄府和天癸的研究，将逐步完善妇科的诊疗系统，为临床治疗原发性闭经、不孕、多囊卵巢综合征、卵巢早衰等妇科疑难杂症提供新的思路。

参考文献

［1］赵永明，吴效科."天癸"的理论分析［J］.世界中西医结合杂志，2008（10）：569-570，575.

［2］谢秀超，彭卫东，刘晓玲.玄府调控肾－天癸－冲任－胞宫月经生殖轴的探讨［J］.四川中医，2014，32（8）：40-42.

［3］李绍林，胡勇，何伟.基于玄府－天癸学说论治原发性痛经［J］.中医杂志，2017，58（15）：1333-1335.

［4］康严，卢钰.关于开玄宣肺法治疗郁而崩漏的探析［J］.四川中医，2021，39（1）：22-24.

［5］林琪明，张伟.浅议"肾－天癸－冲任－胞宫"生殖轴异常及玄府气液失调对围月经期哮喘病机及治疗的影响［J］.时珍国医国药，2020，31（1）：150-152.

［6］谢秀超，刘晓玲."玄府天癸论"在多囊卵巢综合征治疗中的运用［J］.四川中医，2017，35（1）：27-29.

第八章 刘完素玄府学说在预防疾病和健康养生中的应用

第一节 刘完素预防玄府疾病的方法探讨

玄府是人体内输送气液的极细微的通道和门户。玄府疾病不外乎虚实两类，若人之气液不足会导致玄府失于充养，此为因虚而导致玄府疾病，可以简称为虚玄性疾病；气液输布运行障碍会导致玄府闭塞不通，此为因实而导致玄府疾病，可以简称为实玄性疾病。玄府疾病的预防便是从虚实两个方面来考虑，通过这些预防措施，让玄府中的气液不亏虚并运行通畅，令玄府维持自然调和的健康状态。

通过阅读刘完素的相关原著，我们将刘完素预防玄府疾病的方法总结为六条加以探讨。这六条为调畅情志、合理饮食、劳逸结合、节制情欲、规律起居、养生保健。刘完素通过上述六种方法，使气液输布正常并充沛于玄府，令玄府调和畅达，功能正常，来达到预防玄府疾病的目的。

一、调畅情志

中医将人的情志活动分为五大种，即喜、怒、思、悲、恐，又称为五志。五志对应五脏，情志的波动可影响到此情志对应的脏腑机能活动，如《素问·阴阳应象大论》中所说的"怒伤肝……喜伤心……思伤脾……悲伤肺……恐伤肾"。五志不可过极，五志过极会导致脏腑气机逆乱，玄府闭塞，产生玄府疾病。刘完素指出"凡五志所伤皆热也""六欲七情，为道之患，属火故也"，他认为五志过极皆可化火，火化热郁则气血不能宣通，进而玄府气机闭塞，神无所用，化生诸多脏腑形体官窍疾病。

所以，刘完素强调"持满御神，专气报一"的预防玄府疾病方法，"忍怒以全阴，抑喜以全阳"，让人的精神内守，情志不可过极，恬淡虚无，进而使气机调和，玄府通畅，达到预防玄府疾病的目的。

二、合理饮食

中医将饮食分为五类，以五味划分，即酸、苦、甘、辛、咸五种味道。五味可归属于五脏，故饮食之五味亦可以对脏腑产生作用。刘完素指出："虽五味为之养形，若味过于酸，肝气以津，脾气乃绝；味过于咸，大骨气劳，短肌，心气抑；味过于甘，心气喘满，色黑，肾气不衡；味过于苦，脾气不濡，胃气乃厚，味过于辛；筋脉沮弛，精神乃央。所谓失五味之常，而损其形也"。刘完素特别强调了饮食五味对人身体疾病的影响，他指出五味不可过极，饮食五味过极会损伤其所克之脏，使其气机逆乱，玄府闭塞而病。

同时，刘完素提出了合理饮食对于预防玄府疾病的作用，他指出："人之生也，由五谷之精，化五味之备"，形体想要健康没有疾患，饮食五味之养是基础，仓廪充足方可津气充沛，玄府才可气充而通畅，玄府才可津足而濡养形体官窍。

三、劳逸结合

虚劳可以由多种原因导致，其最常见因素便是过度劳累。刘完素强调："精太劳则竭，其属在肾，可以专啬之也。神太用则劳，其藏在心，静以养之，唯精专然后可以内守。"过度劳累则耗伤精气，使人精气虚，精的濡养功能下降，使津不能正常的输布流通，玄府失于濡养而导致玄府疾病；使气的温煦功能下降，则寒气凝滞，气液不通，玄府闭塞；使玄府的抵御外邪功能下降，则邪气易于侵袭，阻塞玄府，进而导致玄府疾病。过逸亦会损伤正气，如《素问·宣明五气》所说"久卧伤气，久坐伤肉"，过逸则气津亏虚，气机停滞，进而玄府郁闭。

所以，应劳逸结合，不可过度劳累的同时，还要做到"体欲常运"，从而达到气津调和，玄府充盈并且通畅，功能正常而不紊乱，才能真正地预防玄府疾病。

四、节制情欲

肾精是指肾所藏先天之精和后天之精的总称。先天之精禀受于父母，主生育繁衍；后天之精源于水谷精微的化生，主生长发育。如果肾精充足，则三焦通畅，气化正常，气津流布，精微能够濡养于脏腑形体官窍；反之，如刘完素所说"精太劳则竭"，肾精不足，精气损伤，日久气津损伤，玄府不能充养。

刘完素提出："精之处无得而夺也""省约俭育"，他特别强调克制生育以养精的保精思想。过度损耗肾精也会导致津气亏虚，形体官窍及玄府失养，从而产生许多玄府虚劳性疾病。

五、规律起居

正常的规律起居，正如《黄帝内经》所说，春天晚睡早起，夏天晚睡早起，秋天早睡早起，冬天早睡晚起。其所言早晚是在正常限度内的适当调节，并不是过早与过晚。睡觉过晚则耗伤气津，玄府失于充养而郁闭；睡觉过早则阳气生发不利，影响气化，进而玄府气机闭塞。

刘完素非常重视《黄帝内经》中通过昼夜四时起居对人精神气保养的理论。他指出："起居适早晏，出处协时令"，通过顺应自然规律，使人体之阴阳与昼夜四时之阴阳相协调，令五脏气机流畅，不乘侮伐克，玄府通利，不发生疾病。

六、养生保健

养生保健的方式有很多，比如导引、静坐、咽津、调气、推拿按摩等。导引是一种通过俯仰屈伸，使精气津血流通，促进健康的养生保健方法，常与调气、静坐、咽津、推拿按摩等配合进行。

刘完素对于道家养生方式尤为擅长，他提出了诸多养生保健方法来预防玄府疾病，比如"吹嘘呼吸，吐故纳新，熊经鸟伸……导引按跷""平气定息，握固凝想，神宫内视""服气于朝，闭息于暮"，等等。

导引之法，模仿熊摇晃、鸟展翅的一些动作，条达气机，畅通经络，使人的气血津液精神调达不郁，进而玄府通畅，疾病不生。

静坐之法，通过凝神令精气内守，元气内充，使五脏安和，气机通利，玄府之气液调和，阳蛰于下不外扰，阴荣于上不枯槁，玄府得以滋养，进而不生疾病。

咽津之法，《内经》称肾之液为唾，故唾液又常称为金津玉液。道家认为唾液乃人之精气所化，所以道家修炼时常用咽津之法。通过咽津之法，以补养阴精、润泽五脏、滑利关节，使玄府气液充足，形体官窍肢体功能正常。

调气之法，通过吹嘘呼吸，吐浊纳新，以养元气，使人元气充沛，玄府通畅。

推拿按摩之法，可以让玄府保持气液流通，进而来预防玄府疾病。

第二节 刘完素玄府学说在健康养生中的应用探讨

玄府学说是刘完素思想的重要组成部分。刘完素认为，玄府是遍布人体的极细微通道，能输送元气、津液、精神。玄府以通为贵，玄府通畅是人体健康的重要保障。刘完素很重视养生，并在《素问病机气宜保命集·摄生论》等文中记录了他的养生观。下面我们从扶正和御邪两个角度探讨刘完素玄府学说在健康养生中的作用。

一、玄府通畅，精气神自旺

精、气、神三者，被称为"三宝"，是养生之关键。刘完素认为："神者，生之制也，形以气充，气耗形病，神依气立，气纳神存。修真之士，法于阴阳，和于术数，持满御神，专气抱一，以神为车，以气为马，神气相合，可以长生。"精、气、神是人体的三大物质基础，精气充足、神明清净则人得以长生；三者可相互化生，与玄府密不可分。

（一）玄府通畅则神自全

中医学认为，神是生命活动的主宰，是生命活动的集合，它既受精气的充养，又调节精气的代谢。神机流转之场所为玄府，玄府使神聚而不散，玄府通畅则神全而内守。此外，神为心所出，心之玄府亦与神的化生关系密切，刘完素提出："神明之出，皆在于心。独不观心为君主之官，得所养则血脉之气旺而不衰。"玄府不通既能使神机停滞或神乱不安，亦能通过影响精气的生成而使神无所养，最后导致神衰。

（二）玄府通畅则精自生

精有广义与狭义之分，广义之精泛指人体所有生命物质，狭义之精则主要指肾精。精亦有先天、后天之分，属先天者禀于父母，属后天者生于脾胃，两者皆藏于肾。精与肾之玄府有密切的关系，《素问病机气宜保命集·原道论》有言："体者精之元也，精不欲竭……肾为作强之官，得所养则骨髓之气荣而不枯，蛰封藏之本无得而倾也，精之处无得而夺也。"肾之玄府通畅，肾的生理功能正常，故肾藏精而不外泄。玄府是先天之精与后天之精相互资生的场所，"先天生后天，后天养先天"，玄府通畅则先后天之精得以相互沟通。玄府不通则先后天之精无法互生，导致精之泉源枯竭。

（三）玄府通畅则气自充

气是维持人体生理功能的基本物质之一，《素问病机气宜保命集·原脉论》：
"气化则物生，气变则物易，气盛则物壮，气弱则物衰，气绝则物死，气正则物
和，气乱则物病，皆随气之盛衰而为变化也。"气分为先天之气与后天之气，先
天之气为先天之精所化生，后天之气则主要包括脾胃所化的水谷精微与肺呼吸
的自然界清气。《素问玄机原病式·六气为病·火类》："然皮肤之汗孔者，谓泄
气液之孔窍也……一名玄府者，谓玄微府也……乃气出入升降之道路门户也。"
玄府是气升降出入的通道，玄府通畅则元气运行调畅有序而自旺。玄府不通则
元气运行不畅无序，故怠惫衰竭。

二、玄府通畅，津液自化

津液是津与液的总称，包括体内一切正常水液，是转化精、血、髓、唾、
汗、尿等的物质基础。津液来源于饮食水谷。胃受纳、腐熟水谷，形成包括津
液等精微物质。脾运化津液，升清于心肺，而后散布于全身。大小肠则能泌别
清浊而助脾，即所谓小肠主液、大肠主津之说。玄府分布于脾、胃、大肠、小
肠，又是它们之间进行物质交换的桥梁。玄府通畅，则此四者受纳运化功能无
碍，津液能在四者协同配合下流转、滋养于全身并正常代谢，正如刘完素所说
"气液宣行，流湿润燥"。

《黄帝素问宣明论方·水湿门》曰："湿病本不自生，因于大热怫郁，水液
不能宣通，即停滞而生水湿也……虽病水寒，不得宣行，亦能为湿。"可见无
论寒热，皆能郁闭玄府。玄府一旦不通，津液则不能宣行，故水液内阻而聚湿
生痰。

三、玄府通畅，血自和

血是人体的营养物质，运行于脉管之中，环周不休，滋养全身。奉心化赤
则为血，血的生成依靠心的"化赤"功能。血流于脉中，其运行需要各脏腑、
脉管和玄府的协调。刘完素在《素问玄机原病式·六气为病·热类》中说："血
气者人之神，不可不谨养也。故诸所运用，时习之则气血通利，而能为用，闭
壅之则气血行微，而其道不得通利，故劣弱也。"玄府通畅，则气液敷布，心能
化血，肝能藏血，脾能统血。反之，玄府不通则气液不布，血脉自乱而血病。

四、玄府通畅，形自充

中医学的"形"是人体生命的实体部分，如皮毛、肌肉、筋脉、骨骼、四肢、五官九窍等。玄府分布于全身各处，形体之中亦有玄府。玄府通畅则气液神机通利，则形体健壮，生机旺盛，而邪气也难以侵袭和积聚于形体。反之，玄府不通，则形体失常。《素问玄机原病式·六气为病·热类》曰："外冒于寒，而腠理闭密，阳气郁结，怫热内作，热燥于筋，则转筋也"。玄府通过汗孔、腠理向外界开放，外感寒邪引起腠理闭塞，故体内玄府亦随之闭密，气机不通乃郁结为热，热气烁于筋，发为转筋。该篇还曰："若病热极甚则郁结，而气血不能宣通，神无所用……是故目郁则不能视色，耳郁则不能听声，鼻郁则不能闻香臭，舌郁则不能知味。至如筋痿骨痹，诸所出不能为用。"此处诸症乃因热起，但同样是玄府不通而形体官窍不利。可见，玄府通则形充；玄府不通，则形损。

五、玄府通畅，邪自难侵

人体感受邪气，一是因外邪较盛，侵袭人体肌表；二则和人体内因有关，如玄府虚闭或实闭，导致邪气乘机而入。玄府闭郁则"结滞壅塞，而气不通畅"，营卫二气不调，腠理失摄，故邪气容易侵袭人体。

玄府之性贵通利，《素问病机气宜保命集·破伤风论》曰："风者，百病之始也，清净则腠理闭拒，虽有大风苛毒，而弗能为害也。"风为六淫之首，风性开泄且易携诸邪侵犯人体。刘完素认为，玄府清净通畅，则诸邪气难侵人体。究其原因，体内玄府与外玄府腠理、汗孔相通，内在的玄府通利，则外在的玄府腠理与汗孔能正常开阖，"腠理疏通，而阳气得散"，营气不耗散于外，卫气能敷布固守于外，故邪气不能侵犯人体，有着"外为标，内为本"的精神内涵。

综上所述，玄府学说在健康养生中的作用主要体现在：玄府通畅，则气血精津调和，故而阴阳平衡，正气充足，动作不衰；玄府通畅，则邪气不得侵犯人体，正气内守，各精微物质运行有序，疾患弗生。可见，刘完素玄府学说对健康养生有着重要的指导作用。

第九章　对刘完素玄府学说重要价值的探讨

刘完素玄府学说是刘完素学术思想的重要组成部分。近年来，刘完素玄府学说越来越受到中医学者的重视，故将刘完素玄府学说的重要价值加以总结探讨。

一、整体的生命观

刘完素学术思想中的玄府主要指人体中细微难察的网络通道和门户，该通道和门户相对独立于血脉、经络、脏腑等系统，并与诸系统共同构成人之整体。刘完素认为玄府无物不有，且广泛分布于人体各处。体表玄府主要包括汗孔与腠理，体内玄府主要包括五脏玄府、六腑玄府、奇恒玄府、五官九窍玄府等。玄府既是构成人体的物质基础，又是联系各组织器官的通道与桥梁。正是玄府的这个特点，使人体在结构上成为了一个有机的整体。

玄府的生理结构为其功能提供了物质学基础。玄府的广泛性与网络性使人体精微与各脏腑得以相互联系。刘完素认为，玄府能流通敷布元气、津液、精神等物质，故既能濡养五脏六腑，又助脏腑之间进行新陈代谢，体现了人体各脏腑精微在功能上的整体性。此外，玄府通过腠理、汗孔等向外界开放，"人与天地相应，日月相参……其腠理开闭缓急，故常有时也"[1]，腠理与汗孔的开阖适应着昼夜四季之流转，帮助体内玄府吸收自然界清气与排出浊气。如此，人体和自然界便有了物质交换，体现了天人相应的整体观。

二、不通的疾病观

刘完素玄府之生理结构和功能决定了它贵开忌阖的生理特性。玄府之性，开为顺，闭为逆；塞则病，通则安。外感六淫、情志失调、饮食劳倦等可使玄府为病。虽病因种种，致虚致实，皆是与玄府开阖失司而不得通利有关。

在刘完素的书中，诸疾的发病常常伴随着玄府不通，"谓精神荣卫、血气津液，出入流行之纹理闭塞"[2]。玄府不通则出现气失宣通、津液不布、痰阻血瘀、神无所用等病变。玄府细小而广布，玄府疾病是脏腑、官窍等受病的微观病理基础，玄府不通影响五脏六腑、五官九窍、四肢百骸、筋骨皮毛等各个部位，因此形成了不通为患的疾病观。

三、由宏及微的诊断观

《素问玄机原病式·六气为病·火类》曰："人之眼、耳、鼻、舌、身、意、神识，能为用者，皆由升降出入之通利也。有所闭塞者，不能为用也。若目无所见、耳无所闻、鼻不闻臭、舌不知味、筋痿骨痹、齿腐、毛发堕落、皮肤不仁，肠不能渗泄者，悉由热气怫郁，玄府闭密而致。"[2] 刘完素在明确玄府遍布全身的前提下，提出目不能视、耳不能闻等疾病的出现，皆是其对应脏腑器官中玄府的闭密所致。他推演望诊与问诊收集的信息，着眼点始于宏观的脏腑器官，继而转向了更微观的玄府。最终，由宏及微地认识与诊断疾病。

无独有偶，近现代著名医家陈达夫在诊断眼科疾病时，认识到宏观之眼背后还有更微观的玄府结构，重视将眼与玄府联系起来，倡导从玄府认识六经眼病。

传统的诊断思想强调"见微知著"，采用由局部推及人身整体、由微观推及宏观的原理。刘完素玄府学说对玄府疾病的病位辨证所用的却是另一种方法，即以宏观推及微观。虽然推理的空间次序不同，两种诊断原理却都基于"人是一个有机整体"的哲学思想，并且值得注意的是，在两种诊断方法指导下的治疗方法都经得起临床验证。

四、以通为用的治疗观

玄府之病，总不离"不通"二字。在玄府疾病的治疗上，则是以"开通"为根本。如何"开通"呢？这在治疗玄府疾病的过程中有其具体方法。对玄府实证主要有解表散寒开玄法、清透火热开玄法、清利湿热开玄法、泻下通腑开玄法、化痰开玄法等。对玄府虚证则有补气通玄法、养津通玄法、滋阴通玄法、温阳通玄法等。

在上述实证诸法中，刘完素皆重视运用辛味药。辛能行能散。所谓行，乃行气、行津，使玄府中各精微物质能运行流转，而无邪气阻碍；所谓散，即是发散之意。玄府通过汗孔、腠理、九窍向外界开放，辛味药能散玄府中邪气于外。可见，辛味药能让玄府通畅而精微流转，气液得以润养全身，恰合《素问·脏气法时论》中"辛以润之"之意。

五、形神兼顾的养生观

预防玄府疾病的方法主要有调畅情志、合理饮食、劳逸结合、节制情欲、规律起居、运动吐息等几种。通过这些方法，玄府中的气液精微能正常流转，疾患不生。玄府调畅清灵是养生的重要基础之一，这可体现在形神相保之中。

"形"主要指五脏六腑、肢体官窍等有形之体。玄府通畅则形体无有形实邪积聚，又得气液之润，故形体不衰。玄府通利对于维持"形"这一生命活动的物质基础具有重要意义。"神"是生命活动的集合与主宰。神明之出在于心，心之玄府与神的化生密不可分。同时，神机流转之场所为玄府，玄府使神聚而不散，玄府通畅则神明充而不乱。所以，玄府通畅，形神相合，则可以长寿，体现着形神兼顾的养生观。

六、切实的临床指导观

对内、外、妇、儿及人体各系统疾病，刘完素玄府学说不仅为认识其病因病机提供了重要的理论参考，同时也为这些疾病给出了具有中医特色的治疗方案。以心脑系统疾病中的冠心病（胸痹）为例，传统观点多从正气不足、情志失调、寒凝气滞等角度来认识，辨治也多以心这一脏腑为中心。"胸痹"中的"痹"乃闭塞之意，基于刘氏玄府学说，当知冠心病的病机与心之玄府闭塞关系密切，其治法可以开通玄府为要。在辨证的基础上，可用解表开玄、化痰开玄等法，以提高疗效。

刘完素玄府学说指导下的开玄之法，对提高临床疗效有切实的帮助。不仅补充了传统脏腑、经络等辨证治疗的不足，更显示刘完素玄府学说并非空谈理论，而是从临床中来，到临床中去，具有正确性与可验证性。

随着刘完素玄府学说的研究与探索，相信会有更多的中医学者在医疗实践中运用刘完素玄府学说，其临床价值将更加突出。

七、现代研究灵感的源泉

现代科学研究往往从古代医籍中汲取灵感，《肘后备急方》中"青蒿一握，以水二升渍，绞取汁，尽服之"的描述是青蒿素诞生的灵感来源。古代早有对柳树枝叶、根皮功效的记载，这为现代科学家从柳树类植物中提取水杨酸做了很深的积淀。

刘完素玄府学说对现代科研亦有很多启发。基于实验研究，围绕着玄府的结构功能与本质，现代医家提出了"玄府开阖能调节炎症因子""离子通道是玄府的组成部分""细胞间隙是玄府的组成部分"等假说。

炎症因子说借助药理与临床研究，基于"开玄解毒法"治疗斑块型银屑病有效的发现，认为开玄疗法可降低炎症因子 $TNF-\alpha$ 与 $IL-8$。离子通道说认为离子通道同刘完素所言的玄府在结构与功能上具有相似性，并且通过中风病的实验研究，指出开通玄府对调控离子通道的开阖具有重要影响。细胞间隙说认为，细胞间隙与刘完素提出的玄府都是细微的孔门与腔隙性结构，前者的神经信息传递功能与后者的神机转运功能也具有相似性，由此提出了细胞间隙属于玄府的假设。

除了上文提到的诸假说，还有很多现代研究在科学视角下，从不同角度探索刘完素玄府学说的奥秘。相信在未来，刘氏玄府学说将启发更多的科学研究，会有更多的现代研究拓展玄府概念的内涵与外延。

八、求索创新的精神价值

刘完素玄府学说之所以能形成，得益于刘完素对《黄帝内经》中玄府概念的创新发展。他朝夕研读《黄帝内经》数十年，在吸收《黄帝内经》学术思想的同时，也认识到《黄帝内经》玄府概念的不足。玄府在《黄帝内经》中仅指汗孔和腠理，而刘完素发现玄府广泛分布于体内体外，并可形成运输精微的相互联系的通道。刘完素在结构与功能上大大拓展了《黄帝内经》玄府的范畴，这种创新精神无疑对后世医家具有深远的影响。

自宋金以降，后世许多医家对刘完素玄府学说有所发扬。如张从正用汗、吐、下三法，"开玄府逐邪气"[3]，体现了玄府疾病治法的创新发展；再如络与玄府皆以通为贵，叶天士的络病学说可以从刘完素的玄府理论中找到解释其病机的切入点[4]，体现了玄府病机的创新发展。刘完素玄府学说在后世医家的努力下，不断丰富完善与发展，体现了理论创新的历史进程。

综上所述，刘完素玄府学说具有广泛而重要的学术价值和应用价值，历久弥新。展望未来，现代中医学者一定会继承其精华，守正创新，更加广泛和深入地开展刘完素玄府学说的研究与应用，赋予其更加崭新的内涵。老树新芽，刘完素玄府学说的学术价值不可估量。

参考文献

［1］周学海. 形色外诊简摩［M］. 北京：学苑出版社，2010：31.

［2］宋乃光. 刘完素医学全书［M］. 北京：中国中医药出版社，2015.

［3］张从正. 儒门事亲［M］. 沈阳：辽宁科学技术出版社，1997：19.

［4］朱凤娟，韦莉，刘从盛. 玄府闭密探讨久病入络病机［J］. 针灸临床杂志，2008，24（7）：38-39.

附　录

附1　张再康运用麻黄开通玄府治疗疑难杂病
验案举隅

张再康，博士后，教授，博士生导师，第三批国家级名老中医和国医大师李士懋教授学术继承人，长期潜心研究刘完素的玄府学说，临床擅长应用麻黄开通玄府治疗多种疑难杂病，取得了良好疗效。现将其临床治验的5个典型病例加以整理总结，以飨读者。

一、病案

（一）银屑病案

李某，男，73岁。2019年8月16日初诊。主诉：患丘疹鳞屑性皮疹3年余。患者经多家医院和诊所诊治，效果不佳，经人介绍到我处就诊。现症：四肢、躯干、头部全身密布大片红斑、丘疹，表面附有白鳞屑，剥离鳞屑可见点状出血，红斑、丘疹处伴有剧烈瘙痒。形体肥胖，心情烦躁，咽喉暗红，大便干燥，饮食睡眠尚可，舌淡红胖暗有齿痕，苔白黄厚润，脉弦滑数无力。中医诊断：银屑病。辨证：阳虚水停、湿热内阻、热入营血、痰瘀阻络、玄府闭塞。治法：温阳化饮、清热利湿、清热凉血、化痰开闭、活血通络、开通玄府。选方：真武汤、三黄汤、犀角地黄汤、抵当汤、麻黄汤等加减化裁。处方：生白术10g，茯苓10g，桂枝10g，吴茱萸5g，炮附子10g，黄连10g，大黄5g，薏苡仁10g，赤芍10g，牡丹皮10g，僵蚕10g，远志10g，石菖蒲10g，葶苈子10g^{包煎}，生水蛭5g，麻黄10g。30剂。日1剂，水煎服。

二诊：服药后红斑、丘疹有所消退，瘙痒减轻，大便干燥缓解，但偶尔还会瘙痒得比较厉害，其他可。守上方，加制天南星10g、白附子10g，继服30剂。

三诊：服药后红斑、丘疹明显消退，遗留色素沉着，瘙痒明显减轻，其他可。守方继服30剂。

四诊：服药后皮肤基本恢复正常，其他同上。继服30剂以资巩固。

（二）斑秃案

张某，男，35岁。2019年7月10日初诊。主诉：1周前无明显原因出现头发片状脱落。查患者头发2块片状脱落，一块位于右侧头部耳尖上方，大小约2cm×2cm，一块位于右额角处，大小约1cm×1cm。伴有全身无力、肩背疼痛、腹胀、肠鸣、排便不畅，舌淡红胖有齿痕，苔白黄厚腻，脉濡滑数无力。中医诊断：斑秃。辨证：脾胃虚弱、气血亏虚、湿热内蕴、痰瘀阻络、玄府闭塞。治法：健脾益气、清热除湿、化痰开闭、活血通络、开通玄府。选方：补中益气汤、补阳还五汤、三黄汤、抵当汤、九味羌活汤、麻黄汤等加减化裁。处方：生白术10g，当归10g，黄芪15g，黄连10g，大黄5g，薏苡仁15g，僵蚕10g，石菖蒲10g，浙贝母10g，川芎10g，地龙10g，生水蛭5g，白芷10g，羌活5g，麻黄10g。45剂。日1剂，水煎服。

二诊：服药后，2块斑秃处有细微绒毛长出。全身无力、肩背疼痛、腹胀等症状有所缓解，肠鸣、排便不畅基本消失，其他可。守上方，加威灵仙10g、佛手10g，继服45剂。

三诊：服药后，2块斑秃处新生头发长势基本正常。上方原方继服45剂善后。

（三）狂证案

曹某，女，85岁。2019年12月25日初诊。主诉：躁动不安3月余。近3个月来，患者精神亢奋，躁动不安，经常奔走外出，喋喋不休，自称有鬼怪骚扰。夜间不能入睡，家人给予服用右佐匹克隆才能维持4~5小时睡眠。形体肥胖，头晕头胀，面红目赤，不欲饮食，大便干燥，口唇紫暗，舌红胖、舌下静脉迂曲，苔黄厚腻干燥，脉弦大滑数有力。中医诊断：狂证。辨证：痰热扰心、瘀血阻络、阴津亏虚、玄府闭塞、心神蒙闭。治法：清热化痰、清热凉血、活血通络、滋养阴津、开通玄府。选方：新加升降散（李士懋）、犀角地黄汤、芍药甘草汤、增液汤、麻黄汤等加减化裁，处方：淡豆豉15g，生栀子15g，连翘15g，赤芍10g，丹皮15g，僵蚕15g，远志10g，石菖蒲10g，郁金15g，浙贝母10g，丹参15g，白芍15g，麦冬15g，芦根15g，生甘草10g，麻黄10g。7剂。日1剂，水煎服。

二诊：服药后患者喋喋不休症状有所好转，但仍然躁动不安且执意外出，自称有鬼怪骚扰，夜间仍难以入睡，靠右佐匹克隆维持短暂睡眠，饮食尚可，舌红胖、舌下静脉迂曲，苔黄厚腻干燥，脉弦大滑数有力。守上方，将僵蚕增至30g，继服7剂。

三诊：服药后患者喋喋不休症状明显好转，自称鬼怪骚扰减少，夜间入睡好转，但仍然需要右佐匹克隆维持睡眠，舌红胖、舌下静脉迂曲，苔黄厚腻干燥，脉弦大滑数有力。效不更方，上方继服。

四诊：服药后患者开始趋于安静，乐意配合服药，基本不再喋喋不休，自称鬼怪骚扰基本消失，夜间入睡明显好转，但仍依赖右佐匹克隆维持睡眠，舌红胖、舌下静脉迂曲，苔黄厚腻干燥，脉弦大滑数有力。效不更方，上方继服。

五诊：服药后患者基本安静，乐意配合服药，喋喋不休症状消失，自称鬼怪骚扰消失，夜间入睡尚可，少量服用右佐匹克隆即可维持正常睡眠。舌红胖、舌下静脉迂曲，苔黄厚腻干燥，脉弦大滑数有力。效不更方，上方继服。

六诊：服药后患者基本恢复正常。自述腿酸沉无力，其他尚可。守上方，加木瓜15g、怀牛膝15g，继服15剂。嘱少吃辛辣油腻之品，饮食不可过饱，注意避风寒，保持心情愉快，逐渐停用右佐匹克隆。

（四）早泄案

高某，男，25岁。2019年10月28日初诊。主诉：严重早泄1年余。患者自诉1年来射精过快，每次从插入到射精约30秒左右。刻下：临房紧张焦虑，严重早泄，手心潮湿多汗，阴囊潮湿，心中烦躁，入睡困难，纳可，大便调，小便黄，口唇暗，面色晦暗，舌淡红胖有齿痕，舌边尖有明显红色味蕾凸起，苔根黄厚，脉濡滑数无力。中医诊断：早泄。辨证：脾胃虚弱、湿热内蕴、肝郁气滞、心肝火盛、痰瘀阻络、玄府闭塞。治法：健脾除湿、疏肝解郁、清心泻肝、化痰开闭、活血通络、开通玄府。选方：逍遥散、小柴胡汤、栀子豉汤、麻黄汤等加减化裁。处方：生白术15g，薏苡仁30g，鱼腥草15g，黄芩10g，柴胡10g，淡豆豉10g，栀子10g，连翘15g，僵蚕10g，远志10g，石菖蒲10g，琥珀10g，红藤15g，鸡血藤15g，白鲜皮10g，地肤子10g，海风藤15g，麻黄10g。7剂。日1剂，水煎服。

二诊：服药后早泄尚无明显改善，其他症状同前。守上方，将僵蚕增至15g，继服7剂。

三诊：服药后早泄有改善，时间有所延长，心中烦躁、入睡困难好转，手心潮湿多汗、阴囊潮湿好转。上方继服7剂。

四诊：服药后早泄明显改善，时间可达3分钟以上，心中烦躁、入睡困难、手心潮湿多汗、阴囊潮湿均明显好转。上方继服7剂。

五诊：服药后早泄基本恢复正常，时间可达5分钟以上，其他可。上方继服15剂善后。

（五）失眠案

张某，男，60 岁。2019 年 3 月 5 日初诊。主诉：近 3 个月来难以入睡，几乎接近整夜不能入睡。患者形体肥胖，全身沉重酸痛，头光秃，发稀少，头晕，偶有耳鸣，食欲尚可，口臭口味，口干口渴，小便黄，大便黏腻排泄不畅，有痔疮史，舌红胖，舌下静脉怒张，舌尖少苔，舌中根苔黄厚腻干燥，脉濡滑数有力。中医诊断：失眠。辨证：心火亢盛、热入营血、湿热内蕴、阴津亏虚、痰瘀阻络、玄府闭塞。治法：清透心火、清热凉血、清热除湿、养阴生津、化痰开闭、活血通络、开通玄府。选方：栀子豉汤、犀角地黄汤、黄连解毒汤、增液汤、麻黄汤等加减化裁。处方：淡豆豉 10g，生栀子 10g，赤芍 10g，丹皮 10g，黄连 10g，苦参 10g，麦冬 10g，白芍 10g，女贞子 10g，僵蚕 10g，远志 10g，石菖蒲 10g，郁金 10g，琥珀 10g，牛蒡子 10g，丹参 15g，葛根 15g，川芎 15g，青风藤 15g，麻黄 10g。14 剂。日 1 剂，水煎服。

二诊：服药后已经能够入睡，口臭口味、口干口渴、小便黄、大便黏腻排泄不畅等均有明显好转，仍有沉重酸痛、头晕头痛，舌象脉象基本同前。守上方，僵蚕增至 15g、川芎增至 30g，继服 14 剂。

三诊：服药后睡眠基本正常。除了偶有耳鸣外，其他情况基本正常。上方继服 14 剂善后。嘱少吃辛辣油腻之品，饮食不可过饱，注意避风寒，保持心情愉快。

二、心得体会

"玄府"一词，首见于《素问·水热穴刺论》，"所谓玄府者，汗空也"[1]。此玄府仅指肌表的汗孔，可称为狭义玄府。金代刘完素在《素问玄机原病式》中拓展了玄府的范围，"然玄府者，无物不有，人之脏腑、皮毛、肌肉、筋膜、骨髓、爪牙，至于世之万物，尽皆有之，乃气出入升降之道路门户也"[2]。刘完素认为，玄府是普遍存在于机体中幽微难见的孔窍及通道，可称为广义玄府。

玄府之性，开为顺，闭为逆，塞则病，通则安。玄府通畅，气血津液精神则能在玄府中正常流行，发挥正常生理作用。如果玄府闭塞，必然影响气血津液精神的流通，也必然导致相应脏腑经络的功能失调而发生病变。正如刘完素所说："人之眼、耳、鼻、舌、身、意、神识能为用者，皆由升降出入之通利也。有所闭塞者，不能为用也。"

玄府学说是刘完素提出的极富创见性的新理论，为深入认识人体的生理和病理建立了一个新的微观学基础，为更好地诊治疑难疾病提供了新的思路和途径。张再康教授长期潜心研究刘完素的玄府学说，临床擅长应用麻黄从开通玄府角度去治疗疑难杂病。他认为，麻黄味淡质轻中空，具轻扬灵动、善走善行之性，故可开、可通、可疏、可散、可穿、可透、可上、可下、可内、可外，具有无微不至之特性。同时，性温而不大温大热，味辛也不大辛大散。用之得当，既可通开肌表之玄府郁结闭塞，也可开通体内之玄府郁结闭塞；既可开通寒证之玄府郁结闭塞，也可开通热证之玄府郁结闭塞；既可通开实证之玄府郁结闭塞，也可通开虚证之玄府郁结闭塞。正如清代徐大椿《神农本草经百种录》所称："麻黄，轻扬上达，无气无味，乃气味之最清者，故能透出皮肤毛孔之外，又能深入积痰凝血之中，凡药力所不能到处，此能无微不至，较之气雄力浓者，其力更大。"清代邹澍《本经疏证》也称："麻黄气味轻清，能彻上彻下，彻内彻外，故在里则使精血津液流通，在表则使骨节肌肉毛窍不闭，在上则咳逆头痛皆除，在下则癥坚积聚悉破也。"[3]

病案 1 患者为银屑病，病机为阳虚水停、湿热内阻、热入营血、痰瘀阻络，治疗方法为温阳化饮、清热利湿、清热凉血、化痰开闭、活血通络，方用真武汤、三黄汤、犀角地黄汤、抵当汤等加减化裁。张再康教授在上述方剂中配伍了麻黄，旨在加强体内外玄府的开通，将水饮、痰瘀、湿热之毒邪迅速排出体外，尤其是将闭塞的皮肤玄府开放，红斑瘙痒自然消退。病案 2 患者为斑秃，病机为脾胃虚弱、气血亏虚、湿热内蕴、痰瘀阻络，治疗方法为健脾益气、清热除湿、化痰开闭、活血通络，方用补中益气汤、补阳还五汤、三黄汤、抵当汤、九味羌活汤等加减化裁。张再康教授在上述方剂中配伍了麻黄，旨在运用麻黄开通体内外之玄府，将湿热、痰瘀之邪迅速排出体外，尤其开通头部之玄府，将头部闭塞之毛窍开放，气血营养顺畅运送至毛发根部营养毛发，毛发自然正常生长。病案 3 患者为狂证，病机为痰热扰心、瘀血阻络、阴津亏虚、心神蒙闭，治疗方法为清热化痰、清热凉血、活血通络、滋养阴津，方用国医大师李士懋教授的新加升降散、犀角地黄汤、芍药甘草汤、增液汤等加减化裁。张再康教授在上述方剂中配伍了麻黄，旨在运用麻黄开通体内外之玄府，将痰热、瘀血之邪迅速排出体外，尤其使闭塞的心之玄府开放通畅，神志自然恢复正常。病案 4 患者为早泄，病机为脾胃虚弱、湿热内蕴、肝郁气滞、心肝火盛、痰瘀阻络，治疗方法为健脾除湿、疏肝解郁、清心泻肝、化痰开闭、活血通络，方用逍遥散、小柴胡汤、栀子豉汤等加减化裁。张再康教授在上述方剂中配伍了麻黄，旨在运用麻黄开通体内外之玄府，将湿热、心火、肝火、痰瘀之邪迅速排出体外，尤其是使闭塞的肝之玄府开放通畅，肝气疏达条畅，性功能自然恢复正常。病案 5 患者为失眠，病机为心火亢盛、热入营血、湿热内蕴、阴津亏虚、痰瘀阻络，治疗方法为清透心火、清热凉血、清热除湿、养阴生津、化痰开闭、活血通络，方用栀子豉汤、犀角地黄汤、黄连解毒汤、增液汤等加减化裁。张再康教授在上述方剂中配伍了麻黄，旨在运用麻黄开通体内外之玄府，将心火、血热、湿热、痰瘀之邪迅速排出体外，尤其是开通心之玄府，使心中的火热透达外散不扰动心神，入睡自然迅速，睡眠自然香甜。

张再康教授在长期的临床实践中发现，麻黄最擅长开通玄府，具有开通玄府的独特作用，是开通玄府的首选药物。临床恰当合理地运用麻黄，可开通人体内外之玄府，给邪气以外出之路，从而增强治疗效果。通过总结张再康教授临床运用麻黄开通玄府治疗疑难杂病的经验，希望能提高大家对麻黄的重视，拓展其运用空间，为临床治疗疑难杂病提供新的思路及方法。

参考文献

［1］黄帝内经·素问［M］.王冰注，林亿等整理.北京：人民卫生出版社，1963：54.

［2］刘河间.素问玄机原病式［M］.影印本.北京：人民卫生出版社，1956：102.

［3］邹澍.本经疏证［M］.海口：海南出版社，2009：148.

［第一作者：张雅雯；通讯作者：张再康。

江西中医药，2021，52（9）：29-31］

附2 从开通玄府谈对麻黄功效的新认识

玄府一词，首见于《素问·水热穴刺论》，只言其为汗孔，可称为狭义玄府。金代刘完素在《素问玄机原病式》中拓展了玄府的范围，"然玄府者，无物不有，人之脏腑、皮毛、肌肉、筋膜、骨髓、爪牙，至于世之万物，尽皆有之，乃气出入升降之道路门户也。"[1]刘完素认为，玄府是普遍存在于机体中幽微难见的孔窍及通道，可称为广义玄府。玄府之性，开为顺，闭为逆，塞则病，通则安。玄府闭塞，百病由生。因此，治疗疾病的关键是开通玄府郁结闭塞，保持玄府通畅。张再康教授认为，麻黄善于开通玄府，对开通玄府具有独特作用，是开通玄府的首选药物。如果能从刘完素玄府学说角度重新审视和阐发麻黄的功效，对拓展麻黄的临床应用空间具有重要的指导意义。

一、麻黄善于开通体表玄府郁结闭塞

（一）麻黄辛温发散，善于开通体表玄府郁结闭塞

辛善于走表发散开通，温也善于走表发散开通。麻黄既辛又温，故善开通体表玄府。其开通体表玄府，不仅善于开通风寒表证所导致的玄府郁结闭塞，也善于开通风热表证所导致的玄府郁结闭塞。

麻黄善于开通风寒表证所导致的玄府郁结闭塞。寒主收引和凝滞。外感风寒侵袭肌表，最容易导致肌表玄府郁结闭塞不通、营卫不能敷布，表现为恶寒发热、无汗、头痛、肢节酸疼、鼻塞流清涕、咽痒、咳嗽吐白稀痰、舌苔白润、脉浮紧等。治疗该证最经典的处方是张仲景的麻黄汤。该方以麻黄为主药，具有辛温发散风寒、开通体表玄府的功效。《伤寒论》第35条曰："太阳病，头痛发热，身疼腰痛，骨节疼痛，恶风，无汗而喘者，麻黄汤主之。"柯琴在《伤寒来苏集》中指出："此为开表逐邪发汗之峻剂也……此汤入胃，行气于玄府，输精于皮毛，斯毛脉合精而溱溱汗出，在表之邪其尽去而不留，痛止喘平，寒热顿解，不烦啜粥而藉汗于谷也。"[2]其他如三拗汤、华盖散、麻杏薏甘汤等皆是以麻黄为主，具有辛温发散肌表风寒或风寒湿、开通体表玄府功效的方剂。如果是素体阳虚，又受到外来风寒侵袭导致肌表玄府郁结不通，可用麻黄附子细辛汤。《伤寒论》第301条曰："少阴病，始得之，反发热脉沉者，麻黄细辛附子汤主之。"

麻黄善于治疗风热表证所导致的玄府郁结闭塞。麻黄以辛味为主，虽然有

温性，但其温而不峻，并非大温大热之品。清末民国时期著名医学家张山雷根据自己长期的临床实践经验，在《本草正义》中明确指出，麻黄性温而不大温大热，味辛也不大辛大散，颠覆了几千年来对麻黄的惯性认识。如果配伍辛凉清透的药物如金银花、连翘等，其温性就很容易被平抑遏制。麻黄配辛凉解表药，可谓相反相成。麻黄加强了辛凉解表药透发风热、开通玄府的作用，辛凉解表药平抑遏制了麻黄温性助热助火之势。因此，如果在辛凉解表剂中配伍一定量的麻黄辛散开通玄府，辛凉解表剂的疗效会明显增强。

（二）麻黄轻扬发散，善于开通体表玄府郁结闭塞

麻黄体轻中空，具轻扬发散上达之性，故善走肌表开通体表玄府。又因其性温而不峻，非大热大温之品，故无论风寒、风湿、风热侵袭肌表皆可用其开通玄府逐邪外出。《伤寒来苏集》认为："古人用药法象之义。麻黄中空外直，宛如毛窍骨节，故能祛骨节之风寒，从毛窍而出，为卫分发散风寒之品。"[2]李杲在《医学发明》中指出："轻可去实，麻黄、葛根之属是也。夫六淫有余之邪，客于阳分皮毛之间，腠理闭拒，谓之实也……宜以轻利开腠理，致津液通气也，皮毛经络寒邪之实去矣，故二药之体，轻清成象，象气之轻浮也。"[3]

麻黄中空轻扬发散，善于开通体表玄府，故古代医家称赞麻黄为发表第一要药、解肌第一要药、治感第一要药、伤寒阴疟第一要药。如李中梓的《本草通玄》认为："麻黄轻可去实，为发表第一药。"[4]缪希雍的《神农本草经疏》认为："麻黄，轻可去实，故疗伤寒，为解肌第一。"[5]张山雷的《本草正义》认为："唯麻黄轻清上浮，专疏肺郁，宣泄气机，是为治感第一要药。"[6]《本草正》曰："麻黄以轻扬之味，而兼辛温之性，故善达肌表、走经络，大能表散风邪，祛除寒毒。一应温疫、疟疾、瘴气、山岚，凡足三阳表实之证，必宜用之……此实伤寒阴疟家第一要药。"[7]《金匮要略》主治风寒湿痹阻关节的乌头汤（麻黄、炙川乌、黄芪、芍药、炙甘草）和桂枝芍药知母汤（麻黄、防风、桂枝、炮附子、白术、知母、芍药、甘草、生姜）等方剂都运用了麻黄轻扬发散、开通体表玄府来发散风寒湿邪。

（三）麻黄主入肺经和膀胱经，善于开通体表玄府郁结闭塞

肺主皮毛，是指肺与皮毛以及皮毛上的玄府汗孔在生理、病理方面关系非常密切。肺的生理功能正常，则皮毛的生理功能才能正常，玄府汗孔才能开阖有度，正如《素问·经脉别论篇》曰："脉气流经，经气归于肺，肺朝百脉，输精于皮毛。"反之，肺的生理功能失常，则皮毛的生理功能也会异常，玄府汗孔也会开阖失调，正如《素问·痿论篇》曰："肺主身之皮毛……故肺热叶焦，则

皮毛虚急薄。"麻黄主入肺经，具有宣发肺气的功能，故麻黄可通过宣发肺气而达到开通体表玄府的作用，治疗皮毛肌表及玄府汗孔的种种病变，正如《本草正义》所说："虽曰解表，实为开肺；虽曰散寒，实为泄邪。风寒固得之而外散，即温热亦无不赖之以宣通。"[6]

麻黄主入膀胱经。足太阳膀胱经为人体最长的经络，在人身体表分布范围极大，从头贯足，护卫着全身之肌表，是抵御外感邪气的屏障和门户，故称足太阳膀胱经"主一身之表""为诸经之藩篱"。如果外感邪气侵袭肌表经络，首当其冲容易侵袭足太阳膀胱经，故称足太阳膀胱经为外感之首经、传经之首经。《伤寒来苏集》曰："太阳主表，为心君之藩篱，犹京师之有边关也。风寒初感，先入太阳之界，唯以得汗为急务。得汗而解，犹边关之有备也，也是君主之令行也。"[2]刘渡舟《伤寒挈要》亦曰："太阳为六经之首，主表而统营卫，为一身之外藩。风寒外邪侵犯机体，先从太阳经开始。"[8]

二、麻黄善于开通体内玄府郁结闭塞

（一）麻黄辛温通透，善于开通体内玄府郁结闭塞

辛可通、可开、可散、可透，温可通、可开、可散、可透。麻黄既辛又温，故不仅善开通体表玄府，也善开通体内玄府。

首先，麻黄善于开通体内寒气凝滞导致的玄府郁结闭塞。体内寒气凝滞，既可以是实寒，也可以是虚寒。无论是实寒还是虚寒，其共同的病机都有寒气凝滞、玄府郁结闭塞。证见形寒肢冷、面色苍白、口淡不渴、喜热饮、胸中冷痛、脘腹冷痛、舌淡苔白润、脉沉迟或紧等。《金匮要略》中主治溢饮的小青龙汤、主治风寒湿痹阻关节的乌头汤和桂枝芍药知母汤等方剂中使用麻黄，不仅用于开通体表玄府，也均具有开通体内玄府、透散里寒之功。

其次，麻黄善于开通体内痰饮、瘀血阻滞所致的玄府郁结闭塞。最早记载麻黄的《神农本草经》曰："麻黄味苦温。主中风、伤寒头痛、温疟。发表出汗、去邪热气、止咳逆上气、除寒热、破癥坚积聚。一名龙沙。"其中，破癥坚积聚，就是麻黄辛温透散、开通体内玄府、化痰活血之功。《名医别录》称麻黄"主五脏邪气缓急、风胁痛、字乳余疾。止好唾，通腠理，解肌，泄邪恶气，消赤黑斑毒。"[9]其中，主五脏邪气，就是麻黄开通体内五脏玄府、祛除邪气之功。《日华子本草》称麻黄"通九窍，调血脉，开毛孔皮肤，逐风，破癥癖积聚，逐五脏邪气，退热，御山岚瘴气。"[10]其中，通九窍、调血脉，就是麻黄开通九窍和血脉玄府、祛除邪气之功。王洪绪《外科全生集》的阳和汤是治疗阳虚寒凝痰阻、玄府闭塞的典型处方。该方由麻黄、干姜炭、肉桂、白芥子、鹿角胶、

熟地、生甘草组成，方中即用麻黄辛温散寒气凝结、开通体内玄府。

（二）麻黄轻扬灵动，善于开通体内玄府郁结闭塞

麻黄体轻中空、轻扬灵动、善走善行，其力甚伟，故可通、可开、可散、可透、可彻、可穿、可疏、可达、可上、可下、可内、可外，具有无微不至之特性。因此，擅长开通体内玄府郁结闭塞。

麻黄开通体内玄府，不拘执于寒气凝滞之一端，气滞、湿阻、痰凝、饮停、血瘀、神乱所致玄府郁闭皆可开通，从而促进气血津液的畅行和神机运转，用于治疗各种内伤疑难杂病。徐大椿《神农本草经百种录》和邹澍《本经疏证》都对麻黄轻扬开通体内玄府之功给予精辟透彻的阐释。《神农本草经百种录》称麻黄"轻扬上达，无气无味，乃气味之最清者，故能透出皮肤毛孔之外，又能深入积痰凝血之中，凡药力所不能到处，此能无微不至，较之气雄力浓者，其力更大。盖出入于空虚之地，则有形之气血，不得而御之也"。[11]《本经疏证》曰："气味轻清，能彻上彻下，彻内彻外，故在里则使精血津液流通，在表则使骨节肌肉毛窍不闭，在上则咳逆头痛皆除，在下则癥坚积聚悉破也。"[12]

（三）麻黄主入肺经和膀胱经，善于开通体内玄府郁结闭塞

肺具有主呼吸、宣发与肃降、通调水道、治节等功能，调节和维持着全身脏腑经络气机升降出入的正常运行。同时，肺的呼吸功能正常，吸入自然界的清气才能保证胸中宗气的正常生成。如果痰湿、水饮、瘀血等阻塞肺中，就会导致肺和全身的玄府郁结闭塞。麻黄主入肺经，开通肺脏玄府、调畅全身气机，从而治疗咳嗽、喘息、胸闷、呼吸困难、水肿、小便不利等疾病。正如张山雷《本草正义》所说："抑麻黄之泄肺，亦不独疏散外来之邪也，苟为肺气郁窒，治节无权，即当借其轻扬以开痹着，如仲景甘草麻黄汤之治里水黄肿，《千金》麻黄醇酒汤之治表热黄疸，后人以麻黄治水肿气喘、小便不利诸法，虽曰皆取解表，然以开在内之闭塞，非以逐在外之感邪也。又凡寒邪郁肺而鼻塞音哑，热邪塞肺而为浊涕鼻渊，水饮渍肺而为面浮喘促，火气灼肺而为气热息粗，以及燥火内燔、新凉外束、干咳嗌燥等证，无不恃以为疏达肺金，保全清肃之要务，较之杏贝苦降、桑皮杷叶等之遏抑闭塞者，功罪大是不侔。"[6]《金匮要略·肺痿肺痈咳嗽上气病第七》曰："咳而上气，喉中水鸡声，射干麻黄汤主之。"该方由射干、麻黄、半夏、细辛、五味子、紫菀、款冬花、生姜、大枣组成，具有温肺散饮、化痰止咳之功，用于治疗痰饮郁肺证，证见咳嗽气喘、喉间或胸中痰鸣似水鸡声、胸膈满闷、吐痰涎、苔白腻、脉弦紧或沉紧等。方中即用主走肺经的麻黄开通肺脏玄府、宣降肺气，配伍化痰散饮药物共同发挥

作用。

足太阳膀胱经在颈部和背部经脉上分布着诸多联系内在脏腑的俞穴，如肺俞、脾俞、胃俞、肝俞、胆俞、心俞、厥阴俞、肾俞等。体内脏腑之玄府闭塞，必然影响气血津液精神的流通，也必然导致相应脏腑经络的功能失调而发生病变。麻黄主入足太阳膀胱经，可通过疏调足太阳膀胱经而达到开通体内五脏六腑之玄府的效果，保证一身之玄府处于正常通畅状态。

三、麻黄善于开通热证玄府郁结闭塞

麻黄善于开通表热证玄府闭塞，前面已经论述，这里不再重复。

麻黄善于开通里热实证玄府闭塞。里热实证的本质是火热郁结于内、玄府闭塞不通。正如刘完素《素问玄机原病式》所说："郁，怫郁也。结滞壅塞而气不通畅，所谓热甚则腠理闭密而郁结也。如火炼物，热极相合而不能相离，故热郁则闭塞而不通畅也。"[1] 麻黄以辛味为主，虽然有温性，但其温而不峻，并非大温大热之品而助热助火。如果配伍了清热泻火类药物后，其温性被平抑遏制，而其开通火热郁结、玄府闭塞之功则能得到充分发挥。因此，如果在清热泻火剂中配伍一定量的麻黄辛散轻扬开通玄府，清热泻火剂的疗效会明显增强。张山雷在《本草正义》中说："唯麻黄轻清上浮……风寒固得之而外散，即温热亦无不赖之以宣通。"[6] 李时珍《本草纲目》称麻黄的作用"散赤目肿痛、水肿、风肿、产后血滞"。[13] 麻黄散赤目肿痛，就是用麻黄来开通肝火郁结所导致的玄府郁结闭塞。

四、麻黄善于开通虚证玄府郁结闭塞

实证可以导致玄府郁结闭塞，虚证也可以导致玄府郁结闭塞。虚证包括气虚、血虚、阴虚、阳虚。气虚无力推动可以导致玄府郁结闭塞，血虚不能充盈可以导致玄府郁结闭塞，阴虚不能滋养可以导致玄府郁结闭塞，阳虚不能温煦可以导致玄府郁结闭塞。如果在此基础上再兼有气滞、水停、寒凝、火郁、痰阻、血瘀等，则玄府会更加郁结闭塞。治疗上述虚证玄府郁结闭塞，方法是在充分补虚的基础上兼顾开通玄府。单纯治疗虚证，临床疗效有时并不理想。如果是气虚玄府闭塞，可在四君子汤、补中益气汤的基础上酌情配伍麻黄；如果是血虚玄府闭塞，可在四物汤的基础上酌情配伍麻黄；如果是阴虚玄府闭塞，可在六味地黄汤、沙参麦冬汤、加减葳蕤汤、三甲复脉汤、青蒿鳖甲汤等基础上酌情配伍麻黄；如果是阳虚玄府闭塞，可在参附汤、真武汤、金匮肾气丸、右归丸等基础上酌情配伍麻黄，也可用麻黄附子细辛汤、麻黄附子甘草汤、麻

黄附子汤、桂枝去芍药加麻黄细辛附子汤等方剂化裁。

　　从医圣张仲景到后世医家都谆谆告诫，麻黄为辛温发汗之峻药，不可用于虚证。张再康教授认为，对于麻黄不可用于虚证的禁忌，强调的是在气虚、阴虚、血虚、津虚、阳虚等情况下，如果感受了风寒表证，不可单纯用以麻黄为主的麻黄汤来发汗解表，否则会耗伤元气甚至汗多亡阳。但是，如果恰当配伍了补气、养血、养津、滋阴、温阳等药物，是可以放心应用的。张仲景本人在《伤寒杂病论》中也没有画地为牢，而是将麻黄广泛用于虚证玄府郁结闭塞病，如咳喘、心悸、痰饮、水肿、黄疸等多种内伤杂证。但值得注意的是，用麻黄治疗虚证玄府郁结闭塞，用量不宜过大。

　　综上所述，张再康教授认为，麻黄不仅善于开通体表玄府郁结闭塞，也善于开通体内玄府郁结闭塞；不仅善于开通寒证玄府郁结闭塞，也善于开通热证玄府郁结闭塞；不仅善于开通实证玄府郁结闭塞，也善于开通虚证玄府郁结闭塞。简而言之，麻黄善于开通玄府，可表可里、可寒可热、可实可虚，作用独特，当为首选。希望这些新的认识，有助于拓展麻黄的临床应用空间，促进麻黄在临床上广泛、深入、灵活地应用。

参考文献

　　[1] 宋乃光. 刘完素医学全书 [M]. 2版. 北京：中国中医药出版社，2015.

　　[2] 柯琴. 伤寒来苏集 [M]. 张海鹏，陈润花，校注. 北京：学苑出版社，2009.

　　[3] 张年顺. 李东垣医学全书 [M]. 2版. 北京：中国中医药出版社，2015：172.

　　[4] 包来发. 李中梓医学全书 [M]. 北京：中国中医药出版社，1999：512.

　　[5] 缪希雍. 神农本草经疏 [M]. 太原：山西科学技术出版社，2012：179.

　　[6] 张山雷. 本草正义 [M]. 太原：山西科学技术出版社，2013.

　　[7] 张景岳. 景岳全书 [M]. 李继明，整理. 北京：人民卫生出版社，2011：891.

　　[8] 刘渡舟. 伤寒挈要 [M]. 北京：人民卫生出版社，2006：19.

　　[9] 陶弘景. 名医别录 [M]. 尚志钧，辑校. 北京：中国中医药出版社，2013：100.

　　[10] 常敏毅. 日华子本草辑注 [M]. 北京：中国医药科技出版社，2016：39.

　　[11] 徐胎灵. 徐胎灵医学全书 [M]. 太原：山西科学技术出版社，2014：148.

［12］邹澍. 本经疏证［M］. 海口：海南出版社，2009：148.

［13］李时珍. 本草纲目（上册）［M］. 北京：人民卫生出版社，1982：1008.

［第一作者：张雅雯；通讯作者：张再康。

江西中医药，2021，52（10）：24-27］

附3 清热利湿化痰通络开玄方治疗脑梗死后遗症期的临床疗效及其炎性机制研究

目前，脑梗死后遗症期患者的治疗越发引起医学界的重视，成为国际医学界治疗的难题。中医在改善患者神经功能、肢体运动功能缺损、预防疾病复发等方面具有独特优势。张再康教授基于刘完素玄府理论及现代人的特点，认为湿热病邪导致玄府郁闭引发的中风十分常见，提出湿热内蕴、痰瘀阻络、玄府郁闭是中风的常见和重要病机，自拟清热利湿化痰通络开玄方治疗脑梗死后遗症患者，获得了满意的临床疗效。现对其进一步开展临床研究和初步的机制研究。

一、资料和方法

（一）研究对象

选取 2018 年 12 月至 2019 年 5 月经市级三甲以上医院确诊为脑梗死属后遗症期患者作为研究对象，病例总数 60 例。男 34 例，女 26 例，年龄 40~75 岁，平均（57.68±7.28）岁。本研究遵循医学伦理原则，并已通过伦理委员会审核批准。根据研究方案分成对照组和研究组各 30 例。对照组男性 18 例、女 12 例，年龄 40~75 岁，平均（58.90±7.84）岁；研究组中男 16 例、女 14 例，年龄 44~73 岁，平均（56.47±6.59）岁。组间一般资料比较，$P > 0.05$，差异无显著性。

1. 纳入标准

（1）依据缺血性脑卒中在《中国急性缺血性脑卒中诊治指南 2014》中的诊断标准[1]。（2）符合湿热内蕴、痰瘀阻络证、玄府郁闭证的中风诊断标准。该标准根据《中风病诊断与疗效评定标准》[2]，参照湿热内蕴证、痰瘀阻络证的诊断标准加以综合拟定。

①主症：半身不遂，口眼歪斜，言语謇涩或不语，感觉减退或消失；②次症：肢体困重，身热不扬，食少纳呆，胸脘痞满，大便黏腻不爽，小便不利或黄赤，头晕目眩，痰多而黏，头身疼痛，痛有定处，舌质暗、舌苔黄腻、舌下脉络青紫或迂曲、舌有斑点，脉濡缓或濡滑数；③发病半年以上，属于中风后遗症期；④性别不限，年龄在 40~75 岁；⑤资料完整，能配合治疗随访；⑥自愿参与研究，签署知情同意书。

2. 排除标准

（1）有心、肺、肝、肾等严重的原发性疾病者或精神病患者。

（2）有治疗禁忌证者。

（3）有不适宜参与因素者。

（二）治疗方法

根据病情对照组和研究组均接受控制血压、血糖的基础性治疗。

1. 对照组

在基础性治疗的同时口服阿司匹林肠溶片（规格 100mg/ 片）100~200mg/d，阿托伐他汀钙片（规格 20mg/ 片）20mg/d 进行治疗，连续治疗 3 个月。

2. 研究组

在对照组治疗基础上应用自拟清热利湿化痰通络开玄方进行治疗。方药组成：黄连、石菖蒲各 90g，地龙 180g，木瓜 90g，远志 18g，僵蚕、三七各 90g，麻黄 45g，炮附子 27g，山楂、炒枳壳各 45g，上药共 810g，打粉，装胶囊，每粒 0.5g，共 1620 粒胶囊。服用方法及疗程：口服，6 粒 / 次，3 次 /d，饭后 30min 服用，连续治疗 3 个月。

（三）观察指标

1. 神经功能缺损评分

观察 2 组患者治疗前、治疗 3 个月后的神经功能并进行评价，本研究采用美国国立卫生研究院卒中量表（NIHSS）[3] 对患者的意识水平、运动功能等神经功能缺损情况进行评价，评分越高则神经功能损伤越严重。

2. 中医证候评分

观察 2 组患者治疗前、治疗 3 个月后的中医症状并进行评价，本研究参考《中药新药临床研究指导原则（试行）》制定适合于中风病湿热内蕴、痰瘀阻络、玄府郁闭证型的症状分级量化表。（1）主症（半身不遂，口舌㖞斜，言语謇涩或不语，感觉减退或消失）按无、轻、中、重分别计 0 分、2 分、4 分、6 分；（2）次症（肢体困重，身热不扬，食少纳呆，胸闷或呕恶，脘腹胀满，大便黏腻不爽，小便不利或黄赤，头身疼痛，痛有定处，面色及口唇色暗，痰多而黏，头晕目眩等），按无、轻、中、重分别计 0 分、1 分、2 分、3 分，其中舌、脉仅做参考，不参与计分。统计总分进行评价，评分越高则中医症状越严重。

3. 血清炎性因子［白介素 -6（IL-6）、肿瘤坏死因子 -α（TNF-α）］水平

抽取患者治疗前、治疗 3 个月后空腹肘静脉血，经离心处理（离心半径 10cm，离心速度 3000r/min，离心时间 10min），取血清保存，统一测试。以酶联免疫吸附试验对血清 IL-6、TNF-α 水平进行测定，试剂盒由杭州联科生物技术

有限公司提供，具体操作严格按照试剂盒说明书进行。

（四）疗效评定标准

参照《脑卒中患者临床神经功能缺损评分标准》[4]制定临床总疗效评分标准。基本痊愈：病残等级0级，神经功能缺损评分减少91%~100%；显著进步：病残等级1~3级，神经功能缺损评分减少46%~ < 91%；进步：功能缺损评分减少 > 17%~ < 46%；无变化：神经功能缺损评分减少 ≤ 17%或增加 ≤ 17%；恶化：神经功能缺损评分增加 > 17%；死亡。总有效率 =（基本痊愈 + 显著进步 + 进步）÷ 总数 ×100%。

（五）统计学分析

采用统计软件 SPSS 25.0 对数据进行统计分析，符合正态分布的计量资料以均数 ± 标准差（$\bar{x} \pm s$）表示，组内治疗前后比较用配对 t 检验，组间比较用两个独立样本间 t 检验，等级疗效评估资料采用秩和检验，$P < 0.05$，差异具有显著性。

二、结果

（一）研究组与对照组临床疗效情况

对照组和研究组总有效率分别为70.00%和86.67%，研究组临床疗效明显优于对照组（$P < 0.05$），差异有显著性。详见表1。

表1 研究组与对照组临床疗效情况比较（例）

组别	例数	基本治愈	显著进步	进步	无变化	恶化	死亡	总有效率（%）
对照组	30	0	1	20	9	0	0	70.00
研究组	30	0	4	22	4	0	0	86.67*

注：与对照组比，*$P < 0.05$。

（二）研究组与对照组神经功能损伤、中医症状评分情况

治疗前两组患者神经功能损伤评分、中医症状评分比较，差异无显著性（$P > 0.05$）。治疗后两组患者神经功能损伤、中医症状评分均较治疗前有明显下降（$P < 0.05$），差异有显著性；治疗后研究组的神经功能损伤、中医症状评分均优于对照组（$P < 0.05$），差异有显著性。详见表2。

表2　两组神经功能缺损、中医症状评分情况比较（分，$\bar{x} \pm s$）

组别	例数/例	时间	NHISS	中医症状
对照组	30	治疗前	15.53 ± 2.85	27.90 ± 4.89
		治疗后	12.33 ± 2.04 △	16.80 ± 3.31 △
研究组	30	治疗前	16.27 ± 3.14	28.10 ± 4.96
		治疗后	11.93 ± 2.29 △ *	13.83 ± 3.05 △ *

注：与本组同项治疗前比，$^{△}P < 0.05$；与对照组治疗后同项比，$*P < 0.05$。

（三）研究组与对照组血清炎性因子 IL-6、TNF-α 情况

治疗前两组患者血清炎性因子指标比较，差异无显著性（$P > 0.05$）。治疗后两组患者血清 IL-6、TNF-α 同治疗前相比均明显下降（$P < 0.05$），差异具有显著性；治疗后研究组 IL-6、TNF-α 下降均优于对照组（$P < 0.05$），差异具有显著性。详见表 3。

表3　血清炎性因子 IL-6 和 TNF-α 比较（$\bar{x} \pm s$）

组别	例数/例	时间	IL-6/（pg·mL）	TNF-α/（pg·mL）
对照组	30	治疗前	30.94 ± 5.16	15.10 ± 3.81
		治疗后	13.68 ± 3.41 △	13.63 ± 2.31 △
研究组	30	治疗前	31.46 ± 4.72	15.56 ± 3.35
		治疗后	11.90 ± 3.04 △ *	12.29 ± 2.32 △ *

注：与本组同项治疗前比，$^{△}P < 0.05$；与对照组治疗后同项比，$*P < 0.05$。

三、讨论

玄府一词首见于《黄帝内经》，是指具有排泄汗液、调节营卫作用的汗孔。刘完素丰富了玄府的内涵，认为玄府是遍布全身的一种幽微难见的通道和门户，具有"宣通气液，运转神机"的作用和贵开忌阖的特性。玄府通畅，则气液流通无阻，神机运转灵敏，各脏腑组织器官正常运转；反之，玄府郁闭，则气液、神机升降出入障碍，相关脏腑组织器官的正常生理功能活动失调而发生种种病变。

脑梗死在中医属于"中风"范畴。近年来，很多医家基于玄府理论辨治中风，认为玄府郁闭作为具有广泛意义的病机，也适合于中风病。有学者提出玄府郁闭是引发中风的重要病机，玄府郁闭的原因包括外感风寒，内积热毒、瘀

血、水饮、腑实等[5-8]，并将开通玄府的治法应用于临床并取得显著疗效[9-10]，为中医治疗中风提供了新的借鉴和思路。

现代人多嗜食辛辣肥甘厚味，饮酒无度，工作压力大，生活节奏快，加之气候环境变化以及食品安全等问题，影响胃肠功能，易致脾胃湿热。脾胃湿热所导致的高血脂、原发性高血压、糖尿病、代谢综合征、动脉粥样硬化等慢性疾病发病率日益增高，这些慢性疾病是诱发中风的重要因素[11-14]，同时中风患者中湿热证发病率也显著提高[15]。张再康教授基于刘完素玄府理论，强调要高度重视湿热病邪导致玄府郁闭引发的中风。湿热之邪，日久酿痰化瘀，阻碍气机，气机不畅，导致脑玄府郁闭。脑玄府作为脑部气液运行、神机运转的通道及门户，一旦郁闭，必然会影响气液的正常流通，神机的正常运转，导致部分脑组织缺失荣养，神机失用，进而引发中风。湿热之邪不仅为中风的始动因素，酿生痰瘀之邪，郁闭玄府，同时因为湿性黏滞，与热相搏，胶着难解，不易清除，因此极易伴随中风的发生发展，贯穿中风病程的始终，使中风迁延日久，缠绵难愈，且易于复发。故张再康教授认为湿热内蕴、痰瘀阻络、玄府郁闭是中风的重要病机，提出清热利湿、化痰通络、开通玄府的治法，自拟清热利湿化痰通络开玄方对此型患者给予治疗。

清热利湿化痰通络开玄方，以黄连清热利湿开玄，石菖蒲化痰通窍开玄，地龙活血通络开玄，三药共为君药。木瓜助黄连清热利湿开玄，远志、僵蚕助石菖蒲化痰开窍开玄，三七助地龙活血通络开玄，四药共为臣药。佐以麻黄开通体表之玄府，附子开通体内之玄府，二药配伍开通机体内外玄府，利于湿热、痰、瘀之邪流转外出。山楂、炒枳壳理气消积开玄为使，防诸药壅滞脾胃。全方共奏清热利湿、化痰通络、开通玄府之功。

炎性因子与脑梗死的发生发展具有密切相关性，其血清水平可对脑组织损伤程度予以反映。其中TNF-α作为一种前炎症细胞因子，是炎症反应过程中出现最早、最重要的炎性介质，能激活中性粒细胞和淋巴细胞，使血管内皮细胞通透性增加，调节其他组织代谢活性并促使其他炎性细胞因子的合成和释放，导致炎症反应损伤，推动脑梗死发生发展[16-17]。有研究显示，TNF-α在机体炎症反应中发挥着重要作用，其水平异常升高是脑梗死发生的相关因素，脑梗死患者TNF-α水平明显高于健康人群，且梗死面积与TNF-α水平呈正相关[18]。IL-6是一种具有广泛作用的促炎性细胞因子，是脑梗死发生发展过程中起到调控炎症机制的关键递质，能有效的评估脑梗死的严重程度。有研究表明，IL-6水平在脑梗死的发生过程中显著升高，与梗死直径呈正相关，IL-6确切参与脑梗死疾病的发生发展[19-20]。本研究中，研究组治疗后血清TNF-α、IL-6水平均低于对照组，提示清热利湿化痰通络开玄方具有降低脑梗死患者血清炎性因子表达水平，减轻患者炎症损伤的作用。

综上所述，清热利湿化痰通络开玄方治疗湿热内蕴、痰瘀阻络、玄府郁闭的脑梗死后遗症期患者，具有很好的临床疗效，可有效改善患者的神经功能缺损及中医症状，其机制可能与其明显减轻炎性损伤有关。

参考文献

［1］中华医学会神经病学分会，中华医学会神经病学分会脑血管病学组．中国急性缺血性脑卒中诊治指南（2014）［S］．中华神经科杂志，2015，48（4）：246-257.

［2］国家中医药管理局脑病急症协作组．中风病诊断与疗效评定标准［S］．北京中医药大学学报，1996，19（1）：55-56.

［3］DUNNINGK. National Institutes of Health Stroke Scale［J］. Encyclopedia of Clinical Neuropsychology, 2011，9（1）：1714-1715.

［4］全国第四届脑血管病学术会议．脑卒中患者临床神经功能缺损程度评分标准（1995）［S］．中国实用内科杂志，1997，29（5）：381-383.

［5］刘冲冲，刘道新，张运克．从玄府理论探讨中风的外风学说［J］．中医学报，2017，32（12）：2383-2386.

［6］樊凯芳，唐迎雪，赵建平．三化汤开通玄府治疗急性中风病［J］．新中医，2012，44（2）：5-6.

［7］季帅，张军平，吕仕超，等．从玄府学说论中医药防治脑缺血再灌注损伤［J］．中医杂志，2013，54（14）：1197-1199.

［8］孟旭．从玄府理论探讨急性中风的发病机制［J］．中国中医急症，2006，15（9）：992-993.

［9］郝学敏，陈少枚，林安基，等．玄府辨证治疗急性缺血性中风病的临床研究［J］．中国继续医学教育，2015，7（28）：167-169.

［10］董丽，李波，白雪，等．蛭龙活血通瘀胶囊对缺血性脑卒中患者急性期脑水肿及hs-CRP的影响［J］．泸州医学院学报，2015，38（2）：180-182.

［11］孙毅，张琪．颈动脉粥样硬化中医辨证分型研究进展［J］．辽宁中医药大学学报，2011，13（1）：207-208.

［12］齐文杰，张淑文，王红．温病湿热证的现代研究进展［J］．中国中医急症，2010，19（7）：1200-1201.

［13］许宏霞，曹晓岚，王敏．对缺血性中风急性期炎症反应的中西医认识［J］．中西医结合心脑血管病杂志，2007，5（2）：155-157.

［14］林培政，杨开清．动脉粥样硬化中医湿热病机再认识［J］．新中医，

2006，38（3）：5-6.

［15］项磊，朴胜华，荣向路，等．湿热证病证分布规律探析［J］.世界中医药，2018，13（10）：2621-2624.

［16］映曼，蔡毅．急性脑梗塞患者IL-6、IL-8和TNF-α的测定及临床意义［J］.中国热带医学，2010，10（8）：997-998.

［17］韩晨鹏，韩庆伟，姚文杰，等．急性脑梗死患者血清白细胞介素-6及白细胞介素-8和肿瘤坏死因子-α水平变化及临床意义［J］.新乡医学院学报，2012，29（8）：621-622.

［18］刘莉，张军．急性脑梗死患者血清hs-C R P，TNF-α和TIMP-1水平检测在疾病预后评估中的应用价值［J］.现代检验医学杂志，2018，33（5）：87-90，94.

［19］陈梦茹，杨霄鹏，丰雪．老年患者Hs-C R P、IL-6、Hcy与脑梗死的关系［J］.智慧健康，2019，5（13）：129-130.

［20］向长港，周莉芳．IL-6、IL-8和TNF-α水平的变化与急性脑梗死的关系研究［J］.临床血液学杂志（输血与检验），2015，28（5）：857-859.

［第一作者：张雅雯；通讯作者：张再康。河北中医药学报，
2022，37（1）：9-12］

附4　试论刘完素玄府学说在肾病治疗中的应用

刘完素在《黄帝内经》(以下简称《内经》) 狭义玄府的基础上，将其延伸拓展为一个极其广泛的微观网络体系，并进一步形成了广义玄府学说。现代一些有识之士开展了刘完素玄府学说与肾脏病相关的理论研究、实验研究，取得了一些成绩。但应用刘完素玄府学说治疗肾病的临床经验报道仍然不多。本文试图做一初步尝试探索，以期推进刘完素玄府学说在肾病中的广泛应用和深入研究。

一、刘完素玄府学说的肇始

"玄府"一词始见于《素问·水热穴论》，"所谓玄府者，汗空也"。在古汉语里"空"和"孔"通用，"汗空"即汗孔。可见，"玄府"本指汗孔，具有含集汗液、泄越卫气之功能。张介宾在《类经·针刺三十八》对"玄府"注曰："汗属水，水色玄，汗之所居故曰玄府。从孔而出，故曰汗空。然汗由气化，出乎玄微，是亦玄府之义。"

在《内经》中，有大量关于体表腠理的论述，同样具有调和营卫、排泄汗液、抵御外邪等作用，与汗孔的功能没有什么差别。因此，《内经》中体表腠理也应该归属于玄府。如《素问·调经论》曰："上焦不通利，则皮肤致密，腠理闭塞，玄府不通，卫气不得泄越，故外热。"

综上，《内经》首创玄府概念。《内经》的玄府包括体表的汗孔和腠理两个部位和器官组织，可称为体表玄府或者外玄府，笔者将其称为狭义玄府。狭义玄府的创立，填补了中医空间学和结构学的一个巨大空白，为刘完素进一步完善和发展玄府体系奠定了前提和基础。

二、刘完素玄府学说的创立

刘完素对《内经》狭义玄府大加发挥。他认为玄府是存在于人体五脏六腑、肌肉皮毛、四肢百骸无处不在的细微结构，用以作为元气、津液、精神升降出入的道路和门户。也就是说，刘完素玄府体系是包括汗孔、体内外腠理、三焦及其他一切流通输布气液的组织结构在内的至微至广的网络体系。正如《素问玄机原病式·火类》中说："皮肤之汗孔者，谓泄气液之孔窍也。一名气门，谓泄气之门也；一名腠理者，谓气液出行之腠道纹理也；一名鬼神门者，谓幽冥之门也；一名玄府者，谓玄微府也。玄府者，无物不有，人之脏腑、皮毛、肌肉、筋膜、骨骼、爪牙，至于世之万物尽皆有之，乃气出入升降之道路门户也。"

刘完素创立的广义玄府体系，属于脏腑下级结构中的微观组织[1]，是中医认识人体生理和病理的重要基石。元气的流通升降、津液的运输敷布、神机的运转等，均依赖于玄府的通利。玄府通利，则一身功能正常；玄府闭塞，则一身机能失常。所以，玄府之性，开为顺，闭为逆，塞则病，通则安。玄府闭塞，百病由生。正如刘完素在《素问玄机原病式》中曰："人之眼、耳、鼻、舌、身、意、神识，能为用者，皆由升降出入之通利也，有所闭塞者，不能为用也。若目无所见、耳无所闻、鼻不闻臭、舌不知味、筋痿骨痹、齿腐、毛发堕落、皮肤不仁、肠不能渗泄者，悉由热气怫郁、玄府闭密而致。"

三、刘完素玄府学说与肾病的契合点

（一）结构的契合点

从肾小球过滤尿液的那一瞬间，可以看作是通过肾玄府的开合将血脉系统和刘完素玄府体系进行了渗灌沟通。血脉系统中的津液和其他营养物质通过肾玄府的开合调节渗灌到肾小囊、肾小管、肾盏、肾盂等。其中，肾小球、肾小囊、肾小管、肾盏、肾盂等过滤传送系统与肾脏上的玄府非常契合。

（二）功能的契合点

肾脏是人体的重要器官，它的基本功能是生成尿液，借以清除体内代谢产物及某些废物、毒物，同时经重吸收功能保留水分及其他有用物质，以调节水、电解质平衡及维护酸碱平衡。肾脏同时还有内分泌功能，生成肾素、促红细胞生成素、活性维生素 D_3、前列腺素、激肽等。肾脏的这些功能，保证了机体内环境的稳定，使新陈代谢得以正常进行。

人体的玄府恰恰也具备上述功能。如皮肤的外玄府汗孔可以通过调节汗液的分泌来调剂体内的液体平衡，清除体内的代谢产物、废物、毒物。现代医学将外玄府汗孔称为人体的第二肾脏。所以，中医的外玄府汗孔与肾脏在生理上有高度的契合性。

笔者认为，五官九窍和汗孔有类似之处，都开窍于皮肤，都能向外分泌津液，所以可以把九窍看作是形态庞大的特殊汗孔和特殊玄府。刘完素在《素问玄机原病式》中说："人之眼、耳、鼻、舌、身、意、神识，能为用者，皆由升降出入之通利也。有所闭塞者，不能为用也"。如果说汗孔是人体的第二肾脏，那么九窍也是人体的第二肾脏。这与古人所说的"肾开窍于耳""肾主二便"有一定契合性。

（三）病理的契合点

肾病表现的水肿，与玄府闭塞、津液停滞相契合。肾病表现的蛋白尿、血尿、低蛋白血证为肾小球基底膜通透性增高所致，与肾玄府开合失司相契合。免疫复合物性肾炎，与玄府郁闭、水液不能正常运行聚集形成痰湿，痰湿附着在肾小球基底膜上相契合。肾小管疾病，肾小管重吸收功能降低，排泄氢、钾等物质增多，表现为低分子蛋白尿、多尿、尿崩等症状，与肾玄府开合失司相契合。肾小动脉硬化，与玄府郁闭、水液不能正常运行聚集形成痰湿，痰湿附着在肾小动脉上日久导致肾小动脉缺血硬化相契合。

（四）现代研究的契合点

郑国庆[2-3]认为，玄府类同于离子通道。他认为，离子通道的普遍性、微观性、开合性、交换功能等特征，与玄府的生理特性十分契合。肾脏具有丰富的离子通道。肾脏疾病，必然导致离子通道的异常，也就是导致玄府的异常。所以，玄府-离子通道说为从玄府入手治疗肾脏疾病提供了支持。张天娥等[4]认为，水通道蛋白可能是玄府的重要实质之一。水通道蛋白是肾脏水液代谢的重要物质基础。水通道蛋白的异常，是肾脏发生疾病的重要因素。所以，玄府-水通道蛋白说为从玄府入手治疗肾脏病提供了支持。常富业等[5]认为，玄府为细胞间隙。细胞间隙中流通的细胞外液所介导的信息传递和代谢支持，与玄府流通气液来维持脏腑组织器官的生理代谢及联系相契合。肾脏疾病在很多情况下是肾脏细胞间隙发生了病变，如肾脏纤维化的实质是肾脏细胞间隙的病理改变。因此，玄府-细胞间隙说为从玄府入手治疗肾脏疾病提供了支持。韩世盛等[6]认为，肾足细胞裂隙隔膜与玄府存在高度相似性，提出了"玄府-足细胞裂隙隔膜"假说。他们通过临床验证了通玄与固玄治疗肾病蛋白尿是有效的。

四、调节玄府治疗肾病的方法

（一）开通玄府法

该法适用于肾脏疾病的实证。

1. 辛温发散开玄法

即应用辛温发散药物开通玄府的方法，药物如麻黄、荆芥、防风、淡豆豉、紫苏叶、川芎等。

2. 辛凉发散开玄法

即应用辛凉宣透药物开通玄府的方法，药物如升麻、葛根、金银花、连翘、蒲公英等。

3. 芳香发散开玄法

即应用芳香发散药开通玄府的方法，药物如藿香、佩兰、砂仁、白豆蔻、石菖蒲等。

4. 除湿开玄法

即应用健脾除湿、苦寒燥湿、利小便除湿药物开通玄府的方法，健脾除湿开玄药物如山药、白术、木瓜、薏苡仁等；苦寒燥湿开玄药物如黄连、黄芩、黄柏、生栀子等；利小便除湿开玄药物如茯苓、猪苓、泽泻、车前子等。

5. 化痰开玄法

即应用清热化痰、温化寒痰、咸寒化痰、宣肺化痰开通玄府的方法，清热化痰药物如瓜蒌、浙贝母、郁金、淡竹茹、葶苈子等；温化寒痰药物如白附子、天南星、远志、紫苏子等；咸寒化痰开玄药物如僵蚕、地龙、生牡蛎、夏枯草、海藻、昆布等；宣肺化痰开玄药物如紫菀、百部、白前、前胡等。

除了上述开通玄府法，还有理气开玄法、活血开玄法、清热开玄法、物理疗法开玄法等。因篇幅所限，上述四法不再详述。在开通玄府法中，笔者推崇辛温发散开玄、除湿开玄和化痰开玄三法。因为辛温发散药物辛味强烈，开通表里玄府的功能强大，所以是开通玄府的重要药物。因为玄府是输布津液的主要通道，玄府闭塞首当其冲容易发生水湿和痰邪的停聚，故治疗肾病要高度重视除湿开玄和化痰开玄法。

（二）固护玄府法

本法适用于肾脏疾病的虚证。包括补气固玄、补血固玄、生津滋阴固玄、补精固玄、温阳固玄、收敛固玄等法。补气固玄药物有人参、党参、黄芪、红景天、绞股蓝等；补血固玄药物有熟地黄、当归、白芍、何首乌、桑椹等；生津滋阴固玄药物有葛根、知母、天花粉、北沙参、玄参、麦冬、石斛、女贞子等；补精固玄药物有生地黄、山药、山萸肉、枸杞子、菟丝子、黄精等；温阳固玄药物有黑附子、干姜、肉桂、补骨脂、肉豆蔻、淫羊藿等；收敛固玄药物有五味子、五倍子、金樱子、覆盆子、乌梅、海螵蛸等。

五、防风通圣散为开通玄府为主治疗肾病的有效处方

刘完素创制的防风通圣散具有疏风解表、清热利湿、通腑攻里、养血活血、

健脾益气之功。方中麻黄、荆芥、防风、川芎、桔梗轻浮升散，可开通体表之玄府；大黄、芒硝除积通便，可开通后阴之玄府；滑石、甘草清热利湿，可开通前阴之玄府；生石膏、黄芩、连翘、生栀子、薄荷清透脏腑火热，可开通脏腑和三焦之玄府；白术补脾固摄玄府，当归、芍药补血固摄玄府。全方共奏开通体表玄府、前阴玄府、后阴玄府、脏腑和三焦玄府之功，兼以健脾补血固摄玄府。因此，防风通圣散是刘完素以开通玄府为主的代表方剂。在这种理论的认识下，笔者在临床喜用防风通圣散化裁治疗肾脏疾病，取得了较为满意的疗效。

六、验案举隅

患者某，男，65岁，2020年1月1日初诊。主诉：发现蛋白尿10年。自述10年前偶然体检发现尿中有蛋白，24h尿蛋白定量检测为3.5g/24h。同时发现血糖增高，空腹血糖8.8mmol/L。有高血压病史10年，血压135~140/100~110 mmHg（1mmHg ≈ 0.133kPa）。随即在河北省某院住院诊治，诊断为糖尿病肾病。出院时血糖基本正常，24h尿蛋白为0.3~0.5g/24h。出院后不久，24 h尿蛋白定量检测又恢复为3.5g/24h左右。遂来我处就诊。刻下：形体肥胖，头发稀疏，发根油腻，面黄暗油大，口唇紫暗，不易入睡，梦多易醒，尿液泡沫较多，大便尚可，舌淡暗红苔黄厚腻，舌下静脉怒张，脉弦濡滑无力。尿蛋白（+++），24h尿蛋白定量检测为3.5g/24h。空腹血糖7.8mmol/L，血压135/100mmHg。西医诊断：糖尿病肾病；中医诊断：消渴、尿浊，证属脾肾两虚、玄府不固和湿热痰阻、瘀血阻络、玄府郁闭同时并存。治以健脾补肾、补玄固玄和清热利湿、化痰活血、通络开玄同时并举，方用防风通圣散化裁：麻黄15g，荆芥15g，防风15g，川芎30g，桔梗15g，葛根15g，黄芩15g，黄连15g，连翘15g，栀子15g，薄荷^{（后下）}15g，白术15g，山萸肉30g，乌梅15g，北五味子15g，白芍15g，甘草15g，黄芪15g，当归15g，木瓜30g，远志15g，石菖蒲15g，浙贝母15g，紫菀15g，前胡15g，僵蚕30g，地龙30g，水蛭60g。1剂，将上述药物打粉装胶囊，每个胶囊0.5g，每次服用8个胶囊，合药物4g。3次/d，饭后服用。降糖和降压药物维持不变。

服用完上述药物后，检查尿蛋白（±），24h尿蛋白定量检测为0.3g/24h。尿液泡沫较少，睡眠明显改善，头油减少，面色黄暗有所改善。血压有所好转，135/95mmHg。血糖有所好转，空腹血糖7.0mmol/L。上方稍微加减，再继续服用2个月左右。服完后再次检查，结果基本同上。上方仍服用2个月，追访病情稳定。

按：此案之证为虚实夹杂证。虚在脾肾亏虚、玄府不固；实在湿热、痰阻、瘀血内阻，玄府郁闭。方用白术健脾固玄，黄芪补气固玄，当归、白芍补血固玄，山萸肉补精固玄，乌梅、北五味子收敛固玄，麻黄、荆芥、防风、川芎辛温发散开玄，葛根、薄荷、连翘辛凉发散开玄，石菖蒲芳香发散开玄，木瓜、黄芩、黄连、栀子、甘草清热除湿开玄，桔梗、浙贝母、紫菀、前胡、僵蚕、地龙化痰开玄，水蛭活血开玄。上述药物固护玄府法和开通玄府法并用，集汗、和、清、消、补法于一方，肾脏玄府得通能固。《左传》言："履端于始，序则不愆"，玄府通固，则诸证渐消。

七、小结

刘完素玄府学说与肾脏结构、功能、病理等方面有很多契合点和关联性，故从刘完素玄府学说角度去认识现代医学肾病，在思路方面具有一定的创新性，在提高诊治现代肾病水平方面有一定的参考价值。本文运用调节玄府法，结合脏腑、气血津液等辨治方法，以防风通圣散为代表方剂，治疗慢性肾病取得了较为满意的疗效，今后将做进一步的深入研讨。

参考文献

［1］程悦，储全根，高兵. 中医玄府学说与"新器官"假说的关系及其理论和临床意义探讨. 中华中医药杂志，2020，35（11）：5704-5706.

［2］郑国庆，黄配新. 玄府与微循环和离子通道. 中国中医基础医学杂志，2003，9（4）：13-14.

［3］郑国庆. 玄府与离子通道的比较研究及中风病的分子机制. 浙江中西医结合杂志，2002，12（12）：755-756.

［4］张天娥，罗再琼，张勤修，等. 玄府与水通道蛋白的比较. 辽宁中医杂志，2009，36（7）：1110-1111.

［5］常富业，王永炎，高颖，等. 玄府与细胞间隙的比较. 安徽中医学院学报，2005，24（2）：1-3.

［6］韩世盛，王怡，徐艳秋，等."肾玄府"实质探讨. 上海中医药杂志，2013，47（12）：28-30.

［第一作者：唐瑞雨；通讯作者：张再康。中华中医药杂志，2022，37（6）：3104-3107］